腎臓病診療でおさえておきたい Cases 36

編集 慶應義塾大学腎臓内分泌代謝内科
編集代表 伊藤 裕 慶應義塾大学腎臓内分泌代謝内科・教授
責任編集 脇野 修 慶應義塾大学腎臓内分泌代謝内科・准教授
　　　　 徳山博文 慶應義塾大学腎臓内分泌代謝内科・専任講師

医学書院

腎臓病診療でおさえておきたい Cases 36		
発　行	2019 年 4 月 15 日　第 1 版第 1 刷Ⓒ	
編　集	慶應義塾大学腎臓内分泌代謝内科	
発行者	株式会社　医学書院	
	代表取締役　金原　俊	
	〒113-8719　東京都文京区本郷 1-28-23	
	電話　03-3817-5600(社内案内)	
印刷・製本	三報社印刷	

本書の複製権・翻訳権・上映権・譲渡権・貸与権・公衆送信権(送信可能化権を含む)は株式会社医学書院が保有します.

ISBN978-4-260-03850-8

本書を無断で複製する行為(複写,スキャン,デジタルデータ化など)は,「私的使用のための複製」など著作権法上の限られた例外を除き禁じられています.大学,病院,診療所,企業などにおいて,業務上使用する目的(診療,研究活動を含む)で上記の行為を行うことは,その使用範囲が内部的であっても,私的使用には該当せず,違法です.また私的使用に該当する場合であっても,代行業者等の第三者に依頼して上記の行為を行うことは違法となります.

JCOPY 〈出版者著作権管理機構　委託出版物〉

本書の無断複製は著作権法上での例外を除き禁じられています.複製される場合は,そのつど事前に,出版者著作権管理機構(電話 03-5244-5088,FAX 03-5244-5089,info@jcopy.or.jp)の許諾を得てください.

執筆者一覧

(五十音順)

畔上達彦	慶應義塾大学医学部腎臓内分泌代謝内科
安達京華	慶應義塾大学医学部腎臓内分泌代謝内科
伊藤智章	慶應義塾大学医学部腎臓内分泌代謝内科
伊藤　裕	慶應義塾大学医学部腎臓内分泌代謝内科・教授
井上博之	慶應義塾大学医学部腎臓内分泌代謝内科
入江潤一郎	慶應義塾大学医学部腎臓内分泌代謝内科・専任講師
内山清貴	慶應義塾大学医学部腎臓内分泌代謝内科
浦井秀徳	慶應義塾大学医学部腎臓内分泌代謝内科
大島洋一	慶應義塾大学医学部腎臓内分泌代謝内科
小口英世	東邦大学医療センター大森病院腎センター
金子友香	慶應義塾大学医学部腎臓内分泌代謝内科
河合俊英	東京都済生会中央病院糖尿病・内分泌内科・部長
川口隆久	慶應義塾大学医学部腎臓内分泌代謝内科
神田武志	慶應義塾大学医学部腎臓内分泌代謝内科・専任講師
栗原　勲	慶應義塾大学医学部腎臓内分泌代謝内科・専任講師
黒河内新	慶應義塾大学医学部腎臓内分泌代謝内科
高畑　尚	慶應義塾大学医学部腎臓内分泌代謝内科
小林佐紀子	慶應義塾大学医学部腎臓内分泌代謝内科・特任講師
税所芳史	慶應義塾大学医学部腎臓内分泌代謝内科・専任講師
酒井　謙	東邦大学医療センター大森病院腎センター・教授
坂巻裕介	東京歯科大学市川総合病院内科
塩澤優花	慶應義塾大学医学部
宍戸清一郎	東邦大学医療センター大森病院腎センター・教授
篠塚圭祐	国家公務員共済組合連合会立川病院腎臓内科・医長
高橋利奈	慶應義塾大学医学部腎臓内分泌代謝内科
田島敬也	慶應義塾大学医学部腎臓内分泌代謝内科
田中正巳	慶應義塾大学医学部腎臓内分泌代謝内科・特任講師
徳山博文	慶應義塾大学医学部腎臓内分泌代謝内科・専任講師

内藤真規子	慶應義塾大学医学部腎臓内分泌代謝内科
橋口明典	慶應義塾大学医学部病理学・専任講師
長谷川一宏	慶應義塾大学医学部腎臓内分泌代謝内科
林　香	慶應義塾大学医学部腎臓内分泌代謝内科
林　晃一	東京歯科大学市川総合病院内科・教授
菱川彰人	慶應義塾大学医学部腎臓内分泌代謝内科
藤井健太郎	東京都済生会中央病院腎臓内科
二木功治	国家公務員共済組合連合会立川病院腎臓内科・透析センター長
松浦友一	国立病院機構東京医療センター腎臓内科・医長
水口　斉	慶應義塾大学医学部腎臓内分泌代謝内科
宮下和季	慶應義塾大学医学部腎臓内分泌代謝内科・特任准教授
村丘寛和	慶應義塾大学医学部腎臓内分泌代謝内科
目黒　周	慶應義塾大学医学部腎臓内分泌代謝内科・専任講師
盛崎瑞葉	伊藤病院診療部内科
森實隆司	Brigham and Women's Hospital, Associate Biologist/Harvard Medical School, Assistant Professor
森本耕吉	慶應義塾大学医学部腎臓内分泌代謝内科
安田　格	慶應義塾大学医学部腎臓内分泌代謝内科
安田麻里絵	慶應義塾大学医学部腎臓内分泌代謝内科
山木謙太郎	国際医療福祉大学病院腎臓内科
山口慎太郎	慶應義塾大学医学部腎臓内分泌代謝内科
横田健一	慶應義塾大学医学部腎臓内分泌代謝内科
吉本憲史	慶應義塾大学医学部腎臓内分泌代謝内科
竜崎正毅	慶應義塾大学医学部腎臓内分泌代謝内科
脇野　修	慶應義塾大学医学部腎臓内分泌代謝内科・准教授

序　腎生検から観る腎臓病患者の「物語」

　現在，人工知能（artificial intelligence；AI）の発達により，病理診断はAIの手に委ねられる日が遠くない将来にくるとの予想があります．腎臓病学の領域でも，今後われわれは，AIが下した腎生検診断をもとに腎臓病診療にあたる時代になるのでしょうか？これは，安易に「イエス」とも「ノー」ともいえない重要な問いです．AIの力は決して侮れないものです．果たしてわれわれにできて，AIにできないことがあるのでしょうか．

　腎臓病学において，病理診断は，極めて大きな意義をもちます．腎臓病の最終診断は，病理診断によります．1951年，Iversonが光顕による腎臓の形態変化を眺める組織学的診断（病型診断）を始めた時代より，腎臓病の成因が次第に明らかにされるなかで，蛍光抗体法や電顕，臨床所見を合わせた病因診断がさまざまに示されるようになりました．現在，それらをお互いに関連づけようとする複雑な診断体系ができあがりつつありますが，いまだ完成に至らない建設途中の状況です．

　いうまでもなく，腎臓病理診断は，二次元の画像から得られる情報から診断を下すものであり，AIのアルゴリズムもそのように構築されます．AIは，やがては，顕微鏡下に見える世界に対しては，正確に，病型診断のレッテルを貼ることができるようになるでしょう．しかし，腎臓病の診断は，それが急性であれ，慢性であれ，壊れゆく腎臓の過去から未来への連続的過程を，生検がなされた時点のワンショットの画から"想像"するものであり，まさに"創造性の高い"行為です．そうした高次元の判断までをなすことができるようにするための教師データをAIに教えこむのは，まだまだ困難であると思われます．患者のこれまでの臨床経過と，以前なされたのであればその病理所見との比較，そして，これまで担当医師が経験した類似の症例の時期を違えた病理所見とその別の患者の予後情報を総合して，その当人の病気の方向性を占うことになります．腎生検から得られた1枚の絵からその患者の「物語」を知ろうとすることは，極めて難度の高い技です．

　本書は，われわれ慶應義塾大学腎臓内分泌代謝内科において，徳山博文講師を中心にこれまでなされた10年間，約800症例に及ぶ，腎生検の成果から選び抜かれた珠玉の36の症例集であります．

　「半学半教」という言葉は，われわれ慶應義塾大学に属する者には大変なじみがあります．もともとは，江戸時代の私塾の教育指針であり，教える側（教師）と，学ぶ側（学生）が別々にあるのではなく，お互いに教えあい，学びあい，そして啓発しあうことで深く学び，お互いを高めていくという考えです．福澤諭吉はこの精神を指針に塾（現・慶應義

塾大学)を設立したといわれます．

　本書は，患者さんが痛みをもって提供してくれた貴重な腎臓組織をめぐり，われわれの教室で，若手とベテランの腎臓医師が，「半学半教」の精神に則り，真摯に議論しあい，その患者さんの過去の「物語」を探り，そして，これからの「物語」を予想しようとした赤裸々な記録であります．そして，何よりも，患者さんがわれわれに教えてくれた，経験知の結晶であります．腎臓病学を極めようとするすべての世代の医療者の力に還元することができれば幸いであります．

2019年3月

伊藤　裕

目次

Introduction 1
腎臓病の考え方と，症例で学ぶ理由 ……………………………………… 脇野　修　　2

Introduction 2
腎生検の果たす役割―腎生検の適応と禁忌
腎生検は予後を改善させるのか？ ………………………………………… 徳山博文　　6

Case 1
発症から5か月後に血液透析離脱した
急性腎障害合併微小変化型ネフローゼ症候群 ………………………… 井上博之　　14

Case 2
完全寛解後3か月の経過で急性腎障害を呈し
維持透析導入となった微小変化型ネフローゼ症候群の一例 ………… 山口慎太郎　24

Case 3
原発性膜性腎症の一例 …………………………………………………… 内山清貴　　31

Case 4
Xp11.2転座腎細胞癌に合併したPLA$_2$R陽性腫瘍関連膜性腎症 … 安田　格　　40

Case 5
真性多血症に合併したネフローゼ症候群
（巣状分節性糸球体硬化症） ……………………………… 藤井健太郎，橋口明典　49

Case 6
低出生体重児で生まれ，その後巣状分節性
糸球体硬化症を呈した一例 ……………………………… 神田武志，高橋利奈　59

Case 7
自家末梢血幹細胞移植後に発症した血栓性微小血管症の一例 ……… 安田　格　　63

Case 8
妊娠分娩後血栓性微小血管症 …………………………………………… 大島洋一　　71

Case 9
ネフローゼ症候群発症を呈したIgG4高値を伴う
膜性増殖性糸球体腎炎の一例 ……………………………………… 竜崎正毅　77

Case 10
肺高血圧症を伴ったPOEMS症候群による腎機能障害の一例 …… 篠塚圭祐　89

Case 11
C型肝炎による非代償性肝硬変患者のIgA腎症 ………………… 安田麻里絵　97

Case 12
急速進行性糸球体腎炎を呈したIgA血管炎の一例 ……………………… 林　香　105

Case 13
腎臓機能正常であったが腎臓組織障害が進行していた
糖尿病性腎症の一例 ………………………………………… 水口　斉，坂巻裕介　111

Case 14
肥満関連腎症の一例 …………………………… 徳山博文，二木功治，林　晃一　128

Case 15
基底膜菲薄病の母親をドナーとした生体腎移植を施行した
常染色体劣性アルポート症候群 …………………………………… 田島敬也　135

Case 16
全身型多発血管炎性肉芽腫症を合併した腎型ファブリ病の一例 …… 徳山博文　147

Case 17
ループス腎炎V型の一例 …………………………………………… 畔上達彦　157

Case 18
シェーグレン症候群による二次性膜性腎症 ……………………… 浦井秀徳　166

Case 19
潰瘍性大腸炎に伴う間質性腎炎 ………………………… 脇野　修，金子友香　173

Case 20
クローン病による腎症（アミロイドーシス，IgA腎症） ………… 高畑　尚　184

Case 21
C型肝炎ウイルス陽性，クリオグロブリン血症を伴う
膜性増殖性腎炎 ……………………………………………………………… 伊藤智章　194

Case 22
経カテーテル的大動脈弁植込み術後に発症した
コレステロール結晶塞栓症 ………………… 山木謙太郎，吉本憲史，森本耕吉，徳山博文　205

Case 23
IgA-IRGN（感染関連糸球体腎炎）……………………………… 川口隆久，菱川彰人　218

Case 24
アポリポ蛋白質AⅡ変異による腎アミロイドーシス ……………………………… 森實隆司　229

Case 25
症候性多発性骨髄腫によるALアミロイドーシス ………………………………… 内藤真規子　236

Case 26
単クローン性γグロブリン血症による
light chain proximal tubulopathy ……………………………………………… 内藤真規子　244

Case 27
原発性アルドステロン症に伴うmasked CKDの一例 …… 栗原　勲，横田健一　251

Case 28
拒食症（anorexia）関連腎症 ………………………… 藤井健太郎，塩澤優花，宮下和季　261

Case 29
多数の沈着物と半月体形成の組織所見を示した
MPO-ANCA関連急速進行性糸球体腎炎症候群 ……………………………… 森實隆司　271

Case 30
急速進行性糸球体腎症を呈したPR3-ANCA陽性の膜性腎症 ……… 村丘寛和　277

Case 31
抗甲状腺薬内服中にMPO-ANCAが陽性となった
腎症の一例 ………………………………………………………… 盛崎瑞葉，小林佐紀子　283

Case 32
ヒト型抗ヒト PD-1 モノクローナル抗体
（免疫チェックポイント阻害薬）による腎障害 ……………………… 竜崎正毅　288

Case 33
生体肝移植後，B 型慢性肝炎の治療中にアデホビルによる
ファンコニ症候群を呈した一例 ……………………………………… 黒河内新　302

Case 34
イホスファミドによる薬剤性腎障害 ………………………………… 松浦友一　308

Case 35
TINU 症候群の一例 …………………………………………………… 安達京華　314

Case 36
移植後 6 か月で発熱，移植腎腫大が
みられた一例 ………………………………… 小口英世，酒井　謙，宍戸清一郎　322

Column 1
糖尿病性腎症の始まりは近位尿細管
尿細管-糸球体連関という概念 …………………… 長谷川一宏，脇野　修，伊藤　裕　119

Column 2
慢性腎臓病における経口血糖降下薬の使用法 ……………………… 河合俊英　121

Column 3
ステロイド糖尿病の治療 ……………………………………………… 目黒　周　124

Column 4
膵島数と糖尿病 腎組織との対比から ………………………………… 税所芳史　126

Column 5
慢性腎臓病と腸内細菌 ………………………………………………… 入江潤一郎　192

Column 6
SPRINT 試験が与えたインパクト
120 mmHg 未満を目指す厳格降圧は日本人にも有用か？ ………… 田中正巳　258

Column 7
IgMPC-TIN という新しい疾患概念 ……………… 川口隆久，山口慎太郎　321

Column 8
腎移植後高血圧の治療において留意すべきこと ……………………… 徳山博文　328

あとがき ……………………………………………………………………… 330
索引 ………………………………………………………………………… 331

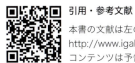
引用・参考文献
本書の文献は左のQRコードを読み取るか，下記URLよりご覧いただけます（HTML方式）
http://www.igaku-shoin.co.jp/prd/03850/
コンテンツは予告なしに変更・修正したり，また配信を停止する場合もございます．ご了承ください．

略語一覧

ACE	angiotensin converting enzyme	アンジオテンシン変換酵素
AFLP	acute fatty liver of pregnancy	妊娠性急性脂肪肝
aHUS	atypical HUS	非典型溶血性尿毒症症候群
AKI	acute kidney injury	急性腎障害
AR	aortic regurgitation	大動脈弁逆流
ARB	angiotensin II receptor blocker	アンジオテンシンII受容体拮抗薬
ATN	acute tubular necrosis	急性尿細管壊死
CD	Crohn's disease	クローン病
CKD	chronic kidney disease	慢性腎臓病
CMV	cytomegalovirus	サイトメガロウイルス
CRBSI	catheter related blood stream infection	カテーテル関連血流感染
DIC	disseminated intravascular coagulation	播種性血管内凝固
ECUM	extracorporeal ultrafiltration method	限外濾過
EDD	electron dense deposit	高電子密度沈着物
FSGS	focal segmental glomerulosclerosis	巣状分節性糸球体硬化症
GBM	glomerular basement membrane	糸球体基底膜
GFR	glomerular filtration rate	糸球体濾過値
GVHD	graft-versus-host disease	移植片対宿主病
HD	hemodialysis	血液透析
HUS	hemolytic uremic syndrome	溶血性尿毒症症候群
IBD	inflammatory bowel disease	炎症性腸疾患
MAHA	microangiopathic hemolytic anemia	微小血管症性溶血性貧血
MCD	minimal change disease	微小変化群
MCNS	minimal change nephrotic syndrome	微小変化型ネフローゼ症候群
MN	membranous nephropathy	膜性腎症
MPGN	membranoproliferative glomerulonephritis	膜性増殖性糸球体腎炎
MR	mitral regurgitation	僧帽弁逆流
NSAIDs	non-steroidal anti-inflammatory drug	非ステロイド性抗炎症薬
PAP	pulmonary arterial pressure	肺動脈圧
PCP	pneumocystis pneumonia	ニューモシスチス肺炎
PCWP	pulmonary capillary wedged pressure	肺動脈楔入圧
RCT	randomized controlled trial	ランダム化比較試験
RPGN	rapidly progressive glomerulonephritis	急速進行性糸球体腎症
RTA	renal tubular acidosis	尿細管性アシドーシス
SLE	systemic lupus erythematosus	全身性エリテマトーデス
SOS	sinusoidal obstruction syndrome	類洞閉塞症候群
TMA	thrombotic microangiopathy	血栓性微小血管症
TTP	thrombotic thrombocytopenic purpura	血栓性血小板減少性紫斑病
TR	tricuspid regurgitation	三尖弁逆流
UC	ulcerative colitis	潰瘍性大腸炎
VEGF	vascular endothelial growth factor	血管内皮増殖因子

Introduction

Introduction 1 腎臓病の考え方と，症例で学ぶ理由

臨床的な腎臓病の捉え方

　さまざまな教科書に，腎臓病の全貌を説明するのにいろいろなまとめ方が出ている．症状から書いているものもあれば，病気からまとめ，病理の本のように糸球体，尿細管，血管と分けて書いてある本もある．腎臓病学は，臨床分類と病理分類が絡み合っているうえに電解質，高血圧という分野が大きな分野としてあるためにわかりづらいということはよく言われる．

　長年臨床に携わってみて腎臓内科学を頭のなかで腎臓内科医の責務として整理すると，筆者は大きく4つの仕事があると思っている．

　1つは腎生検を中心に腎臓の病態を診断してその病理診断をもとに免疫抑制療法を行い治療するという，従来からある腎臓病臨床で，これは conventional nephrology といったものである．2つ目は急性腎障害，電解質異常を中心に他科からの腎不全，電解質異常，透析患者の管理といった医療で，これは consultation nephrology といったものである．3つ目は近年注目される慢性腎臓病(CKD)の概念をもとに，リスクファクターを管理し，腎不全の進行を抑制し透析予防をする腎臓病診療で preventive nephrology といったものである．そして，4つ目が末期腎不全の管理とともに血液，腹膜維持透析患者の管理を行うもので aging nephrology といったものである．

　筆者はこの4つを病棟，外来で展開することにより，教科書での知識を腎臓病医療に応用することができると考えている(図)．そして，この4つを包含することが新しい腎臓内科医に求められており，これらをまとめて筆者は total nephrology と呼びたいと考える．これらのうち，特に以前より腎臓内科の主たる守備範囲と考えられている conventional nephrology と consultation nephrology に関する分野について，これまでの蓄積が本書にまとめられた．

1) conventional nephrology は病気が見えて面白い

　腎生検 → 病理診断 → 免疫抑制療法，抗炎症療法の一連の流れは腎臓内科の1つの大きな流れであり，わかりやすく，興味のもちやすいところと思う．当院では，腎臓の病理は腎生検を年間150例以上行っており，毎週新入院カンファレンスでは腎病理の解説を行っていることから，十分に勉強してもらっている．そして，レジデントには必ず

```
┌─────────────────────────┐      ┌──────────────────────────┐
│  慢性腎臓病・透析予防医療 │      │ 保存期腎不全患者・透析患者の │
│  Preventive Nephrology  │      │  健康寿命増進のための医療  │
│                         │      │   Aging Nephrology       │
└─────────────────────────┘      └──────────────────────────┘
```

━━━━━━━━━━━━━━━ 腎臓病患者の一生 ━━━━━━━━━━━━━━━▶

```
    ┌─────────────────────────┐
    │ 治癒できる腎疾患に対応する医療 │
    │  Conventional Nephrology │
    └─────────────────────────┘
           ┌──────────────────────────────┐
           │ 他科からのコンサルテーションに対応する │
           │ 病院のあらゆる腎臓の問題に対応する   │
           │   他科の治療，病院を支える医療     │
           │   Consultation Nephrology    │
           └──────────────────────────────┘
```

図 腎臓内科医の臨床

病理の興味深い症例について何らかの形で症例報告を学会，または当科のカンファレンスでしてもらい，勉強を深めてもらっている．このときの発表が本書の骨格となっている．

2）consultation nephrology は経験者でないとできない

他科からの依頼の腎不全は極めて興味深い症例が多く，経験が必要となる．時には主科のみならず，他の併診科，たとえば循環器科などとも意見交換しなければならなく，意外と知識と経験を要する．筆者らの科ではシニアのレジデントがその担当にあたるとともに，問題症例は深い discussion のテーマとなる．長年，若い先生の他科依頼への対応を見ていると，シニアの先生と帰室直後の先生では明らかに consultation に対する対応に違いが認められる．腎臓内科医総合力を必要とするこの分野の症例も数多く本書に収載されている．

症例を深く掘り下げるためには

1つの症例から学ぶべきものを発見し，それについて研究を進め，さらに問題を発見するという主体的な症例検討はあらゆる医師にとって必須なトレーニングである．他の施設でも同様かもしれないが，病理診断からさらに進んで治療，遺伝子解析などへと発展させる姿勢を続けることで，症例に対して応用力のある柔軟な対応ができるのだと思う．筆者はレジデントの先生方と学会報告，カンファレンスで症例検討する際，3つの大きなことができるよう心がけている．

1）問題（discussion point）を見つける

　医師が医師としての誇りを保つのは科学をすることと問題を発見することにあると考える．医師はさまざまな職のなかで常に問題と立ち向かっているという他にない性格があることに気づいていてほしいと思っている．毎日の臨床のカルテで，医師はプロブレムリスト（problem list）なるものを書くように訓練されているが，こんなに毎日problemに取り組んでいる職種はあるだろうか？　この問題意識を討論するといつかもっと大きな問題に突き当たることもできる．世界で1つしかない問題に出会い，自分の世界，自分の疾患を見つけることができると思う．Case 26（p.244）では骨髄腫をはじめとする形質細胞の異常による腎臓の障害（plasma cell dyscrasia）に遭遇した．M蛋白はあるも，血液内科では骨髄検査で形質細胞が骨髄細胞の10％以上を占めないので骨髄腫とはならず，治療対象にならない．ではどうして腎機能障害はこのM蛋白と関係ないのだろうか？　骨髄腫とは関係なく，形質細胞から分泌されるIgGのL鎖のみで病変が形成されることがあるのだろうか？　との疑問がわいてくる．L鎖は糸球体で濾過され近位尿細管で再吸収される．これが過剰になると，ファンコニ症候群どころか腎機能まで悪化させることが知られ，light chain tubulopathyといわれる．こうして考えを2段にも3段にも構えて考察することを話している．

2）自分の理解のみで決めない

　若いレジデントの先生でよくあるのが自分のこれまでの知識，経験則で症例をまとめて「さもありなん」という結論で終わらせることである．たとえばCase 34（p.308）は，当院に紹介されたときレジデントの先生とのdiscussionで抗癌薬の治療など何もしていなかったので，薬剤性の腎障害は鑑別に入っていなかった．これなどは「CKDが進行したもの」で済まされてしまうところである．ところが，この患者に過去に用いられていたイホスファミド（ifosfamide）は数年遅れて進行してくるという報告を探し求め，腎臓生検で証明し，治療に結び付けた．こうした探求にこそ，自身の知識だけにとどまらない新たな可能性を感じることができる．「本当にそうなのか？」と疑ってみることが大切で，これは対話でしか決して生まれない姿勢である．

3）科学者として，科学者らしく症例を深める

　医師は科学者にもなりえる．たとえば日本の科学研究の仕組みに文部科学省の科学研究費というものがあることが知られている．医師はアカデミックな組織にいれば誰でも研究計画を提出できる．また，何かと卒後の臨床研修にのみに目を奪われがちだが，6年間もあれだけ自然科学を叩き込まれる経験を経ており，医師はまさに科学者として活動するポテンシャルをもっている存在である．これをよくphysician scientistと言っているが，研究を自分の職にしなくても，基礎医学に進まなくとも，日々の問題をscienceを用いて解決することはできる．Case 15（p.135）は単にAlport症候群だから遺伝子診

断をしたわけではなく，若い男性で移植も視野に入れているので，その父や母の遺伝子まで診断が必要と考え至った症例である．そして遺伝子異常を有する母親からの腎臓のほうが抗基底膜抗体が出現しないぶん，拒絶は少ないかもしれないとの推測もつけられたのである．科学的知識にもとづく推論の discussion ができるようにしている．

　本書を手に取ってくださった読者の背景はさまざまであると思う．これは主として筆者らの科が専門医を育成するためにレジデントの先生とマンツーマンで話し合った結果である．読者の皆さんの実臨床でも生じる症例を解決する参考書として使用していただければと思う．

〔脇野 修〕

Introduction 2

腎生検の果たす役割
―腎生検の適応と禁忌

腎生検は予後を改善させるのか？

腎疾患診療の基本は？

実臨床において腎臓疾患を診療し，また学んでいくうえで基本的かつ重要なことは，遭遇した腎臓疾患を①臨床分類，②病理分類，③診断分類に区分し，それを考察することである(表1)．

1）臨床分類

患者の主訴，臨床症状，臨床所見である．顕微鏡的血尿，肉眼的血尿，蛋白尿，急性腎障害，慢性腎障害，ネフローゼ症候群，高血圧，電解質異常など．

2）病理分類

微小変化，膜性腎症，巣状分節性糸球体硬化，膜性増殖性腎炎，血管内細胞増多，半月体形成性腎炎，間質性腎炎，糸球体肥大，微小血管における hyalinosis など．

3）診断分類

ネフローゼ症候群(微小変化群，膜性腎症，巣状分節性糸球体硬化，膜性増殖性糸球体腎炎)，糖尿病性腎症，IgA 腎症，ループス腎炎，薬剤性間質性腎炎など．

表1　腎臓疾患の診療で考える3つの分類

臨床分類	病理分類	診断分類
顕微鏡的血尿	微小変化	糖尿病性腎症
肉眼的血尿	膜性腎症	IgA 腎症
蛋白尿	巣状分節性糸球体硬化症	HCV 関連腎症
ネフローゼ症候群	膜性増殖性糸球体腎炎	肥満関連腎症
高血圧	管内細胞増多	慢性拒絶腎症
急性腎機能障害	半月体形成性	MRSA 関連腎症
慢性腎機能障害	間質性腎炎	ループス腎炎
尿細管障害	糸球体肥大	コレステロール塞栓症
電解質異常	：	血栓性微小血管症(TMA)
ファンコニ症候群	：	：
：		：

実臨床では非典型例にも多く遭遇する

　実臨床において，腎臓病理の果たす役割は大きい．腎臓病理は多くのことを私たちに語りかけてくる．

　各疾患を臨床分類，病理分類，診断分類することで，典型的症例であるのか，珍しい症例なのかを確認する．医師国家試験や腎臓専門医試験の勉強では，「肥満の腎症は糸球体肥大と巣状分節性糸球体硬化」「B型肝炎ウイルスといったら膜性腎症」「C型肝炎ウイルスのネフローゼ症候群をみたら，クリオグロブリン血症を呈し，組織像は膜性増殖性糸球体腎炎」と1対1対応で覚えさせられた．しかし，実臨床ではこのようにきれいな教科書的な症例はむしろ少なく，多くの非典型例をみることになる．「シェーグレン症候群であるが，間質性病変はあまりみられず，糸球体病変が顕著である」「基底膜の二重化が顕著で，血管内細胞増多はみられない．骨髄移植後の血栓性微小血管症(TMA)に比較的みられやすい病理像だ」「C型肝炎ウイルス陽性のネフローゼ症候群であるが，膜性変化，膜性増殖性変化はみられず，微小変化で珍しい」などと確認することが重要である．

　典型例と非典型例を臨床経験として集積していくことが重要で，自分なりの腎臓病症例集を作成していくことになる．

腎生検は予後を改善させるのか？

　腎臓疾患を診断するために，腎臓組織生検は必須の検査である．腎生検の歴史をたどれば，1951年，Iversonらによる経皮的腎生検(光顕的観察)の報告が最初である[1]．続いて1962年，Farquharらによる電顕的観察の意義に関する報告[2]，1963年，Burkholderによる免疫蛍光抗体法の報告と続く[3]．

　しかし，この腎臓組織生検施行は果たして腎臓疾患，あるいは生命予後を改善するのであろうか？

　この問いに対して一瞬答えに窮することになる．なぜなら，持続する検尿異常を呈する患者，ネフローゼ症候群をきたした患者などを腎生検する群としない群に分け，前向きに研究をすることなどできないからだ．日本における維持透析患者のうち生検を施行した患者はたったの5％である．多発性嚢胞腎など明確な診断がされた疾患を除き，他の多くの患者は，「おそらく糖尿病性腎症であろう」「糖尿病はないし，降圧薬を飲んでいたくらいだから高血圧性腎硬化症でしょう」という具合である．腎生検施行歴のある患者は未施行の患者に比べ，透析導入後の生存率がよいとする報告がある．腎生検を施行した群のほうが生命予後がよかった理由は明確ではない．診断を確定し，治療介入したほうが，その後の生命予後に何かしら好影響をもたらしたかもしれない．

> **表2** 腎生検の適応
>
> ①持続する検尿異常
> ・血尿のみ：画像検査，尿細胞診を確認する．変形赤血球など糸球体病変を示唆する所見がある場合，蛋白尿を伴わなくとも適応となる．
> ・蛋白尿のみ：生理的蛋白尿を否定する．蛋白尿何グラム以上なら腎生検を行うという明確な指標はない．
> ②ネフローゼ症候群
> ③急性腎機能障害
> ④慢性腎機能障害の急性増悪
> ⑤全身性疾患に伴う腎病変
> ⑥移植腎

腎生検の適応について

　ネフローゼ症候群，急性腎障害は速やかな腎生検施行による診断確定が重要なことは言うまでもない．一方，持続する検尿異常は常に腎生検の適応ではあるが，施行するかどうかは患者の同意，担当医師の裁量に任される部分が大きい．

　たとえば，蛋白尿が0.5 g/日と持続する場合，「気になるからとにかく早く検査を行って診断を確定させて欲しい」という患者からの申し出がある場合には，腎生検を施行すべきである．

　一方，患者に一任された場合は，
①「治療法は何も変わりませんが，診断を確定させ，腎臓機能が悪くなったとき，蛋白尿が増加したときに速やかに治療に移ることができます」．
②「腎臓機能が悪くなったとき，あるいは蛋白尿が増加し，治療が必要になったときに初めて診断を確定するために腎生検を行うこともできます」．
　上記両選択肢を患者に提示し，患者とよく話をすることである．
　腎生検の適応について，表2にまとめた．

腎生検の禁忌について

　腎生検の禁忌を表3に示す．これらはすべてが絶対的禁忌ではない．たとえば機能的片腎，馬蹄腎の場合，原因が明確でなく腎臓機能障害が進行する場合，多量の蛋白尿がある場合など，生検施行を考慮する場合がある．また，年齢による絶対的禁忌も明確ではない．腎生検の適応がある場合，施行するかどうかの重要度は年齢ではなく，患者の活動度，状態であるといえる．

　生検施行に際して，特に留意すべきポイントは以下のとおりである．

表3 腎生検の禁忌

①管理困難な出血傾向：抗血小板薬は1週間前に中止されていることを確認
②腎の数や形態の異常：解剖学的片腎，機能的片腎，馬蹄腎など
③囊胞腎：大きな単独囊胞，多発性囊胞腎など
④水腎症
⑤管理困難な全身合併症：高血圧症，敗血症など
⑥腎実質内感染症：急性腎盂腎炎，腎周囲膿瘍など
⑦腎動脈瘤
⑧末期腎：出血の危険性が高く組織学的評価も困難であるため，「この患者の腎疾患は一体なんだったんだろう？」という医師の興味で検査を行ってはならない．

①抗血小板薬，抗凝固薬の服用の有無
②血圧が管理されているか
③感染症の有無

　抗血小板薬，抗凝固薬は，薬剤によって多少異なるが，およそ検査施行1週間前に休止する．ただし，脳血管障害，虚血性心疾患などでハイリスクの場合，これら薬剤休止中の発作を避けるため，ヘパリンによる抗凝固療法を継続する場合がある．ヘパリンは半減期が60〜90分のため，検査当日早朝にヘパリンを中止し，午後に検査を施行することになる．検査後の合併症の心配がないことを確認し，抗血小板薬，抗凝固薬を再開していく．

腎生検の実際

1) 穿刺部位はどこか？

　腎臓は左右に1対ある．両方の腎臓から組織を採取する必要はなく，片側でよい．片側の腎臓組織を採取できれば，一方の腎臓組織所見も反映しているであろうということだ．左右どちらの腎臓組織を採取すればよいかは施行者の裁量に任される．

　現在，腎生検はエコーガイド下で施行されている．術者は通常患者を腹臥位にしたとき，左側に位置して生検を施行する場合が多い．エコーで確認し，体表面からの距離，エコーでの見え方などから左右どちらを穿刺するか決定する．腎臓組織を確実に採取し，かつ出血など合併症を最小に抑えるためには，腎臓の頭側，尾側，中央のどの部分を穿刺すべきか．呼吸性に副腎，脾臓，肝臓などの位置が変動するため，頭側での穿刺は危険である．中央も誤って深く穿刺してしまった場合，径の太い脈管を穿刺し，大量出血を引きおこすということもありうる．尿管は尾側を走行するが，穿刺部位より深くを走行しているため穿刺の可能性は低い．以上から，左右どちらかの腎臓の下極を穿刺することになる．

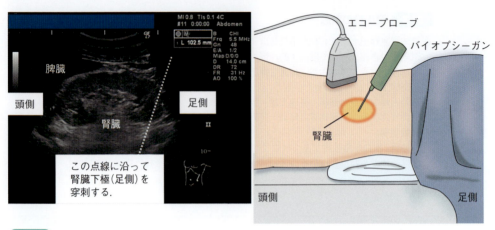

図 穿刺する位置

2）穿刺は何回行うか？

　穿刺回数は決まっていない．腎臓疾患の鑑別のためには，糸球体は少なくとも10個は観察したい．当研究室では，光顕用，蛍光用，電顕用にそれぞれ1切片を採取するようにしている．その際，組織採取ごとに顕微鏡で糸球体が採取されているかどうか確認しながら行っている．

3）腎生検の手順

①患者を腹臥位にする．この時，腹部にタオルをあてがうと腎臓がエコー上見えやすくなる．
②背部からエコーをあて，腎臓に針を刺す位置を決める（図）．
③消毒後，皮膚の表面から腎臓の表面まで局所麻酔を行う．
④麻酔したところに生検針を刺し，エコーを確認しながら腎臓の表面まで針を進める．
⑤腎臓が適切な部位に位置したところで息止めをしてもらい，その間に組織を採取する．採取後，事前に測定していた止血時間（数分）＋2〜3分の間圧迫止血する．この組織採取を光顕・蛍光・電顕検査のために足る組織が採取されるまで3〜4回行う．施設によって採取回数は異なるが，出血を最小限にするために当院では3〜4回に留まるように努めている．
⑥検査終了後，仰臥位で3時間の砂嚢圧迫止血を行い，検査終了後6時間の時点で問題なければ，寝返り可としている．
⑦検査後，肉眼的血尿がみられる場合があるが，このとき，バイタル・臨床所見を確認する．バイタルが不安定となり，背部痛，腹部痛，冷感などを自覚する場合，腹部CTを行い，腎臓周辺の画像評価を行う．出血が多量の場合，腎臓背側の出血により腎臓が腹側へ持ちあがる像が確認される．しかし，バイタルが安定し，活動性の出血でな

ければ，補液を行いながら経過観察することが多い．
⑧翌朝，問題なければ包交し，歩行可とする．
⑨臨床所見，血液検査を施行し，出血など合併症の発生・進行がないか確認する．

なお，当院では2008〜2017年の10年間で腎生検を約800例施行したが，多量出血による止血術まで施行した症例は1例，CTおよび血管造影検査まで施行した症例は3例であった．

4）開放腎生検

手術室で全身麻酔をして，後腹膜腔にある腎臓を直接見ながら組織を採取する．

腎臓の形態を直接観察し，確実な組織採取，直接止血が可能である一方，全身麻酔を行わなければならず，患者には負担となり，また，側腹部に5cm程度の切開創ができる．

片側腎，馬蹄腎などは経皮的腎生検は禁忌とされるが，急速進行性の腎障害を示し，治療介入しなければ末期腎不全に進行する確率が高い場合，本人・家族に十分説明し，開放腎生検を行うことは可能と考える．

最後に

腎臓病理所見は，さまざまなことをわれわれに教えてくれる．腎生検の適応を決め，生検を自ら施行し，病理像から診断し治療方針を決定する．これらのことができてこそ一人前である．腎生検を施行するにあたり，腎生検の成功率の高さ，合併症の少なさを競うものではない．なぜこの患者に腎生検を施行するのかという目的を明確にし，患者に負担にならないよう慎重に生検を施行し，ある確率でどうしても発症してしまう合併症に対して，適切に，迅速に対応する．検査後の経過を慎重に観察するという当たり前のことをおろそかにしてはならない．

引用・参考文献

本項の文献は左のQRコードを読み取るか，下記URLよりご覧いただけます
http://www.igaku-shoin.co.jp/prd/03850/Introduction2.html
コンテンツは予告なしに変更・修正したり，また配信を停止する場合もございます．

〔徳山 博文〕

Cases

Case 1 ネフローゼ症候群：微小変化群

発症から5か月後に血液透析離脱した急性腎障害合併微小変化型ネフローゼ症候群

● Headline

- 微小変化群も馬鹿にできない．どのような場合に急性腎障害となるのか？
- 難治性の場合の治療法は？

患者データ

症例 69歳，男性．

主訴 下腿浮腫，体重増加．

現病歴 X-4年に2型糖尿病を指摘され，前医にてリナグリプチン5 mg/日でHbA1c(NGSP)6.9％前後にコントロールされていた．この時点では腎臓機能障害，検尿異常は認めていなかった(Cr 0.67 mg/dL)．X-1年11月24日より急激な尿量低下を認め，下腿浮腫，1～2 kg/日の体重増加を認めた．12月2日に低アルブミン血症(Alb 1.8 g/dL)，急性腎障害(Cr 1.23 mg/dL)，および尿蛋白(4+)を認め，ネフローゼ症候群の疑いで12月6日に前医腎臓内科に入院した．12月8日に腎生検が施行され，翌9日よりプレドニゾロン(PSL)60 mg/日が開始された．しかし，腎機能はその後も進行性に増悪，尿量も減少し，12月13日にブラッドアクセスカテーテルを右内頸静脈より挿入し，翌14日より血液透析導入となった．後日，腎生検の結果は微小変化群と診断された．PSL治療に抵抗性を認めることから12月27日よりLDLアフェレシスが計6回(週2回)施行されたが，腎機能および尿蛋白の改善を認めず，セカンドオピニオン目的で当院を紹介受診．X年1月24日に当科入院となった．

既往歴 2型糖尿病(X-4年発症)，不整脈(高校生時)．

家族歴 腎疾患や透析の家族歴なし．

生活社会歴 喫煙歴：20本/日×12年(22～33歳)．飲酒歴：ビール2 L/日，3年前よりビール1 L/週．

アレルギー 花粉症，化学繊維．

【内服薬】サプリメントなし．①プレドニゾロン 60 mg/日，②ランソプラゾール 15 mg/日，③ワルファリン 1 mg/日，④インスリン アスパルト 朝 10 単位，昼 10 単位，夕 7 単位，⑤インスリン グラルギン 眠前 4 単位，⑥リナグリプチン 5 mg/日，⑦酪酸菌 3 g/日，⑧アムホテリシン B 400 mg/日．

【主な転院時現症】身長 182.0 cm，体重 78.0 kg(X-1 年 11 月 68 kg)，BMI 23.5，血圧 130/76 mmHg，脈拍 93/分・整，体温 37.0℃，呼吸数 15 回/分，SpO_2 96％(室内気)．眼瞼結膜貧血あり，眼球結膜黄染なし，口腔内湿潤，舌に白苔付着，頸動脈血管雑音聴取せず，甲状腺腫大なし，頸部リンパ節触知せず，肺野清，心音純・心雑音聴取せず，腹部平坦かつ軟，血管雑音聴取せず，腸蠕動音正常，肝脾触知せず，圧痛なし，波動なし，背部叩打痛なし，両側圧痕性下腿浮腫あり，下腿把握痛なし，末梢冷感なし，皮疹なし，関節痛なし，下肢内果での振動覚低下なし(右 13 秒，左 13 秒)．

【入院時検査所見】
〔尿検査〕pH 6.5，尿糖(2+)，尿蛋白(3+)，尿潜血(1+)，尿中ケトン(−)，亜硝酸塩(−)，白血球(±)，ビリルビン(−)，ウロビリノゲン(±)，尿比重 1.025，赤血球 6〜10 個/HPF，変形赤血球なし，白血球 6〜10 個/HPF，硝子円柱(1+)，顆粒円柱(1+)，ロウ様円柱(1+)，上皮(1+)，FENa 1.4％，FEUN 23.5％．
〔蓄尿 24 時間〕蓄尿量 600 mL，$β_2$ ミクログロブリン 14,771 μg/L，NAG 46.6 U/L，Cr 156.4 mg/dL(0.94 g/日)，尿蛋白 1,076 mg/dL(6.456 g/日)，Selectivity Index 0.15．
〔末梢血〕白血球 8,300/μL(BAND 9.0％，SEG 83.0％，LYMPH 4.0％，MONO 4.0％)，赤血球 $3.43×10^6$/μL，Hb 10.6 g/dL，Ht 32.0％，Plt $89×10^3$/μL，Ret％ 0.5％．
〔生化学〕TP 3.3 g/dL，Alb 1.8 g/dL，TB 0.4 mg/dL，UN 44.1 mg/dL，Cr 4.51 mg/dL，eGFR-M 11 mL/分/1.73 m^2，UA 4.3 mg/dL，Na 141.0 mEq/L，K 4.3 mEq/L，Cl 110 mEq/L，Ca 7.1 mg/dL，IP 2.8 mg/dL，Mg 1.8 mg/dL，Glu 101 mg/dL，HbA1c(NGSP)7.9％，GA 11.8％，TC 168 mg/dL，TG 153 mg/dL，HDL-C 66 mg/dL，LDL-C 63 mg/dL，LDH 349 U/L，AST 13 U/L，ALT 31 U/L，ALP 225 U/L，γ-GTP 15 U/L，Ch-E 103 U/L，CK 31 U/L．Fe 48 μg/dL，TIBC 96 μg/dL．
〔凝固〕APTT 45.4 秒，PT-INR 1.08，D-ダイマー 4.0 μg/mL．
〔免疫〕CRP 0.23 mg/dL，IgG 214 mg/dL，IgA 90 mg/dL，IgM 20 mg/dL，T-IgE＜5 IU/mL，C3 60 mg/dL，C4 31 mg/dL，CH-50 52.0 U/mL，フェリチン 989 ng/mL，アミロイド A 234 μg/mL，ハプトグロビン 126 mg/dL，トランスフェリン 72 mg/dL，クリオグロブリン(−)，RF＜5 IU/mL，抗 ds-DNA 抗体＜3.0 IU/mL，ANA＜40 倍，PR3-ANCA＜1.0 U/mL，MPO-ANCA＜1.0 U/mL，抗 GBM 抗体＜2.0 U/mL．

〔内分泌〕 BNP 127.0 pg/mL，free T3 1.2 pg/mL，free T4 0.8 ng/dL，TSH 2.89 μIU/mL，PTH-intact 121 pg/mL．
〔感染症〕 (1-3)-β-D-グルカン 101.0 pg/mL，CMV antigenemia(135，168)．
〔胸部X線〕 心胸郭比 46％．肋骨横隔膜角は両側鈍．
〔12誘導心電図〕 洞性頻脈，心拍数 103 回/分，不完全右脚ブロック，右軸偏位，明らかな ST-T 変化なし．
〔腹部エコー〕 腹水あり，左胸水．肝実質エコーやや粗，脾サイズは正常範囲．右腎長径 105 mm，左腎長径 114 mm，右腎に径 45 mm 大以下の cyst，両側腎実質エコーレベル軽度上昇，PI(pulsatility index)および RI(resistance index)は軽度高値を示す部分あり．腎静脈血栓なし．
〔頸部エコー〕 右頸静脈内部に 1.4 mm 厚の血栓(＋)．左頸静脈は拡張し，内部を充満する血栓(＋)．
〔経胸壁心エコー〕 LVEF(Teicholz)79.5％，壁運動異常なし，拡張能障害なし，有意な弁膜症なし，両心房拡大(＋)，下大静脈径 0.8 cm．明らかな疣贅なし．
〔眼底検査〕 両側単純糖尿病性網膜症．

プロブレムリスト

#1 ▶ ステロイド抵抗性ネフローゼ症候群(微小変化型ネフローゼ症候群(MCNS))＋急性腎障害(AKI)
#2 ▶ 2 型糖尿病(罹病期間 4 年，腎症不明，網膜症あり，神経障害なし)
#3 ▶ 感染症
    #3-1 サイトメガロウイルス(CMV)抗原血症
    #3-2 ニューモシスチス肺炎(PCP)/β-D-グルカン高値
    #3-3 カテーテル関連血流感染(CRBSI)＋敗血症性ショック(*Escherichia coli* 菌血症)

腎生検所見

腎針生検 2 本，皮質：髄質＝10：0．

1) 光顕所見

①糸球体：PAS 染色で 30 個認められる．うち 7 個は全節性硬化(global sclerosis)，1 個は虚脱．その他は mesangial matrix の増加，hypercellularity は明らかでない．capil-

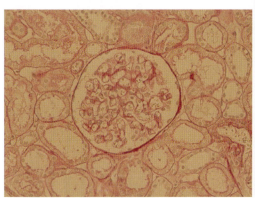

図1 糸球体の光顕所見（PAS染色）

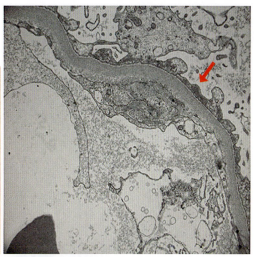

図2 電顕所見
足突起消失（foot process effacement）がびまん性にみられる（赤矢印）．

lary wall に著変を認めない（図1）．

②尿細管・間質：尿細管萎縮，間質線維化を約20％の領域で認める．その他は間質がやや edematous に拡大し，一部尿細管上皮の分裂像をみる．直尿細管は核の大小不同，配列不整など再生性変化を示す．

③血管：小葉間動脈レベルの血管の中等度内膜肥厚をみる．一部，細動脈の hyalinosis を認める．

2）蛍光抗体所見

有意な所見なし．

3）電顕所見

糸球体は非増殖性，非沈着性の minor change の範囲内である．足突起（foot process）の effacement がびまん性にみられる（図2）．糸球体基底膜（GBM）は厚さ225〜250 nm と一様に菲薄性だが，一部は内葉膨化で内面の鋸歯状化を伴う．メサンギウム細胞の有意な増加や deposition を認めない．

プロブレムリストに関する考察（図3）

#1 ▶ ステロイド抵抗性ネフローゼ症候群（MCNS）＋AKI

腎生検を再施行しシクロスポリン併用など検討する方針であったが，サイトメガロウイルス（CMV）抗原血症およびニューモシスチス肺炎（PCP）を発症したため中止となっ

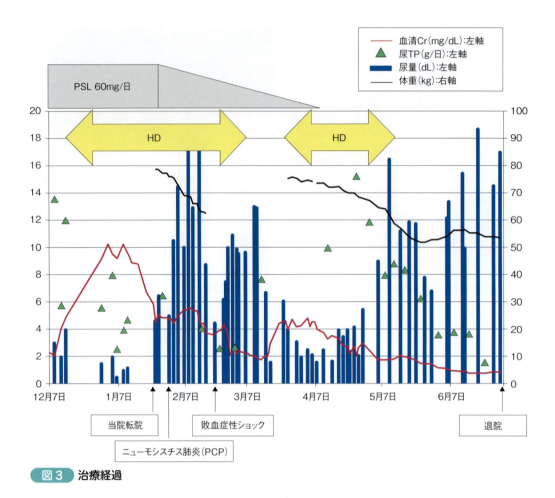

図3 治療経過

た. 2月下旬の時点で尿蛋白2.6 g/日と緩徐に減少傾向を認めたが, 致死的な敗血症性ショックを発症したことから, 感染リスクおよび原病治癒の可能性の両者の優位性を考慮し, 免疫抑制薬の強化は断念し, PSLは漸減終了の方針とした. カテーテル関連血流感染(CRBSI)+敗血症性ショックの治療後, 3月上旬にはフロセミド160 mg/日の点滴治療で利尿がつき, いったんはCr 1.80 mg/dLまで改善を認めた. 3月7日を最後に透析離脱を試みたが, フロセミド320 mg/日の内服に移行したタイミングで再度乏尿をきたし, 3月23日より週3回の血液透析(HD)を再開した. 4月下旬になって体重74 kgから65 kg程度まで除水した時点で尿量増加を認めた. 5月12日をもって血液透析は離脱し, 5月29日より利尿薬も漸減終了した. 退院時(6月29日), Cr 0.90 mg/dLまで改善し, 尿蛋白も1.584 g/日まで改善した.

#3 ▶ 感染症

#3-1 　CMV抗原血症

　1月25日のCMV antigenemia(135, 168)であり, ガンシクロビル(GCV)90 mg/日(週3回の血液透析後)で治療開始した. 2月6日にCMV antigenemia陰性化を確認し, 2月13日でGCV治療終了とした. その後もCMV antigenemia(1, 2)程度の弱陽性を認める

ことはあったものの，臓器症状を認めないことから定期再検で経過観察とした．

#3 ▶ 感染症

#3-2 PCP/β-D-グルカン高値

1月29日より39℃台の発熱を認め，CRBSIを疑ってバンコマイシン(VCM)投与を開始した．1月31日よりセフトリアキソン(CTRX)を追加したが解熱せず，酸素状態増悪も認めたことから2月1日に体幹部CT検査施行したところ両肺上葉優位の網状影，DAD(diffuse alveolar damage)パターンを認めた．β-D-グルカン286.3 pg/mLと上昇もあり，ニューモシスチス肺炎(PCP)を考慮してスルファメトキサゾール・トリメトプリム5錠/日(トリメトプリム400 mg/日)で治療開始し，2月22日まで計3週間治療を行った．4月7日にPSLを中止してからスルファメトキサゾール・トリメトプリム予防内服も終了とした．

#3 ▶ 感染症

#3-3 CRBSI＋敗血症性ショック(*E. coli* 菌血症)

2月24日に発熱，悪寒戦慄，急激な血圧低下(血圧65/45 mmHg)，呼吸困難を認め，CRBSIによる敗血症性ショックが疑われた．気管挿管，補液，ノルアドレナリン，抗菌薬〔メロペネム(MEPM)＋VCM＋ミカファンギン(MCFG)〕，トロンボモジュリンアルファ，ステロイド補充で治療開始し，ICU管理となった．翌日，血液培養からグラム陰性桿菌(Gram-negative rod；GNR)が検出され，2月25日および27日にエンドトキシン吸着療法(ポリミキシンB固定化繊維カラムによる直接血液灌流法；PMX-DHP)を各2時間で施行した．抗菌薬を含む集学的治療への反応は良好で，その後は速やかに解熱および循環動態の改善を認め，2月27日に昇圧薬中止，抜管した．

後日，血液培養およびカテーテル先端培養より *E. coli* が検出され，28日よりCTRXへde-escalationした．3月13日まで抗菌薬治療を継続した(計18日間投与)．

最終診断

AKI合併MCNS．

臨床医として考察を要するポイント

1 ▶ MCNSと診断した妥当性は？
2 ▶ MCNSに伴う腎機能障害の原因は？
3 ▶ 治療抵抗性のMCNSに対する治療法は？

1 MCNSと診断した妥当性

　MCNSは一般にステロイドに良好に反応することが知られるが，本症例はステロイド抵抗性を示した．果たして，本症例の診断はMCNSで妥当だったのだろうか．

　突然発症，著明な浮腫および体重増加の病歴はMCNSに矛盾はしない．しかし，MCNSは腎組織像で巣状分節性糸球体硬化症（FSGS）との鑑別に難渋することが知られている．MCNSでステロイド抵抗性を示す症例は約5〜10%といわれる一方，FSGSのほぼ50%がステロイド無効であるとの報告がある．また，長田らによれば，MCNSとFSGSの鑑別に必要な糸球体数は25個ともいわれているが，本症例の腎生検では糸球体数は30個と十分量であったと考えられる．

　今回，臨床経過，Selectivity Index 0.15と尿蛋白が高選択性であったこと，AKI合併例はMCNSでよくみられる点などからステロイド抵抗性MCNSであったと考えても矛盾はない．腸管粘膜浮腫により吸収が不良となり，ステロイドの反応性が低下していた可能性もある．また，ステロイド抵抗性MCNSをきたす一因として，ステロイド治療期間が16週未満の場合，治療期間が不十分な可能性が報告されている．成人ではステロイドへの反応が小児よりも遅いことが知られており，成人MCNS患者が寛解に入るまでの期間は，37〜50%が治療開始4週以内，51〜76%が8週以内，76〜97%が16週以内だったと報告されている[1]．

　本症例は2月下旬の時点で尿蛋白2.6 g/日と緩徐に減少傾向を認めていたことから，ステロイド治療に対する反応性はあるもののlate responderのMCNSであり，ステロイド治療期間が短かった可能性は考えられる．しかし，今後の経過で尿蛋白量の増加を認め再寛解導入を試みる場合には，経過中に腎生検病理組織型やステロイド感受性が変化する症例も知られているため，事前に再生検が望ましいと考える．

2 MCNSと腎機能障害の関連

　MCNSでは急性腎障害（AKI）合併例が多いことが知られている．本症例でAKIを合併した原因に関して，以下に考察する．

　MCNSでは多くの場合，糸球体濾過値（GFR）は約30%低下するといわれる．これは足突起の消失により濾過面積が低下するためと考えられている．また，足突起の消失は水や小分子に対する糸球体毛細血管壁の透過性を減少させ，GFR低下につながるとも考えられている．MCNSに伴うAKIのリスク因子としては高血圧と年齢が知られている．Moutzourisらの報告[2]では，AKI合併ネフローゼ症候群で腎生検を施行された10名中5名がMCNS，2名がpauci-immune型糸球体腎炎であった．この他にも，AKI合併ネフローゼ症候群ではMCNSの頻度が高いという報告が多い．アメリカで報告された後ろ向き研究[3]では，95名の成人MCNS患者において，24名（25%）がAKIを発症した．そ

のうち17名はMCNSと診断された時点でAKIを発症しており，7名では再発時にAKIを発症した．AKI発症群は年齢層が高く(55歳 vs 42歳)，男性に多く(63% vs 33%)，高血圧を有し(69% vs 37%)，蛋白尿がAKI群ではより重度だった(13 g/日 vs 9 g/日)．また，Smithらの報告[4]では，AKIを発症した成人75例で，平均尿蛋白12 g/日，血清Alb 1.9 g/dL，おおよそ半数が発症時に高血圧をもち，84%が重度の浮腫を認めた．

他のネフローゼ症候群では通常AKIはおこらないが，FSGSのcollapsing form，非ステロイド性抗炎症薬(NSAIDs)治療者，薬剤によるアレルギー性間質性腎炎(フロセミドなど)，膜性腎炎の半月体形成を伴った場合，合併症として腎静脈血栓を発症した場合にはAKIがみられることがある．

AKI治療に関しては，ネフローゼ症候群の寛解導入と，腎障害に寄与しうる要因の除去，AKI合併症の治療が軸となる．AKIを合併した患者の約2/3が正常もしくはほぼ正常腎機能に，平均7週以内に回復したという報告もある．しかし，なかには短期間の透析を要する症例もあり，SmithらによればMCNS患者でAKIを発症した75名のうち4名が5〜24週にわたる血液透析を要し，AKI発症から回復までの期間は平均47日であった(3〜180日)．

本症例は，毎回−0.7 kg/回の除水を行い，体重74 kg(3月下旬)から約55 kgまで減量したところでCr 0.90 mg/dLまで腎機能改善を認めており，腎間質浮腫"nephrosarca"が原因に関与した可能性が疑われる．腎間質浮腫に関する報告は少ないが，1981年にLowensteinら[5]は，AKIを合併したMCNS患者15例中13例で利尿薬治療により腎機能は改善傾向を認めたことを報告し，この理由として腎間質性浮腫による尿細管の圧迫閉塞が腎不全をきたす仮説を提唱したのが始まりである．Sjobergら[6]は，4.5 Lの限外濾過(ECUM)をかけた血液透析で速やかに急性腎不全が回復したMCNSの一例を報告している．一方，Cameronら[7]は，MCNSにAKIを合併した症例に対する腎生検で腎間質性浮腫を認めず，積極的な除水でもAKIは回復せず，ステロイド治療によるネフローゼの改善に伴って腎機能は改善したと報告しており，一定した見解は得られていない．

本症例では，前医の腎生検(Cr 1.23 mg/dL時)の時点では腎間質浮腫は軽度の指摘に留まるが，その後の経過中にさらなる体重増加を認めており，腎間質浮腫が増悪した可能性は十分考えられる．3月中旬以前の腎機能障害に関しては，感染症に伴う腎血行動態変化，薬剤性の腎機能障害も関与した可能性があるが，3月下旬以降の経過に関しては，積極的な除水に伴って尿量増加，腎機能改善をきたした経過がある．Nakayamaら[1]は，ステロイドで寛解が得られるまでの期間によってMCNS患者を2群に分け，early responder群(ステロイド開始8週以内に寛解；35例)とlate responder群(開始8週以降に寛解；13例)の特徴を報告している．これによれば，late responder群では腎間質浮腫および腎機能障害が有意に多かったことから，本症例も腎間質性浮腫が腎機能障害およびステロイド抵抗性に関与した可能性も考えられる．

3 治療抵抗性のMCNSに対する治療法

　本症例はステロイド抵抗性であり，致死的感染症を繰り返したことを考慮すると，今後ネフローゼ症候群が再燃した場合のステロイド単剤による再寛解導入は躊躇される．本症例のようなステロイド抵抗性MCNSにおけるその他の治療選択肢に関して，一般的な治療法と比較しながら以下で考察する．

1) MCNSに対する一般的治療法

　初期治療としては，ステロイドを第一選択としてPSL 0.8〜1.0 mg/kg/日で治療開始する．4週間は同量継続し，尿蛋白陰性化後は1〜2週間は同量PSLを継続投与し，その後2〜4週おきに5〜10 mg/日のペースで漸減する．

　ステロイド抵抗性のMCNSは，再生検でFSGSと診断されることがあり，ステロイドに反応しない症例では初回腎生検組織の再評価，必要ならば再生検も考慮する．成人のステロイド抵抗性ネフローゼ症候群を対象としたランダム化比較試験（RCT）は存在しないが，シクロスポリンの有効性が報告されている．わが国では，シクロスポリン，ミゾリビン，シクロホスファミドの3剤が免疫抑制薬として保険適用がある．

2) MCNSに対する新しい治療法

　難治性ネフローゼ症候群を呈するFSGSには，LDLアフェレシスが保険適用となっている．保険適用外ではあるもののステロイド抵抗性MCNSに対してLDLアフェレシスを行い寛解が得られた症例が報告されている[8]．また，主に頻回再発型（frequently relapsing；FRNS）およびステロイド依存性（steroid-dependent；SDNS）ネフローゼ症候群に対して，リツキシマブの有効性も報告されている．

　MCNSおよびFSGSに対するリツキシマブの効果についての報告は多くが小児だが，近年では成人例に対する報告も増えてきている．Takeiら[9]は25例のステロイド依存性MCNS例に6か月の間隔をあけて2回のリツキシマブ投与を行い，投与前後それぞれ12か月間の再発率が100%→16%に減少し，PSL投与量も26.4 mg→1.1 mgに著明に減少したことを報告している．その他にもSDNS例およびFRNS例におけるエビデンスは集積しつつあり，平成26年（2014年）に保険収載された．ステロイド抵抗性例における有効性は確立されていない．

3) 高度尿蛋白が持続した場合の特殊治療法

　重症ネフローゼ症候群では，高度蛋白尿による低蛋白血症のため，低栄養，浮腫，易感染性，過凝固，ショックなどさまざまな合併症を引きおこし，難治性の症例ではネフローゼ状態が改善されないために全身状態の改善に至らない．この場合，「薬物で腎機能を落とさずに尿蛋白を減少させる」ことから「尿量を減らすことで尿蛋白をコントロール

する」ことへ治療目標は移行する場合もある．尿量減少および腎機能廃絶を目的とした治療法として，①外科的腎摘出術，②腎動脈塞栓術（renal artery embolization；RAE）や血液透析（HD），限外濾過（ECUM）により浮腫を改善するとともに腎機能を廃絶する"medical nephrectomy"があげられる．

難治性ネフローゼ症候群に対するRAEは1976年にHenrichらが報告して以来，わが国でもいくつかの報告がある．HDやECUMにおけるmedical nephrectomyも腎機能低下をきたすのに時間がかかり，尿量減少効果が十分でないことも多い．

本症例は維持血液透析導入に至った後，4月上旬の時点で尿量200～400 mL/日に減少したにもかかわらず尿蛋白8～15 g/日が持続していた．これによる低アルブミン血症，易感染性，両側頸静脈血栓，両側胸水残存，四肢浮腫など多くの合併症を認めており，一時期はmedical nephrectomyもしくはRAEも選択肢にあがった症例である．

腎機能が改善した後で尿蛋白量は減少傾向を認めるものの，退院前Alb 2.0 g/dL，尿蛋白1.6 g/日が持続しており，6か月後の治療効果判定は不完全寛解Ⅱ型（1.0～3.5 g/日）に相当する．今後の経過中に尿蛋白量増加を認めた場合，致死的感染症を合併した経緯からもPSLを含む免疫抑制薬強化は躊躇される．前医でのLDLアフェレシスも奏効しなかったことから，保険適用（FRNS/SDNS）からは外れるが追加治療の選択肢としてリツキシマブが候補にあがる．経過中に腎生検病理組織型，ステロイド感受性が変化する症例も知られているため（Case 2参照，p.24），治療前の腎生検再施行は必須と考える．なお，前述したように，本症例はステロイド投与期間が短かったことに起因してステロイド抵抗性を呈した可能性もある．したがって，実際はステロイド感受性を有する症例であった可能性もあり，既報のステロイド抵抗性MCNSに対するリツキシマブ治療成績よりも良好な経過を得る見込みがある．

本症例のまとめ

治療に難渋したMCNSの一例である．一般的に微小変化群の場合はステロイドに奏効することが多いが，治療抵抗性の場合は診断が正しいのか，診断が微小変化群である場合，何が治療抵抗性を惹起しているのかを常に考察する必要がある．

引用・参考文献

本項の文献は左のQRコードを読み取るか，下記URLよりご覧いただけます
http://www.igaku-shoin.co.jp/prd/03850/Case1.html
コンテンツは予告なしに変更・修正したり，また配信を停止する場合もございます．

〔井上 博之〕

Case 2 ネフローゼ症候群：微小変化群

完全寛解後 3 か月の経過で急性腎障害を呈し維持透析導入となった微小変化型ネフローゼ症候群の一例

● Headline
- 微小変化群と診断し治療を開始したが効果がない！
- もしかしたら巣状分節性糸球体硬化症か？

患者データ

症例 44歳，女性．

主訴 息苦しい，足がむくむ．

現病歴 X年11月中旬より下腿浮腫を自覚し，約1か月で体重が4kg増加し，全身に浮腫が広がったため12月19日に近医を受診した．採血・検尿よりネフローゼ症候群が疑われ，精査加療目的で12月22日当院に入院した．入院時血液検査では低蛋白・低アルブミン血症（TP 4.5 g/dL，Alb 2.3 g/dL）を認め，総コレステロールは高値（T-chol 269 mg/dL）であった．24時間蓄尿検査で尿蛋白は5 g，尿蛋白選択性は0.04であり，高選択性のネフローゼ症候群の臨床診断のもと，組織型を確定するために腎生検を行った．

　PAS染色では糸球体・尿細管間質領域に変化はみられず，血管系にも特記すべき所見は認めなかった．PAM染色では明らかな膜性変化を認めず，臨床所見と併せ微小変化型ネフローゼ症候群（MCNS）と診断した．

　プレドニゾロン（PSL）内服を開始し，X＋1年1月に完全寛解となった．しかし，完全寛解から約2か月後のX＋1年3月2日より急速に浮腫が増悪し，頭痛，吐気，息苦しさを認めた．採血・検尿よりMCNSの再発と考え，3月4日再入院した．

既往歴 喘息，好酸球性中耳炎，慢性甲状腺炎．

家族歴 父：舌癌，前立腺癌．

生活社会歴 喫煙歴：なし，飲酒歴：機会飲酒．

主な入院時現症 身長163.3 cm, 体重59.0 kg（X＋1年1月23日退院後初回外来51.6 kg）, 血圧118/75 mmHg, 脈拍76/分・整, 体温36.7℃, 酸素飽和度97%（室内気）, 眼瞼浮腫軽度, 肺野清, 心音純, 腹部軽度膨満, 両側下腿浮腫あり.

入院時検査所見

〔尿検査〕 尿蛋白(3＋), 尿糖(−), 尿潜血(1＋), 赤血球2個以下/HPF, 円柱(−), 尿中好酸球(−).

〔蓄尿24時間〕 CCr 73.7 mL/分, 尿蛋白20.2 g/日, β_2ミクログロブリン104 μg/日, NAG/Cr 17.7 IU/L, Selectivity Index 0.20.

〔末梢血〕 白血球22,800/μL, Hb 14.9 g/dL, Plt 30.2万/μL.

〔生化学〕 TP 3.9 g/dL, Alb 1.8 g/dL, UN 22.1 mg/dL, Cr 0.8 mg/dL, Na 134.9 mEq/L, K 4.1 mEq/L, Cl 103 mEq/L, Ca 8.4 mg/dL, P 4.7 mg/dL, TC 309 mg/dL, CRP 0.09 mg/dL, IgG 261 mg/dL, IgM 54 mg/dL, IgA 207 mg/dL, T-IgE 2 IU/mL.

プロブレムリスト

#1 ▶ MCNSの再発疑い

再入院時に行った24時間蓄尿検査では20.2 gと高度の蛋白尿を認めた. 尿蛋白選択性（Selectivity Index）は0.20であり, 初回入院時と比較し, 低選択性に変化していたが, MCNSの再発と考え, PSL 1 mg/kgの内服を開始した. 胸水貯留に対しては, アルブミン併用下でフロセミドの持続静注を行った. しかし, 酸素化は増悪し, 高窒素血症の進行を呈したため, 保存的な治療による体液・溶質管理は困難と判断し, 3月16日から血液透析(HD)を開始した.

3月23日からはステロイドパルス療法（メチルプレドニゾロン1 g/日, 3日間）を行った. PSL 1 mg/kg内服による後療法を行い, 7週間ステロイド治療を継続したが尿量・血中蛋白の回復は認めなかった. ステロイド抵抗例と判断し, 組織型を再評価するため4月14日に2回目の腎生検を行った.

腎生検所見

1) 第1回目腎生検

微小変化群(MCD), most-likely.

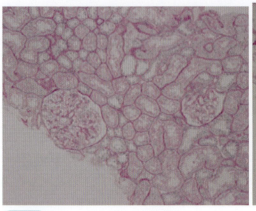 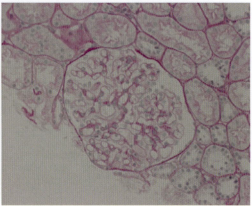

図1 第1回目腎生検の光顕所見

● 光顕所見
〔PAS染色〕(図1)
・メサンギウム基質の増加，メサンギウム細胞の増殖なし．
・尿細管間質領域の変化なし．
・血管系にも特記すべき所見なし．
〔PAM染色〕
・明らかな膜性変化は認めない．

2）第2回目腎生検

腎生検時には透析開始後約1か月経過，透析14回施行．
focal segmental glomerulosclerosis with severe tubular injuries.

● 光顕所見

多くの糸球体は minor glomerular abnormalities．一部の糸球体で分節性の毛細血管虚脱およびボウマン嚢との癒着を認める．さらに管内に泡沫細胞浸潤，上皮細胞の過形成を認める(図2)．また，近位尿細管では細胞脱落を認め，尿細管壊死を呈していると考えられる(図3)．

● 電顕所見

高電子密度沈着物(EDD)は明らかではない．著明な足突起消失(foot process effacement)を認める(図4)．

プロブレムリストに関する考察

#1 ▶ MCNSの再発疑い

再入院時はMCNS再発と考え，ステロイド治療を開始したものの治療抵抗性であり，

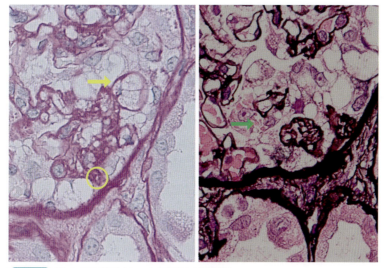

図2 第2回目腎生検の光顕所見（糸球体）

ボウマン囊との癒着（黄色○囲み），管内の泡沫細胞浸潤（黄色矢印），上皮細胞の過形成（緑色矢印）．

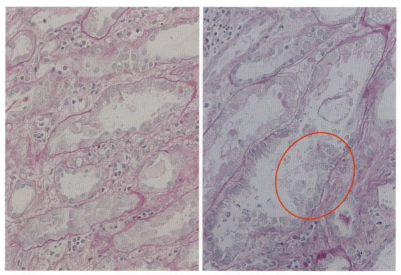

図3 第2回目腎生検の光顕所見（近位尿細管）

近位尿細管での細胞脱落（赤色○囲み）．

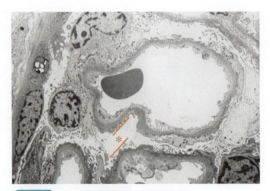

図4 第2回目腎生検の電顕所見
著明な foot process effacement（*）．

血液透析導入を要した．

腎病理所見では急性尿細管壊死を伴う巣状分節性糸球体硬化症（FSGS）であり，4月18日より PSL 内服に併用してシクロスポリンを 75 mg/日食前1回服用を開始した．しかし，シクロスポリン開始から5日目に両下肢ヒラメ筋内の血栓に対して行っていた抗凝固療法が原因と考えられる右腸腰筋の出血を認めた．全身状態の悪化と憔悴が著しく，家族・本人と相談のうえ，腎機能の回復は諦め，維持透析を行う方針となり，シクロスポリンは中止した．

配偶者をドナーとした腎移植の希望が強く，腎移植を行う方針となった．

最終診断

急性尿細管壊死を伴った FSGS．

臨床医として考察を要するポイント

1 ▶ 腎臓組織採取におけるサンプリングエラーか，あるいは MCD が FSGS に進行したものなのか？

2 ▶ 一次性 FSGS は再発が多いとされる．もともとは MCD であり，二次性 FSGS を引きおこしたと考えると移植後の臨床経過に合致する．現病は MCD ではないか？

1 サンプリングエラーか？ MCD が治療過程で FSGS に進行したのか？

　本症例では，初回の腎生検所見は MCD でステロイド治療に良好に反応したものの，再発時の腎生検所見は FSGS でステロイド抵抗性であった．

　筆者らは，①サンプリングエラー（すなわち初回の腎生検時より FSGS が隠れていた）と，②MCD が治療の過程で FSGS に進行した，という 2 つの可能性を考えた．

1) サンプリングエラーの可能性

　硬化病変は，初期には傍髄質領域に出現するため，皮質領域の生検検体では発見が難しいとされている[1,2]．また，糸球体数が 8 個未満の検体では検出が困難であると考えられている．本症例では，第 1 回目の腎生検でステロイド反応性の MCD と診断したが，サンプリングエラーにより FSGS を検出できなかった可能性は除外できない．すなわち，ビスホスホネート内服により足細胞障害が進行し[3]，第 1 回目の腎生検で検出されなかったステロイド反応性の FSGS がステロイド抵抗性の FSGS に進展した可能性が考慮される．なお，電顕では，foot process effacement の範囲が FSGS では MCD より広範であることが報告されているが[4]，足細胞上皮細胞の様相から MCD と FSGS を判別するのは困難であると考えられる．

2) MCD から FSGS への進展の可能性

　MCD のなかには，発症初期にはステロイドに良好に反応するものの，徐々に足細胞障害が重度となり，足細胞の修復機転が脆弱となることでステロイド抵抗性の硬化病変を呈する症例が存在する[5]．本症例では，ビスホスホネート内服が，MCD の足細胞障害を増悪させ，FSGS へと組織型が変化した可能性が考慮される[6]．

　このように，筆者らは薬剤による足細胞障害が FSGS の病態の進展もしくは発症に寄与したと考えている．

　続いて，FSGS では，一次性（特発性）なのか二次性（続発性）であるのかを検討する必要がある．上述の①サンプリングエラーであれば，ステロイド反応性の一次性 FSGS がステロイド抵抗性に進展したと考えられ，②MCD からの薬剤による FSGS 発症であれば，二次性 FSGS と考えるのが妥当である．実際には，FSGS の病因が一次性か二次性かの判別は困難であるが，光顕で FSGS lesion を呈し，尿蛋白が 3.5 g/日以上で血清アルブミンが 3.5 g/dL 未満，さらに電顕で広範（80％以上）な foot process effacement を認め，二次性 FSGS を引きおこす因子がない場合には一次性 FSGS の可能性が高いとされている[7,8]．その意味では，臨床所見および病理所見からは本症例は一次性 FSGS と考えるのが妥当である．この場合，一次性 FSGS が尿蛋白選択性 0.04 という高選択性を呈し得るのかという疑問は残るが，ステロイド反応性の一次性 FSGS がサンプリングエラー

で見逃され，ビスホスホネート内服によりステロイド抵抗性FSGSに進展したと考えれば説明可能である．

いずれにせよ，本症例では，ネフローゼ症候群の再発時には，尿蛋白選択性が低選択性に変化しており，初発時と比較し再発時には足細胞障害が進行したと推測される．このようにMCDと診断した症例でも，尿蛋白選択性が低下した場合には，FSGSへの進展やサンプリングエラーの可能性に注意する必要があることを示している貴重な症例である．

2 もともとはMCDであり，二次性FSGSを引きおこした？

一次性FSGSでは，移植後の原病再発率は30〜50％と報告されている．移植後再発の危険因子は移植前の両腎摘出術，蛋白尿の程度，女性，生体腎移植とされており，本症例では3つの因子があてはまった．幸いなことに，夫婦間の生体腎移植後の経過は良好である．こうした移植後の臨床経過からは，再発時の腎生検所見をビスホスホネート内服によりMCDからFSGSに進展した二次性FSGSと診断すべきであると考える．しかし，高度な尿蛋白を呈したこと，広範なfoot process effacementを認めたことから，一次性FSGSの可能性は否定できない．前述のように，足細胞障害を悪化させることが報告されているビスホスホネート内服を移植時に中止していたことが良好な転帰をもたらした可能性も推測される．

本症例のまとめ

・MCDと診断した症例が，後にFSGSであったと判明することがあり，注意を要する．
・MCDと診断した症例で，尿蛋白選択性が低下した際にはFSGSが隠れている可能性を考慮する．
・ステロイド性骨粗鬆症予防薬であるビスホスホネートが足細胞障害を助長する可能性に留意する．
・高度の蛋白尿は循環血漿量の減少を伴い，急性尿細管壊死を呈することで，透析導入を要することがある．

引用・参考文献

本項の文献は左のQRコードを読み取るか，下記URLよりご覧いただけます
http://www.igaku-shoin.co.jp/prd/03850/Case2.html
コンテンツは予告なしに変更・修正したり，また配信を停止する場合もございます．

〔山口 慎太郎〕

Case 3 ネフローゼ症候群：膜性腎症

原発性膜性腎症の一例

Headline

- 膜性腎症はステロイド投与など積極的に治療すべきか，慎重であるべきか．
- 膜性腎症は血栓症の発症率が高いことが知られているが，それに対する治療介入をどう考えるべきか．

患者データ

症例 84歳，男性．

現病歴 もともと日常生活動作（ADL）は自立しており，往診を2週間ごとに受けていた．X年Y月より突然，両手足の浮腫が出現した．食塩制限を行うもY+1月にかけて浮腫は増悪傾向であり，Y+1月下旬に近医を受診した．尿蛋白定性(3+)，潜血反応(2+)，蛋白クレアチニン比14 g/gCrであり，ネフローゼ症候群が疑われプレドニゾロン（PSL）15 mg/日を開始された．4日後の採血にて血清アルブミン1.9 g/dL，尿蛋白クレアチニン比13.9 g/gCrとネフローゼ症候群の確定診断となり，入院しヘパリン持続投与のうえ精査を検討されたが，3日間で自主退院された．

Y+2月初旬の往診にてSpO$_2$ 92%（室内気）（普段は95%程度）までの低下，喘鳴を認めたため，PSL 40 mg/日まで増量された．確定診断および治療方針の検討が必要と考えられ，6日後に当院当科紹介受診．同日入院となった．

既往歴 気管支喘息(50歳頃)/COPD(在宅酸素導入，歩行時など一時的に使用)，高血圧(50歳台)，糖尿病(70歳頃)．

家族歴 特になし．

生活歴 喫煙：50歳まで10本/日，飲酒：なし(数年前まで1升/日)．

入院時現症 身長154.0 cm，体重50.8 kg，BMI 21.4 kg/m^2，血圧120/64 mmHg，心拍数88/分・整，体温36.6℃，SpO$_2$ 95%（室内気），眼瞼結膜貧血なし，眼球結膜黄染なし，心音純，肺野清，腹部平坦かつ軟，両側圧痕性下腿浮腫著明，振動覚低下軽度．

〔入院時検査所見〕

〔尿検査〕 pH 6.5，尿糖（3＋），尿蛋白（3＋），尿潜血（2＋），尿中ケトン（－），赤血球 多数/HPF（糸球体性血尿陰性），白血球 3〜5 個/HPF，顆粒円柱（1＋），脂肪円柱（＋）．

〔尿生化〕 β_2 ミクログロブリン/Cr 8,205 μg/gCr，NAG/Cr 23.0 IU/gCr，α_1 ミクログロブリン/Cr 50.0 mg/gCr，TP/Cr 9.25 g/gCr．

〔末梢血〕 白血球 19,400/μL，赤血球 2.43×10⁶/μL，Hb 8.2 g/dL，Plt 77,000/μL．

〔生化学〕 TP 5.1 g/dL，Alb 2.4 g/dL，TB 0.4 mg/dL，UN 59.8 mg/dL，Cr 2.08 mg/dL，eGFR 24 mL/分，UA 9.4 mg/dL，Na 139.5 mEq/L，K 3.4 mEq/L，Cl 105 mEq/L，Ca 8.0 mg/dL，P 3.1 mg/dL，Glu 171 mg/dL（HbA1c 6.9%），GA 17.8%，TG 96 mg/dL，LDL-C 117 mg/dL，HDL-C 109 mg/dL，LDH 312 U/L，AST 18 U/L，ALT 16 U/L，ALP 258 U/L，γGTP 55 U/L，AMY 104 U/L，Fe 77 μg/dL，TIBC 165 μg/dL，フェリチン 122 μg/dL，BNP 61.1 pg/mL．

〔凝固〕 APTT 32.8 秒，PT-INR 0.87，D ダイマー 10.0 μg/mL．

〔感染症〕 CRP 0.07 mg/dL，TP-Ab（－），HBS-Ag（－），HCV-Ab（－），HIV 迅速（－），T-SPOT（－）．

〔入院後検査所見〕

〔蓄尿 24 時間〕 蓄尿量 2,000 mL，Cr 0.56 g/日，TP 5.36 g/日，β_2 ミクログロブリン 4,898 μg/日，NAG 6.9 U/L，α_1 ミクログロブリン 14.1 mg/L，トランスフェリン 11,048 μg/dL，IgG 31.3 mg/dL，Selectivity Index 0.38．

〔尿細胞診〕 ClassⅡ，赤血球（3＋），好中球（1＋）．

〔腫瘍マーカー〕 CEA 8.8 ng/mL，CA19-9 31 U/mL，CA125 97 U/mL，PSA 2.08 ng/mL，NSE 8.3 ng/mL，CYFRA 5.5 ng/mL，Pro-GRP 80.4 pg/mL，可溶性 IL-2 レセプター 339 U/mL．

〔免疫〕 IgG 908 mg/dL，IgA 613 mg/dL，IgM 113 mg/dL，C3 68 mg/dL，C4 20 mg/dL，CH-50 43.9 U/mL，β_2 ミクログロブリン 6.46 mg/L，蛋白分画（α1 2.9%，α2 13.1%，β 14.1%，γ 19.8%，Alb 50.1%），RF 35 U/mL，抗 dsDNA 抗体 3.1 U/mL，ANA＜40 倍，抗 SS-A＜1.0 倍，抗 SS-B＜1.0 倍，抗 CL-β_2GPI 抗体≦1.2 U/mL，ループスアンチコアグラント 1.20，MPO-ANCA＜1.0 EU，PR3-ANCA＜1.0 EU，ANCA（FA 法）C-ANCA（－），P-ANCA（－），抗 GBM 抗体＜2.0 EU，クリオグロブリン（－）．

〔便潜血〕 3＋/1＋（貧血精査目的で X 年 Y－3 月に上部・下部内視鏡は施行済み，いずれも特記所見なし）．

〔眼底検査〕 単純糖尿病性網膜症，左眼底に点状出血の散在を認める．

〔心電図〕 洞調律（リズム不整は全経過をとおして認めず），多発性上室性期外収縮，

完全右脚ブロック．
〔腹部エコー〕 両腎萎縮，輝度上昇あり．右腎中心部に結石あり．腎内動脈の RI（resistance index）は軽度上昇，その他腎動脈本幹，腎内動脈波形に明らかな異常所見なし．膀胱内に明らかな異常なし，前立腺腫大なし．
〔胸腹部 CT〕 右上葉中心に肺気腫の所見あり．明らかな悪性腫瘍を示唆する所見なし．両腎実質萎縮あり，右腎結石あるが水腎症なし．

プロブレムリスト

#1 ▶ ネフローゼ症候群

　　入院後は食塩制限，PSL 40 mg/日およびフロセミドの継続によって体重および尿蛋白は減少傾向であった．ネフローゼ症候群の原因は不明だが，糖尿病や悪性腫瘍による二次性腎疾患，微小変化型ネフローゼ症候群（MCNS）や膜性腎症（MN）など原発性ネフローゼ症候群も否定できなかった．顕微鏡的血尿については変形を認めず，指摘されている結石によるものと考えた．膀胱内にも腫瘤を認めず，尿路系悪性腫瘍は否定的であった．高齢であり慎重な判断を要したが，入院第 12 病日に腎生検の運びとなった．特に合併症なく終了し，第 24 病日にいったん退院されたが，その後より全身の疼痛，食思不振など認め，精査目的で退院 3 日後に再入院となった．

腎生検所見

1）光顕所見（PAM 染色，Masson 染色）

　　糸球体は 31 個採取でき，うち 14 個で全節性硬化を認める．PAS 染色では，1 つの糸球体で軽度の管内細胞増多を認める．PAM 染色においても基底膜変化は明らかでないが，Masson 染色にて上皮下沈着物が散在している（図 1）．尿細管萎縮，間質線維化が 30～40％にみられる．小葉間動脈には軽度内膜肥厚を認め，細動脈には硝子化が目立つ．

2）蛍光抗体所見（図 2）

　　IgG（2＋）：毛細血管壁に顆粒状，IgA（－），IgM（－），C3c（1＋）：毛細血管壁に顆粒状，C（－），C1q（±）：毛細血管壁に均質．

3）電顕所見

　　上皮下に沈着物を認め，subendothelial widening を認めた（図 3）．
　　foot processes effacement（＋）．

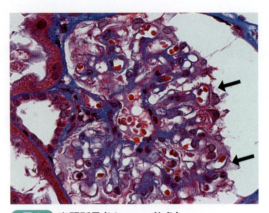

図1 光顕所見（Masson染色）
上皮下沈着物が散在している（矢印）．

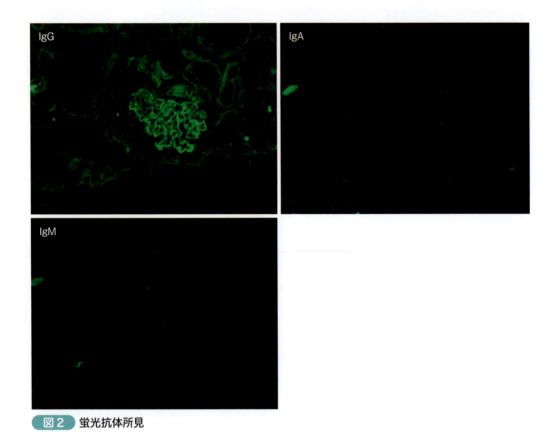

図2 蛍光抗体所見

プロブレムリストに関する考察

#1 ▶ ネフローゼ症候群

　　当院初回入院からの治療経過を図4に示す．
　　病理像は膜性腎症であり，感染症や悪性腫瘍，薬剤といった二次性の要因が明らかで

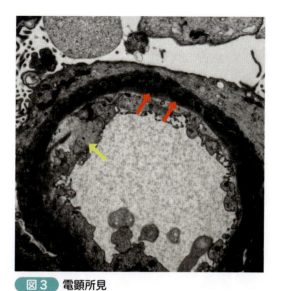

図3 電顕所見

上皮下に沈着物が認められ(赤矢印)，subendothelial widening を認める(黄色矢印)．

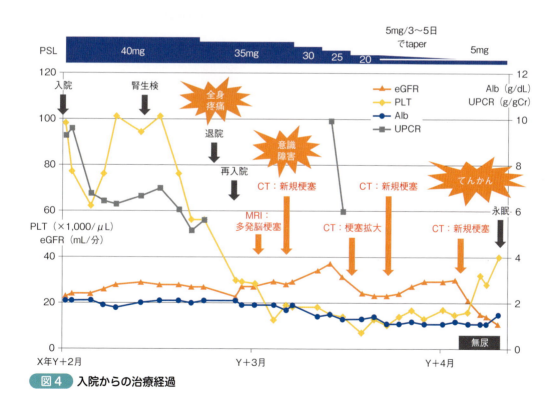

図4 入院からの治療経過

なかったことから，原発性膜性腎症と判断した．

入院後尿蛋白は減少したが，食塩制限に伴うものと考えられ，この時点でPSLの効果は明らかではなかった．なお，尿中Cr排泄は0.6 g/日程度であり，蓄尿における尿蛋白

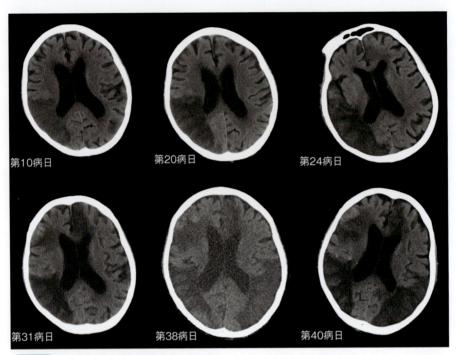

図5 繰り返す新規脳梗塞（頭部CT像）

第10病日：意識障害あり．右側頭葉〜頭頂葉にLDAを認め，急性期梗塞の所見．
第20病日：頭頂葉の病変が拡大，側頭葉中心にhemorrhagic transformationが出現．
第24病日：右大脳の梗塞巣の拡大とともに左前頭葉ACA領域に淡いLDAが出現し，急性期梗塞の所見．左尾状核にも梗塞巣あり．
第31病日：これら病変が明瞭化．
第38病日：さらに左側頭葉，頭頂葉に新規低吸収域が出現．
第40病日：これら病変が明瞭化．

は5g/日程度であった．腎機能は横ばいで経過していたが，血小板数は徐々に低下しており，薬剤性を疑って被疑薬を多数中止とした．

　全身疼痛にて再入院となったが，疼痛の訴えには再現性がなく，原因も不明であった．その後しばらくして見当識障害を認め，頭部MRIにてテント上下に多発する脳梗塞を認めた．しかし，血小板低値であり抗血小板薬などは適応外と考えられた．さらに1週間ほどして意識レベルの低下を認め，頭部CTにて右側頭葉〜頭頂葉に広範な新規脳梗塞を認めた（図5）．その後も1〜2週間ごとに広範な新規脳梗塞を繰り返し，全身状態は次第に増悪した．PSLについては有効性より危険性が上回ると考え，早めに減量を行った．入院第40病日には症候性てんかんをきたしたが，その前後より尿量が急激に減少，無尿となり，アルブミンを含めた補液にも反応がみられず，第43病日に永眠した．

最終診断

　　原発性膜性腎症．

臨床医として考察を要するポイント

- 1 ▶ 原発性膜性腎症の特徴とその治療
- 2 ▶ 膜性腎症と血栓症

　本症例は高齢者のネフローゼ症候群に対して腎生検を行い，原発性膜性腎症と診断してステロイドによる積極的加療を行ったが，効果は明らかでなく，逆に多発する脳梗塞によって急速な転帰をたどった一例であった．膜性腎症においてまず重要となる原発性と二次性の鑑別は次の【Case 4】に譲り，本稿では原発性膜性腎症の特徴と治療，そして血栓症との関連について述べる．

1 原発性膜性腎症の特徴とその治療

1）原発性膜性腎症の特徴

　原発性膜性腎症は比較的緩徐なネフローゼ症候群をきたし，一般的に尿蛋白の選択性は低い(Selectivity Index は高い)．多くは自然寛解と増悪を繰り返す．原発性糸球体疾患のうち36.8％を占め，原発性ネフローゼ症候群のうち小児では5％未満だが，40歳以上では48.3〜61.9％と比較的高齢者に多い疾患である[1]．腎生存率は10年で89％，15年で80％，20年で59％とされている[2]．

2）原発性膜性腎症の病理像

　膜性腎症は上皮下沈着物を主体とし，電顕所見を主体としたEhrenreich-Churgの病期分類が有名である．Stage 1 では高電子密度沈着物(EDD)の沈着がみられるが基底膜変化はなく，光顕では診断困難であることも多い(本症例もこのstageであったと考えられる)．それでも蛍光抗体法では，係蹄壁に沿ったIgGやC3の顆粒状沈着といった特徴的所見がみられる．Stage 2 では基底膜の基質がspike状に突出し，光顕のPAS染色における基底膜のびまん性肥厚や，PAM染色におけるspike形成，bubblingといった典型的な膜性腎症像が明らかとなる．さらに，Stage 3 ではEDDが基底膜内に陥入し，その肥厚が顕著となる．一方，Stage 4 ではEDDの遺残物を認め，基底膜の肥厚が軽快・消失することもある．なお，一般的にこれらstageと臨床での病勢との関連性は乏しいとされる．

3）原発性膜性腎症の治療

　ネフローゼ型膜性腎症の初期治療として，従来より経口PSL 0.6〜0.8 mg/kg/日の投

与が推奨されてきたが，エビデンスに乏しいのが実情であり，『エビデンスに基づくネフローゼ症候群診療ガイドライン2017』からは支持療法，ステロイド単独，ステロイドと免疫抑制薬の併用が横並びで記されるようになった[3]．事実，1979年のランダム化比較試験（RCT）では，PSL 100～150 mgの投与が無治療と比較して蛋白尿寛解と腎機能抑制に関して有意に優れていたとされるが，その後のRCTでは有意差を認めず，メタ解析でもPSLと無治療はいかなる有意差も認めなかったとされる[4]．ステロイドの多彩な副作用を鑑みると，本症例のような超高齢者へのステロイド投与には慎重になるべきかもしれない．

免疫抑制薬としては，シクロスポリンと低用量PSL（0.15 mg/kg）の併用が，低用量PSL単独と比較して寛解率を上げるという報告[5]，単群試験ではあるが，シクロホスファミドとPSLの併用で75％が完全寛解に至ったという報告などあり[6]，わが国では特にシクロスポリンがよく用いられる．近年ではリツキシマブの有効性，安全性について数々の報告がなされており[7]，現在もRCTが進行中である．

2 膜性腎症と血栓症

ネフローゼ症候群において，（詳細は不明だが）凝固因子（フィブリノゲンなど）の肝臓における合成増加の亢進や，抗凝固因子（アンチトロンビンⅢなど）の尿中漏出に伴う血液凝固能の亢進などから，静脈血栓症を発症しやすいとされる．さらに膜性腎症では，巣状分節性糸球体硬化症（FSGS）といった原発性糸球体疾患と比較して特に静脈血栓症のリスクが高かったとされ[8]，小児でも同様の報告がなされている[9]．特に低アルブミン血症が独立した危険因子とされるが，その予防や治療についてはエビデンスが乏しい．

さらに膜性腎症では心血管イベント，いわゆる動脈血栓症が多くみられるとされ，ネフローゼ症候群の重症度に加えて高齢や糖尿病，心血管イベントの既往が独立した危険因子とされる[10]．特にネフローゼ型においては2年以内の発症が7割を占めていた．

本症例における繰り返す脳梗塞の発症機序は明らかでないが，膜性腎症における静脈血栓症および心血管イベントのリスク上昇が複合的に関与したと考えられる．さらにPSLによる血栓傾向の助長も示唆されることから[11]，積極的治療については予想されるその有効性，また危険性も慎重に考慮しながら，症例に合わせた治療選択を行う必要がある．

本症例のまとめ

本症例は高齢者のネフローゼ症候群に対して腎生検を行い，原発性膜性腎症と診断してステロイドによる積極的加療を行ったが効果は明らかでなく，逆に多発する脳梗塞によって急速な転帰をたどった症例であった．原発性膜性腎症におけるステロイド，免疫

抑制薬投与による治療介入の決定は，腎症の程度，患者側の危険因子の有無，ステロイドによる血栓傾向の助長など副作用があることを総合的に考慮し，判断されるべきである．

引用・参考文献 本項の文献は左のQRコードを読み取るか，下記URLよりご覧いただけます
http://www.igaku-shoin.co.jp/prd/03850/Case3.html
コンテンツは予告なしに変更・修正したり，また配信を停止する場合もございます．

〔内山 清貴〕

Case 4 ネフローゼ症候群：膜性腎症

Xp11.2 転座腎細胞癌に合併した PLA$_2$R 陽性腫瘍関連膜性腎症

Headline

- 特発性膜性腎症と二次性膜性腎症の鑑別は？
- PLA$_2$R は鑑別に有用か？

患者データ

症例 26歳，女性．

現病歴 生来健康であったが，X年2月頃より38℃台の発熱，全身倦怠感，乾性咳嗽を自覚するようになった．前医を受診し，体幹部CTで左腎腫瘤・リンパ節腫大を認めた．悪性リンパ腫が疑われたため，左鎖骨下リンパ節生検を施行し，Xp11.2転座腎細胞癌と診断された．左鎖骨下リンパ節転移があるため，抗癌薬治療を開始した．X年5月10日よりスニチニブ37.5 mg/日を開始した．投与1週間後より急激な血清アルブミン値低下と蛋白尿（10 g/日）を認めた．薬剤性ネフローゼ症候群を疑い，投与開始後2週間でスニチニブは中止し，メチルプレドニゾロン（mPSL）32 mg/日内服を開始した．改善に乏しく，ステロイド投与量は漸減していった．遠隔転移および低アルブミン血症のため手術困難と判断された．当院へ手術依頼があり，X年12月に当科へ紹介となった．来院時，mPSL 8 mg/日内服中であった．ネフローゼ症候群による低アルブミン血症のため手術困難と考えられ，ネフローゼ症候群の原因精査のため入院となった．

既往歴 なし．

家族歴 腎疾患なし，検尿異常なし．

生活歴 喫煙：なし，飲酒：なし．

入院時現症 身長150.2 cm，体重42.9 kg，BMI 19.0 kg/m^2，脈拍101/分，血圧118/83 mmHg，体温36.9℃．頭部：貧血なし，黄染なし，扁桃腫大なし．頸部：頸部リンパ節腫脹なし，左鎖骨上リンパ節腫脹あり，圧痛なし，甲状腺腫大や圧痛なし．肺：ラ音なし．心：整，心雑音なし．腹部：腹部は全体にやや膨満，腸雑音正常，圧痛なし，左右季肋部叩打痛なし．背部：脊柱横隔膜角叩打痛なし．下肢：下腿浮腫なし．

> 入院時検査所見

〔尿検査〕 pH 7.0，尿蛋白(3＋)，尿潜血(3＋)，尿糖(−)，赤血球 多数/HPF，白血球 6〜10 個/HPF，顆粒円柱(1＋)，β_2ミクログロブリン 452 μg/L，NAG 91.3 U/L．
〔蓄尿 24 時間〕 尿蛋白 4.8 g/日，Selectivity Index 0.11．
〔末梢血〕 白血球 8,400/μL，赤血球 408 万/μL，Hb 9.2 g/dL，MCV 76 fL，Ht 31.1%，Plt 36.3 万/μL．
〔生化学〕 TP 5.1 g/dL，Alb 1.4 g/dL，UN 5.9 mg/dL，Cr 0.42 mg/dL，UA 3.1 mg/dL，Na 139 mEq/L，K 3.2 mEq/L，Cl 101 mEq/L，Ca 7.8 mg/dL，iP 3.3 mg/dL，ALT 4 U/L，AST 7 U/L，Al-p 228 U/L，GTP 11 U/L，LDH 111 U/L，TC 159 mg/dL，HDL 64 mg/dL，TG 79 mg/dL，LDL 79 mg/dL．
〔免疫〕 ASO 34 IU/mL，CRP 8.19 mg/dL，RF＜5 IU/mL，ANA＜40 倍，C3 184 mg/dL，C4 40 mg/dL，CH50＞60 U/mL，IgG 813 mg/dL，IgA 355 mg/dL，IgM 145 mg/dL．
〔CT〕(X 年 12 月 26 日) 左腎に 35 mm 大の内部不均一な腫瘤．左腎下極腹側に 17 mm 大の転移を疑う腫瘤を認める．傍大動脈や腹腔動脈周囲，両側総腸骨領域に多発リンパ節転移を認める．左鎖骨上窩に 33 mm 大のリンパ節転移を認める(図 1)．

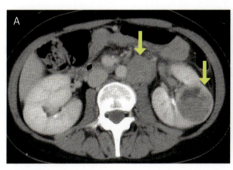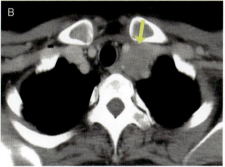

図1 腹部 CT 像
A：左腎に 35 mm 大の内部不均一な腫瘤と傍大動脈リンパ節転移を認める(矢印)．
B：左鎖骨上窩に 33 mm 大のリンパ節転移を認める(矢印)．

プロブレムリスト

#1 ▶ ネフローゼ症候群
#2 ▶ Xp11.2 転座腎細胞癌

腎細胞癌に対するスニチニブ開始後，ネフローゼ症候群を発症した．ネフローゼの原因診断のために経皮的腎生検を施行した．

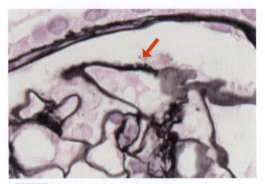

図2 光顕所見（PAM染色）
上皮下沈着物がみられる（矢印）．

腎生検所見

1）腎病理（X年12月27日）

● 光顕所見

　PAS染色ではmesangial matrixの増加，hypercellularityは明らかでない．PAM染色で上皮下沈着物，びまん性に基底膜の泡状変化を認め（図2），Masson染色では赤染する上皮下沈着物を疑う所見がみられる．ポドサイト（podocyte）の泡沫状腫大が目立ち，一部，細胞質に硝子滴様の構造を伴う．

　尿細管・間質：尿細管萎縮，間質線維化は明らかでないが，一部，間質が浮腫状に拡大している．一部，泡沫細胞が認められる．

　血管：小葉間動脈レベルの血管の内膜肥厚は明らかでない．一部，細動脈のhyalinosisがみられる．

● 免疫組織染色

　糸球体IgG1（+），IgG2（+），IgG3（+），IgG4（−）．IgA（+）．糸球体PLA$_2$R（+）を認めた（図3）．

● 電顕所見

　上皮下沈着物を認め，足突起の癒合がみられた（図4）．

2）腎手術検体（X+1年2月16日）

● 免疫組織染色

　腫瘍細胞にPLA$_2$R（+）を認めた（図5）．また，腫瘍周辺の正常糸球体の各IgGサブクラス染色（−）であった．

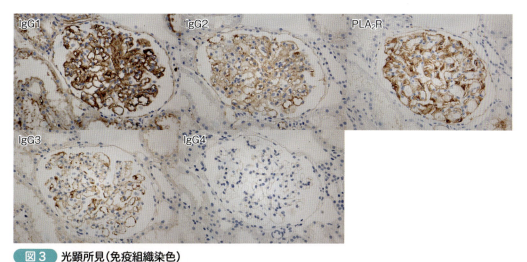

図3 光顕所見（免疫組織染色）
糸球体 IgG1，IgG2，IgG3 陽性．IgG4 陰性．PLA$_2$R 陽性．

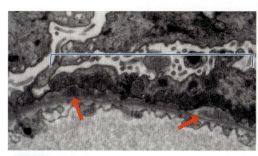

図4 電顕所見
足突起消失（青色で示した範囲）と上皮下沈着物（赤矢印）を認める．

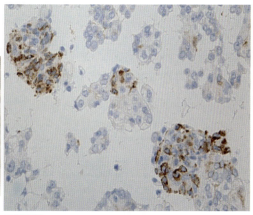

図5 腎手術検体（免疫組織染色）
腫瘍細胞に PLA$_2$R 陽性を認める．

プロブレムリストに関する考察

#1 ▶ ネフローゼ症候群

#2 ▶ Xp11.2 転座腎細胞癌

　　腎生検の結果，光顕で係蹄壁上皮側に沈着物，びまん性の泡状変化を認め，電子顕微鏡で上皮下沈着物，足突起消失所見を認め，膜性腎症（MN）と診断した．免疫染色にて，PLA$_2$R（M-type phospholipase A$_2$ receptor）が陽性であったが，IgG サブクラスの染色パターンでは，IgG1〜3 が PLA$_2$R と一致した上皮下への染色を認めた．若年での発症，悪性腫瘍発見のタイミングなど臨床所見，および腎臓病理所見から悪性腫瘍による二次性膜性腎症と考えた．原病の悪性腫瘍の治療が必要と考えられたが，ネフローゼ症候群

の程度が強く，低アルブミン血症が著しく，手術困難であったため，ステロイドパルス療法およびプレドニゾロン（PSL）30 mg/日での後療法を行った．ステロイド使用後も蛋白尿は減少せず，腹腔鏡下腎摘除術を行った．手術後蛋白尿は数か月の経過では減少しなかった．

最終診断

Xp11.2 転座腎細胞癌に合併した PLA$_2$R 陽性腫瘍関連膜性腎症．

臨床医として考察を要するポイント

- 1 ▶ 特発性膜性腎症と二次性膜性腎症の病理学的な違いは？
- 2 ▶ PLA$_2$R は二次性の鑑別に有用？
- 3 ▶ 腫瘍関連膜性腎症は，腫瘍の治療で改善する？
- 4 ▶ 治療開始後の蛋白尿増量の理由は？
- 5 ▶ ステロイドが PLA$_2$R 陰性化に寄与したか？

1 特発性膜性腎症と二次性膜性腎症の病理学的な違いは？

　特発性膜性腎症ではステロイドや免疫抑制薬が適応になる一方で，二次性膜性腎症では原病の治療が必要であることから治療方針が大きく変わる．そのため，両者の鑑別は重要である．鑑別点としては，免疫蛍光染色で IgG サブクラス，PLA$_2$R 染色性，C1q 染色性．電顕では，内皮下沈着物やメサンギウム増殖などの所見の存在，上皮下沈着物の分布や大きさの不均一性などの所見を参考にする（表）．また，悪性腫瘍関連の膜性腎症と特発性膜性腎症の鑑別には，悪性腫瘍関連の膜性腎症では，糸球体 IgG4 沈着陰性，高齢，重度の低アルブミン血症，高 CRP 血症の所見が有用との報告もある[1]．しかし，単独所見では感度・特異度が十分ではなく鑑別に苦慮することも多く，総合的な判断を要する．

2 PLA$_2$R は二次性の鑑別に有用？

　PLA$_2$R は，糸球体足細胞に発現する膜貫通型受容体で 2009 年に成人の自己免疫性特発性膜性腎症のポドサイトの主要な抗原として同定された．PLA$_2$R は，エンドサイトー

表 特発性・二次性膜性腎症の組織学的特徴

免疫蛍光染色	特発性	二次性
IgG サブクラス	IgG4 優位	IgG1, IgG3 優位
IgA, IgM	−	＋
メサンギウム領域免疫グロブリン沈着	−	＋
C1q	−	＋
PLA2R(特に IgG4 サブクラス)	＋	−
電顕	特発性	二次性
メサンギウム領域沈着	−	＋
内皮下沈着	−	＋
上皮下沈着物分布・大きさ	均等	不均等

〔Johnson R, et al：Comprehensive Clinical Nephrology 6th Edition. Elsevier, p.245, 2018 より一部改変〕

シスを受け，エイコサノイドの産生，活性酸素，DNA 障害，細胞老化にかかわることが示されているが，ポドサイトでの役割は不明である．PLA_2R 陽性膜性腎症の検査としては，血清抗 PLA_2R 抗体価のほか，蛍光免疫染色や免疫組織化学染色による組織評価がある．血清 PLA_2R 抗体価検査は，保険適用外であるが研究用に商用ベースで行われている．

血清 PLA_2R 抗体価は臨床経過と深い関連があるとされている．血清 PLA_2R 抗体低値は高い自然寛解率と関連し，抗体価の低下が免疫抑制療法への治療反応性を予測する．また，診断 2 年以内の抗体価高値が次の 5 年間の腎機能障害の進行を予想するという報告がある．今後，特発性膜性腎症の診断や病勢判断などへの使用が期待される．

PLA_2R 陽性の膜性腎症は，特発性膜性腎症に多い所見であり，特発性膜性腎症に対する PLA_2R 染色の感度は 75％，特異度は 83％と報告がされている[2]．しかし，二次性でも PLA_2R 陽性となることが報告され，特発性膜性腎症での糸球体 PLA_2R 陽性率が 56％で，悪性腫瘍関連膜性腎症でも 19〜25％で陽性であったとの報告もある．抗 PLA_2R 抗体の IgG サブクラスは，特発性膜性腎症のうち 81.7％は IgG4 であるが，悪性腫瘍関連の膜性腎症では，特発性膜性腎症に比べ優位に IgG1, IgG2 が多いとされる[3]．そのため，PLA_2R 抗体が IgG4 優位であることも特発性膜性腎症を示唆する所見である．特発性か，二次性膜性腎症かの鑑別を行うとき，PLA_2R 単独での鑑別は難しく，IgG サブクラスの染色パターンを合わせて鑑別するべきである．IgG サブクラスのパターンには，Th1 と Th2 の関与が推測されている．IgG1, IgG2 優位のパターンは Th1 に，IgG4 優位のパターンは Th2 に関連する．特発性膜性腎症では IgG4 優位で Th2 優位の関与が想定されるが，悪性腫瘍では Th2 のみならず Th1 を刺激するインターロイキンの活性化が推測される．

3 腫瘍関連膜性腎症は，腫瘍の治療で改善する？

　癌に合併した膜性腎症で，腫瘍の手術によって膜性腎症が改善した報告は複数存在する．近年報告された THSD7A(thrombospondin type-1 domain-containing 7A)を発現した胆囊癌に合併した THSD7A 陽性膜性腎症では，手術・抗癌薬治療後に抗 THSD7A 抗体の減少を認め，その後蛋白尿の減少を得ている．一方，改善しない例も多くみられる．特発性でも 30％程度は改善するため，腫瘍の治療により膜性腎症が軽快したのか，自然軽快したのか不明なことも多いが，腫瘍再発で膜性腎症が再燃する例もあり，このようなケースでは腫瘍と膜性腎症との関連が強固に疑われる．すでに基底膜などに構造的な変化が生じている場合には改善しないことも考えられる．腎細胞癌と膜性腎症の合併例の報告は数例程度である．そのうち，腫瘍切除で膜性腎症が軽快した報告や，軽快後に転移病変の増大により蛋白尿が増加したという報告もある．以上の報告からは，一部の腫瘍関連膜性腎症では，腫瘍の治療により膜性腎症の軽快が期待できると考えられる．

4 治療開始後の蛋白尿増量の理由は？

　ネフローゼ症候群は前医初診時には存在せず，スニチニブ投与開始後に発症した．スニチニブ投与後の蛋白尿増加の原因を想定することは困難であるが，機序として以下の 2 つの可能性を考えた．

1) 膜性腎症にスニチニブによる足細胞障害が助長され増悪した可能性

　スニチニブを含めた血管内皮増殖因子(VEGF)を標的にした薬剤では，蛋白尿が副作用として多く，特に転移性腎細胞癌に対する使用で多いとされる．スニチニブでは VEGF 阻害による足細胞の障害が推測されており，本症例では膜性腎症によるポドサイト障害が存在する状況で，スニチニブがポドサイトの障害を強め，ネフローゼ症候群を発症した可能性が考えられた．

2) 治療により PLA$_2$R 抗原に感作され膜性腎症が発症または増悪した可能性

　PLA$_2$R はポドサイト細胞膜に高度に発現する蛋白であるが，本症例では腎細胞癌の組織でも染色性を認めた．本症例と同様に腫瘍細胞で膜性腎症の原因抗体を異所性に認めた症例が報告されている[4]．THSD7A も糸球体足細胞に発現する膜貫通型蛋白であり，THSD7A 抗体は PLA$_2$R 抗体以外の特発性膜性腎症の原因抗体として注目されている．THSD7A 抗体も PLA$_2$R 抗体同様に IgG4 優位である．この報告では正常胆囊組織では染色されない THSD7A が胆囊癌細胞と転移リンパ節で陽性であった．また，本症例同様に糸球体では IgG1 の上皮下への顆粒状沈着を認め，IgG4 は陰性であった．腫瘍細胞

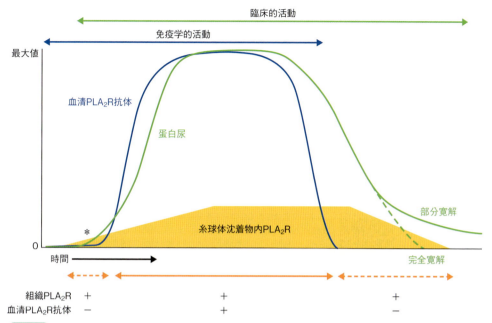

図6 特発性膜性腎症の蛋白尿，PLA$_2$R 抗体価，糸球体 PLA$_2$R 沈着物の推移

〔Francis JM, et al：Membranous Nephropathy：A Journey from Bench to Bedside. Am J Kidney Dis, 68(1)：138-147, 2016 より一部改変〕

の崩壊で PLA$_2$R が感作され抗体ができ，糸球体基底膜上皮下に沈着した可能性が考えられた．

5 ステロイドが PLA$_2$R 陰性化に寄与したか？

図6は特発性膜性腎症における蛋白尿，PLA$_2$R 抗体価，糸球体 PLA$_2$R 沈着物のシェーマであるが，臨床経過では PLA$_2$R 抗体価，蛋白尿，糸球体 PLA$_2$R 沈着物の順に軽快していくことが示されている．本症例では，前医ステロイド開始後から蛋白尿は部分的に減少（10 g/日→4 g/日）した．また，経皮的腎生検の検体で認めていた PLA$_2$R，IgG1〜3 が手術検体の正常糸球体では，PLA$_2$R および IgG サブクラスは認めなかった．検体条件などにより陰性となった可能性も考慮すべきであるが，特発性膜性腎症と同様にステロイド治療により蛋白尿減少と上皮下免疫複合体が改善した可能性も考えられた．

本症例のまとめ

免疫染色にて PLA$_2$R が陽性であったが，IgG サブクラスの染色パターンでは，IgG1〜3 が PLA$_2$R と一致した上皮下への染色を認めた．若年での発症，悪性腫瘍発見のタイミングなど臨床所見，および腎臓病理所見から腎細胞癌治療を契機に蛋白尿を認めた悪性

腫瘍による二次性膜性腎症と診断した．

　治療に関して，腫瘍の手術や化学療法などで軽快した報告もあるが治癒しない場合も多い．低アルブミン血症は，さまざまな領域の手術で術後合併症や死亡率のリスクであると報告されており，重度ネフローゼ症候群の際には，根本治療である手術が困難である場合も多い．しかし，腫瘍関連膜性腎症に対する薬剤治療は確立しておらず，ステロイドや免疫抑制薬使用に伴って手術のタイミングがずれる可能性もあり，腫瘍の治療が生命予後を規定する場合も多い．ネフローゼ症候群の状況のなかで腫瘍の治療を優先せざるを得ないケースが多いと考えられる．

引用・参考文献

本項の文献は左のQRコードを読み取るか，下記URLよりご覧いただけます
http://www.igaku-shoin.co.jp/prd/03850/Case4.html
コンテンツは予告なしに変更・修正したり，また配信を停止する場合もございます．

〔安田 格〕

Case 5 ネフローゼ症候群：巣状分節性糸球体硬化症

真性多血症に合併したネフローゼ症候群（巣状分節性糸球体硬化症）

● Headline

- 巣状分節性糸球体硬化症（FSGS）の病態をどのように考えるべきか？
- FSGSの診断のためにはColumbia分類と臨床所見，どちらが有用か？
- 治療は副腎皮質ホルモンか原疾患の治療か？
- 骨髄増殖性疾患に伴う腎病変はどのようなものか？

患者データ

症例 70歳，女性．

主訴 両側下腿浮腫．

現病歴 生来健康であり，健診でも異常を指摘されたことはない．来院2週間前より両側下腿浮腫と2 kgの体重増加を認めた．来院時に血液検査で汎血球増多（白血球 13,400/μL，Hb 15.2 g/dL，Plt 53.8万/μL），低アルブミン血症（Alb 2.0 g/dL），尿蛋白（3+）を認めた．またCT検査で偶発的に左副腎腫瘍および脾腫を認め，全身精査加療目的で入院となった．

既往歴 帝王切開37歳，副鼻腔炎69歳時．

家族歴 特になし．

生活歴 喫煙：なし，飲酒：なし．

入院時現症 身長 142.3 cm，体重 41.5 kg，BMI 20.5．血圧 138/75 mmHg，心拍数 108/分，SpO$_2$ 100%（室内気）．肺野清，心音異常なし．腹部：平坦軟．両下腿浮腫あり．両手指関節痛および右手関節腫脹あり．

入院時検査所見

〔末梢血〕白血球 11,900/μL（BAND 2.0%，SEG 89.5%，LYMPH 6.0%，MONO 1.5%，EOSINO 1.0%），赤血球 6.15×10^6/μL，Hb 13.6 g/dL，HCT 48.9%，MCV 80 fl，Plt 525×10^3/μL，Reticulocyte 1.9%．

〔生化学〕TP 5.7 g/dL，Alb 2.7 g/dL，UN 11.1 mg/dL，Cr 0.6 mg/dL，UA 6.1 mg/dL，Na 141 mEq/L，K 3.9 mEq/L，Cl 103 mEq/L，Ca 8.6 mg/dL，IP 3.6 mg/dL，

LDH 473 U/L，AST 15 U/L，ALT 6 U/L，ALP 231 U/L，GLU 148 mg/dL，HbA1c（NGSP）5.4％，TC 150 mg/dL，TG 205 mg/dL，HDL-C 32 mg/dL，LDL-C 80 mg/dL．
〔凝固〕　APTT 34.1 秒，PT-INR 1.15，D ダイマー 0.6 µg/mL．
〔尿検査〕　尿糖（－），尿蛋白（3＋），尿潜血（－），尿中ケトン（－），赤血球 3～5 個/HPF，白血球 2 個以下/HPF，硝子円柱（－），顆粒円柱（－）．

入院後検査所見

〔蓄尿 24 時間〕　蓄尿量 1,000 mL，Na 86.2 mEq/日，K 24.7 mEq/日，UN 3.94 g/日，Cr 0.56 g/日，蛋白 4.710 g/日．Selectivity Index 0.43．
〔内分泌〕　エピネフリン 0.05 ng/mL，ノエルエピネフリン 0.75 ng/mL，ドパミン≦0.02 ng/mL，活性型レニン濃度 4.1 pg/mL，アルドステロン 22 pg/mL，ACTH 27.9 pg/mL，コルチゾール 14.8 µg/dL，BNP 36.0 pg/mL．
〔感染症〕　HBs 抗体（－），HCV 抗体（－），HIV（－）．
〔免疫〕　IgG 1,194 mg/dL，IgA 184 mg/dL，IgM 122 mg/dL，C3 80 mg/dL，C4 25 mg/dL，CH-50 51.7 U/mL，トランスフェリン 192 mg/dL，RF 290 IU/mL，ANA 80 倍，PR3-ANCA＜1.0 U/mL，MPO-ANCA＜1.0 U/mL，抗 GBM 抗体＜2.0 U/mL，IgG4 318 mg/dL，総 IgE 630 IU/mL，アミロイド A 43 µg/mL，抗 CCP 抗体 272.0 U/mL，抗 ds-DNA 抗体 11.1 IU/mL，抗 SSA 抗体 1.0 U/mL，抗 SSB 抗体＜1.0，MMP-3 81.8 ng/mL．
〔腫瘍関連検査〕　CEA 1.2 ng/mL，CA19-9 9 U/mL，NSE 22.2 ng/mL，可溶性 IL-2 レセプター抗体 626 U/mL，NAP socre 439，エリスロポエチン 11.3 mIU/mL．
〔腹部 CT〕　左腎頭側に左副腎由来と考えられる 61×34 mm 大の不整形腫瘤を認める．内部が不均一で低吸収，明らかな脂肪成分は認めない．小石灰化を認める．周囲への明らかな浸潤は認めない．著明な脾腫あり．
〔腹部 MRI〕　左副腎に 6 cm 大の腫瘤性病変あり．脂肪抑制 T1 画像で低信号，T2 画像で低信号，内部に不均一な高信号を認める．Dynamic では遅延相にかけて漸増性の増強効果を認め，ganglioneuroma が疑われる．
〔骨髄検査〕　骨髄細胞が 95％ 以上の高度 hypercellular な骨髄を認め，3 系統にて各分化段階の骨髄細胞を認める．骨髄巨核球は 25～35 個/HPF と増加し，大小不同，核の濃染，過分葉などの異型が認められる．芽球様細胞の単調な増生は認めない．びまん性に中等度の細網線維増生を認める．PCR で JAK2 V617F 陽性である．

プロブレムリスト

#1 ▶ ネフローゼ症候群
#2 ▶ 真性多血症
#3 ▶ 関節リウマチ
#4 ▶ 副腎腫瘍
#5 ▶ 高血圧

　入院後に実施した各種検査結果より，上記疾患が診断された．ネフローゼ症候群については Selectivity Index 0.43 と低選択性であり，原因疾患鑑別のため，腎生検を施行した．

腎生検所見

1) 光顕所見（図1）

　糸球体は8個認められた．1個の糸球体で全節性硬化を認め，2個の糸球体で分節性の虚脱と上皮細胞の過形成を認めた．メサンギウム基質の増加や基底膜の膜性病変は認めなかった．尿細管萎縮および間質線維化はほぼ認められなかった．一部の細動脈で硝子様変化を認めた．

2) 蛍光抗体所見

　IgG(−)，IgA(−)，IgM(−)，C3(−)，C4(−)．

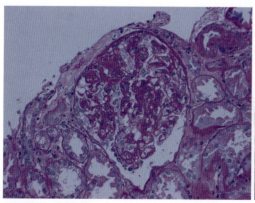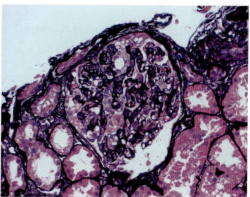

図1　光顕所見

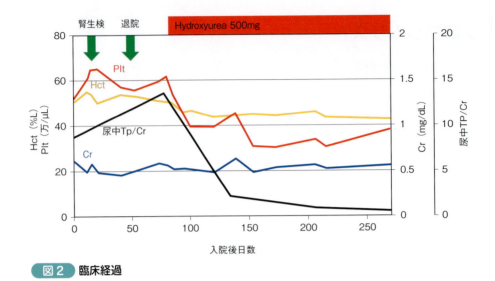

図2　臨床経過

プロブレムリストに関する考察

#1 ▶ 巣状糸球体硬化症によるネフローゼ症候群

　　　腎生検所見において，糸球体数は少ないながらも8個中2個の糸球体で分節性硬化を認め，巣状分節性糸球体硬化症（FSGS）と診断された．また血管極硝子化や尿管極の硬化はなく，また管内増殖や糸球体の極端な虚脱や上皮細胞の肥大を認めなかったことから，Columbia分類におけるvariantはNOS（not otherwise specified）と考えられた．尿蛋白量や浮腫が比較的落ち着いている経過，および汎血球増多の出現と下腿浮腫の臨床所見の出現時期が一致していたことから，真性多血症による二次性FSGSであると考えた．そこで原病の治療を優先的に考え，ハイドロキシウレア投与による積極的な血球抑制治療を開始し，比較的速やかにネフローゼの完全寛解を得ることができた（図2）．

最終診断

　真性多血症に伴う二次性巣状糸球体硬化症．

臨床医として考察を要するポイント

1 ▶ FSGSの組織型を見たときの鑑別疾患
2 ▶ 骨髄増殖性疾患における腎病変と続発したFSGSの治療

| 表1 | FSGSの病因分類 |

一次性(特発性)FSGS

二次性(続発性)FSGS
1. 家族性/遺伝子変異
   α-アクニチン4，ポドシン，TRPC6，WT1(Frasier 症候群)，CD2AP，β-インテグリン，MYH9，ミトコンドリア DNA(A3243GmtDNA 変異など)
2. ウイルス感染による
   HIV(HIV 関連腎症)，パルボウイルス B19
3. 薬剤性
   ヘロイン(ヘロイン腎症)，インターフェロンα，リチウム，パミドロネート
4. 構造的・機能的な適応反応による
   ネフロン減少による
   oligomeganephronia，腎形成不全(片側性腎無形成・無発生，低形成腎，腎異形成)，膀胱尿管逆流性腎症，腎梗塞後や外科的腎切除後，慢性移植腎拒絶反応，進行性腎疾患による機能性ネフロンの減少
   早期にはネフロン減少を伴わない
   高血圧，動脈塞栓(コレステロール塞栓を含む)やその他の急性血管閉塞性疾患，肥満，チアノーゼを有する先天性心疾患，鎌状赤血球貧血

〔D'Agati VD, et al : Focal segmental glomerulosclerosis. N Engl J Med, 22 ; 365(25) : 2398-2411, 2011 より改変して転載〕

1 FSGS の組織型をみたときの鑑別疾患

1) FSGS の疾患概念

　FSGS は，ネフローゼ症候群を呈し，進行性の腎障害から末期腎不全をきたしやすい原疾患の1つとされている．病理形態学的な定義は，採取された糸球体数の50%以下に分節性の糸球体硬化を満たすことであり，硬化病変は毛細血管虚脱と基質の蓄積を認める所見のことを指す．硬化糸球体は皮質深部の糸球体により多く認められるため，硬化糸球体の見落としを防ぐため，十分な数の糸球体数を含むか，また皮質深部が採取されているかは，非常に重要である．

　FSGS の疾患概念は時代とともに変遷している．すなわち，当初は小児ネフローゼ症候群において進行性腎機能低下をきたす原疾患として見出され[1]，その後原因が明確なものとそうでないものによって特発性と二次性に分類されるようになり，現在ではFSGS の疾患概念は，病態や臨床経過を包括する臨床病理学的な概念となった．近年の分子生物的アプローチの進歩により足細胞の機能・構造解析が飛躍的に進み，特に遺伝子学的背景として，糸球体上皮細胞あるいはスリット膜を構成する各種構造膜蛋白である，ポドシン(NPHS2)やα-アクチニン4(ACTN4)などの異常が FSGS の発症・進展に大きくかかわることが明らかになってきた．このような背景を踏まえ，現在では FSGS において共通の基盤となる病態として，podocyte injury の概念が提唱されている[2]．

2) 病理像から考える FSGS の病態：Columbia 分類における形態学的 variant

　FSGS は，表1に示すように特発性の他に多様な二次性 FSGS をきたす[3]．特発性 FSGS の治療はステロイドを主軸とした免疫抑制治療であり，難治例では，リツキシマ

ブや LDL アフェレシスの施行が検討される．しかし二次性 FSGS においては，原則的に原疾患の治療にもとづく．また腎移植を行った後の再発率も異なる．そのため二次性 FSGS を適切に評価し鑑別することは，臨床的に非常に重要である．

　腎病理像から二次性 FSGS の原因鑑別に迫る手段の 1 つとして，FSGS の形態学的 variant にもとづいた Columbia 分類があげられる（表 2）．従来の典型的 FSGS 病変（NOS）に加えて，虚脱型亜型（collapsing variant），尿細管極型亜型（tip variant），血管極型亜型（perihilar variant），cellular variant の 4 亜型を分類し[3]，病態や腎予後との相関があることが知られている．特に，血管極の硝子化を認める perihilar variant では，糸球体自体がストレッチされるような，肥満，高血圧，腎形成不全などが背景にあることが多く，HIV 腎症では collapsing variant が多いことが知られている．また電子顕微鏡では，続発性と比較し特発性において足突起の消失範囲が広範であることが知られている[4]．

　しかしいずれの所見をもってしても，腎病理所見による FSGS の形態そのものから特発性・二次性 FSGS の病態や病因を結論づけるのは困難である．そのため，二次性 FSGS の病因を特定するためには，臨床経過や背景病態を十分に把握することが非常に重要である．

3）臨床的特徴から考える FSGS の病態

　Jeffrey B. Kopp らは FSGS を 6 つのフォーム，すなわち①特発性 FSGS，②適応に伴う FSGS，③APOL1 関連 FSGS，④遺伝性 FSGS，⑤感染関連 FSGS，⑥薬剤関連 FSGS に分類した（図 3）[5]．このように，臨床経過，採血結果，腎病理所見，遺伝的背景などの情報を統合し，FSGS の病態を考察することは非常に重要である．

　本例は比較的軽度な浮腫とネフローゼの経過から，臨床的には二次性の FSGS を疑う症例であった．では，真性多血症，副腎腫瘍（ganglioneuroma），関節リウマチ，高血圧などの多彩な合併疾患があり，各々が二次性 FSGS の原因疾患の候補としてあげられた本例では，どのように鑑別を考えたらよいのか．

　副腎腫瘍に合併する二次性 FSGS は極めて稀であり，クッシング症候群や褐色細胞腫でいくつかの症例報告がある程度である．原発性アルドステロン症は二次性高血圧の代表的疾患であり，多くの場合蛋白尿をきたすが，ネフローゼには至らない．また ganglioneuroma に FSGS が合併した報告例はこれまでなく，否定的であるといえる．関節リウマチでは治療薬であるブシラミンによる膜性腎症や，アミロイドーシスの合併に伴うネフローゼ症候群をきたすことが知られているが，FSGS の合併は稀であり報告例は極めて希少である．高血圧も二次性 FSGS の原因となり，本例でも軽度の細動脈硝子化が認められたが，健康診断で長期的な高血圧の病歴は認められず，本例における FSGS の原因になったとはいい難かった．一方で，真性多血症に続発する FSGS の報告例もまた決して多くなく，本例では血球増多の程度も軽度にとどまっていた．

表2 FSGS の形態学的 variant にもとづいた Columbia 分類

分類	定義	病理像
細胞型亜型 (cellular variant)	分節状の管内型細胞増殖があり(黄矢印)，糸球体毛細血管係蹄を閉塞している糸球体が少なくとも1つはある．泡沫細胞や核破壊を伴うことがある．	
血管極型亜型 (perihilar variant)	門部周囲に硝子化(黄矢印)を伴う糸球体が1つはある．片腎，肥満，高血圧でみられる．血管極における脆弱性を示す．	
虚脱型亜型 (collapsing variant)	分節状あるいは球状に虚脱し，足細胞の肥大と増殖を伴う糸球体が少なくとも1つはある．治療抵抗性である．HIV，パルボウイルス B19 感染症，パミドロネート中毒，動脈病変を伴う慢性移植拒絶腎，アテローム塞栓症など血管塞栓病変などでみられる．	
特定の亜型に分類されないもの (not otherwise specified；NOS)	collapsing, tip, cellular, peihilar の各 variant を除外する必要がある．	
尿細管極型亜型 (tip variant)	糸球体尖部(近位尿細管に接する糸球体毛細血管係蹄の外側 25%)に分節状病変を伴う糸球体が1つはある．尿管腔か糸球体尿管極の部位で，足細胞がボウマン嚢上皮か尿細管上皮と癒着している．ステロイド反応性良好．	

　しかし本例では，これまでの健康診断には異常がなく，臨床経過としては血球増多とネフローゼの出現がほぼ一致しており，また他の合併疾患と比べて FSGS の報告例が散見されていたことから，真性多血症による二次性 FSGS と診断した．このように，二次

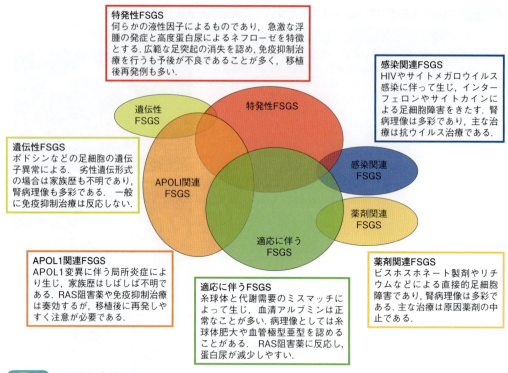

図3 FSGS における 6 つのフォーム

〔Rosenberg AZ, et al：Focal Segmental Glomerulosclerosis. Clin J Am Soc Nephrol, 7；12(3)：502-517, 2017 より改変して転載〕

性FSGSの原因を考えるにあたっては，腎臓病理像(Columbia分類)，臨床所見，臨床経過から総合的に考えなくてはならない．

2 骨髄増殖性疾患における腎病変と続発した FSGS の治療

1) 骨髄増殖性疾患に合併する腎病変の報告例と病理像

　骨髄増殖性疾患(myeloproliferative disease；MPD)における腎病変の合併について，Saidらは11例のMPDに合併した腎症を報告しており，すべての症例でメサンギウム基質の硬化と細胞の増殖を認めた[6]．分節性硬化は8例で認められ，9例で慢性の血栓性微小血管症(TMA)の所見を認め，4例で造血幹細胞などの血管内細胞増殖の所見を認めた．このように真性多血症を含むMPDに合併する腎病理像として，FSGSは最も多い．ただし合併したFSGSの病理のColumbia分類におけるvariantの傾向は，症例数が少なくはっきりしない．腎予後としては，尿蛋白の完全寛解を得ることが難しく，約半数が末期腎不全となり，真性多血症に合併したFSGSの腎予後は不良である傾向があった．また興味深いことに，全体的に高血圧を合併しやすい傾向がある．

　真性多血症に続発したFSGSにおける主たる病態は，血液過粘稠・血栓形成に伴う腎微小循環障害と考えられている．また真性多血症では，血小板由来成長因子(PDGF)，

血小板活性化因子（PAF），トランスフォーミング増殖因子β（TGF-β）などが過剰産生されており，血中濃度が上昇していることが報告されており，病態に寄与している可能性がある．動物実験モデルにおいてPDGF受容体は硬化糸球体で強く発現しており，糸球体硬化に寄与していることが報告されている[7]．

2）骨髄増殖性疾患に続発したFSGSの治療

真性多血症に続発したFSGSの病態の主体は増多した血球に伴う血液過粘稠・血栓形成であり，SharmaらはヘマトクリットCSS値の改善が糸球体硬化や尿蛋白の抑制に寄与したと報告しており，Auらは血小板高値とmegakaryocyteの異常活性化が糸球体硬化の発症リスクであると報告している[8]．このような背景を踏まえ，主な治療戦略はステロイド治療ではなく，血球増多抑制であると考えられているが，どの血球をどの程度抑制すべきか，具体的な治療目標ははっきりしていない．また，ハイドロキシウレアや瀉血といった，血球増多を抑制する手段についても，現時点では特に共通の見解はない．

本例から学び取れる点をあげると，血球数増多がそれほど顕著ではなかったが，腎臓におけるFSGSを真性多血症に伴う臓器障害の一環と捉えて，ハイドロキシウレアによる血球数抑制治療を速やかに開始した．その結果，通例では予後不良である真性多血症による二次性FSGSについて，完全寛解を得ることができた．また過去の報告例では，血球数とネフローゼの程度が並行する報告例も散見されており，集学的治療による血球数管理を徹底することで，より確実なFSGSの寛解を狙うことができると考えられる．

なお，一般的なネフローゼ症候群に補助的治療として用いられるアルドステロン受容体拮抗薬や抗血小板薬の投薬により尿蛋白の抑制が得られることも報告されており[9]，治療が十分に奏効しない場合には補助的に追加することを検討してもいいだろう．

本症例のまとめ

FSGSは，採取された糸球体数の50％以下に分節性の糸球体硬化を満たすことによって病理形態学的な定義を満たすが，実際には病態や臨床経過を包括する臨床病理学的な概念であり，その病態を表現することは一筋縄ではいかない．特に種々の病因を背景とした二次性FSGSの場合には，治療方針や腎移植後の再発なども異なるため，二次性FSGSの原因を見極めていくことは非常に重要である．腎病理像から二次性FSGSの原因に迫るうえで，Columbia分類にもとづいた形態学的variantの評価は有効であるが十分な鑑別は困難であり，やはり徹底した臨床経過の把握と情報の収集が不可欠である．本例は真性多血症に伴うFSGSによるネフローゼ症候群をきたした一例であったが，多くの合併疾患を有していたことにより，1つひとつの可能性を吟味し，臨床経過や過去の報告例を評価することによって，真性多血症による二次性FSGSと診断した．

真性多血症に続発するFSGSの報告例は決して多くないが，尿蛋白の完全寛解を得る

ことが難しく，腎予後は不良であることが多い．その主たる病態は血液過粘稠・血栓形成に伴う腎微小循環障害や，過剰産生されている PDGF，PAF，TGF-β などのメディエーターによるものと考えられている．主な治療方針は血球抑制治療であるが，具体的な治療内容や治療目標は明確にされていない．本例では血球数自体はそれほど多くなかったが，腎臓で FSGS を合併していたことから，FSGS を真性多血症に伴う臓器障害の一環と捉えて，ハイドロキシウレアによる血球数抑制治療を開始し完全寛解を得ることができた．このように二次性 FSGS の治療においては，背景疾患とその病態を考えながら治療方針を個別に検討していくことが大切である．

引用・参考文献

本項の文献は左の QR コードを読み取るか，下記 URL よりご覧いただけます
http://www.igaku-shoin.co.jp/prd/03850/Case5.html
コンテンツは予告なしに変更・修正したり，また配信を停止する場合もございます．

〔藤井 健太郎，橋口 明典〕

Case 6 巣状分節性糸球体硬化症

低出生体重児で生まれ，その後巣状分節性糸球体硬化症を呈した一例

● Headline
- 低出生体重と腎疾患は関係するか？

患者データ

症例 19歳，男性．

現病歴 在胎38週，出生時体重2,060 gであった．中学入学頃より尿蛋白（1+）を指摘され，肥満度24.4%と肥満傾向があり食事療法を指導された．16歳時の春の健康診断で尿蛋白（2+），尿潜血陰性を指摘され，近医を受診した．採血，腎エコーなど精査するも，蛋白尿以外の所見はなく食事療法のみで経過をみていた．食事療法により体重は7 kg減少し，夏には尿蛋白も陰性化した．しかし，17歳時の春の健康診断で再度尿蛋白（1+）を指摘され，その後半年に1度外来通院をしていたが，尿蛋白は持続していた．大学入学時の健康診断で尿蛋白（2+）を指摘され，精査目的で当院紹介受診し，尿蛋白の原因精査のため入院となった．

既往歴 停留精巣手術（2歳4か月）．

家族歴 特になし．

生活歴 特になし．

入院時現症 身長166.3 cm，体重59.9 kg，BMI 21.6，血圧139/87 mmHg．心拍数83/分，体温36.8℃，眼瞼結膜貧血なし，眼球結膜黄染なし，心音純，肺野清，腹部平坦かつ軟，下腿浮腫なし．

入院時検査所見

〔尿検査〕 pH 5.5，尿糖（−），尿蛋白（3+），尿潜血（−），尿ケトン（−），赤血球2個以下/HPF，白血球2個以下/HPF，硝子円柱（−），顆粒円柱（−）．

〔蓄尿24時間〕 尿量1,300 mL，蛋白76 mg/dL，0.998 g/日，Na 148.5 mEq/L，193.1 mEq/日，BUN 649.8 mg/dL，8.45 g/日，Cr 110.7 mg/dL，1.44 g/日，尿浸透圧640 mOsm/L．

〔末梢血〕 白血球7,000/μL，赤血球5.86×10^6/μL，Hb 16.7 g/dL，Plt 222×10^3/μL．

〔生化学〕 TP 7.5 g/dL，Alb 4.3 g/dL，T-Bil 0.6 mg/dL，BUN 15.1 mg/dL，Cr

1.05 mg/dL, eGFR 80 mL/分/1.73 m², UA 6.9 mg/dL, Na 141.3 mEq/L, K 4.2 mEq/L, Cl 104 mEq/L, Ca 9.6 mg/dL, P 4.2 mg/dL, Glu 95 mg/dL, HbA1c(NGSP)5.2%.
〔免疫〕　IgG 1,501 mg/dL, IgA 206 mg/dL, IgM 201 mg/dL, C3 112 mg/dL, C4 21 mg/dL, CH-50 59.7 mg/dL, アミロイド A 6 ng/mL, クリオグロブリン(−), ANA＜40 倍, 抗 ASO 抗体 59 IU/mL, 抗 ASK 抗体 80 倍, PR3-ANCA＜1.0 U/mL, MPO-ANCA＜1.0 U/mL, 抗 GBM 抗体＜2.0 U/mL.
〔感染症〕　HBs 抗原(−), HCV 抗体(−).
〔腎エコー〕　右腎長径：97 mm, 左腎長径：84 mm. 両腎実質のエコーレベルは上昇あり, 髄質が不明瞭, 明らかな腎盂拡張なし.

プロブレムリスト

#1 ▶ 尿蛋白

持続する尿蛋白があり, 蓄尿で約 1 g/日の蛋白尿を認めた. 過体重の既往と低出生時体重以外に理学的所見, 検査所見, 家族歴など特記すべき事項なく, 腎症の鑑別診断のために腎生検を施行した.

腎生検所見

1）光顕所見

標本は 2 切片採取. 5/28 個(18%)に全節性硬化を認めた. 残存糸球体において, メサンギウム細胞増多および管内細胞増多, 半月体形成は認められなかった. 分節性硬化(図1), 硝子化を 1/28 個(4%), 虚脱を 2/28(7%)に認めた. 糸球体は全体に肥大している. 尿細管萎縮, 間質線維化を約 20〜30%の領域で認めた. 血管系では, 小葉間動脈レベルの血管の内膜肥厚は一部に軽度である. 細動脈の硝子様変性は明らかではない.

2）蛍光抗体所見

IgG(−), IgA(−), IgM(−), C3(−), C4(−).

プロブレムリストに関する考察

#1 ▶ 尿蛋白

腎臓病理所見では, 糸球体肥大, 1/28 個の糸球体で巣状分節性糸球体硬化症(FSGS)が認められた. 蛍光染色では IgG, IgA, 補体の沈着がみられず, IgA 腎症や膜性腎症

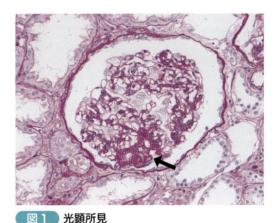

図1 光顕所見
分節性硬化がみられる(矢印).

(MN)は否定的であり，血管極型亜型(perihilar variant)のFSGSの形態を呈し，ネフロン減少によるadaptive FSGSの可能性が考えられた．本症例は出生時体重が2,060 gと小さく，低出生体重の伴うFSGSと考えられ，治療としてアンジオテンシンⅡ受容体拮抗薬(ARB)を開始した．

最終診断

低出生体重によるadaptive FSGS．

臨床医として考察を要するポイント

1 低出生体重と腎疾患は関係するか？

第二次世界大戦時のオランダの飢饉で生まれた胎児は成人期に高血圧や糖尿病などの非感染性疾患(non communicable diseases；NCDs)の発症が多いことが示され，その後多くの疫学的研究から低出生時体重はNCDsの発症のリスク因子となることが報告されている．これはDOHaD(Developmental Origin of Health and Disease)仮説と呼ばれ，胎児期や乳幼児期の環境が将来のNCDsの発症に関与すると考えられている．

腎疾患に関しては，出生時体重が減少することにより，糸球体数が減少し残存糸球体の肥大が生じるため過剰ろ過が生じ(hyperfiltration theory)[1]，GFRの減少，アルブミン尿が増加し，低出生時体重児は将来の慢性腎臓病(CKD)，末期腎不全のリスクが増加することが報告されている[2]．また，極低出生体重児や低出生時体重児は糸球体数の減

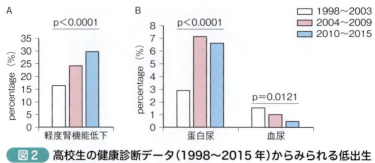

図2 高校生の健康診断データ(1998〜2015年)からみられる低出生体重児増加に伴う eGFR の低下
A:軽度腎機能低下($60\ mL/分/1.73\ m^2 \leq eGFR < 90\ mL/分/1.73\ m^2$).
B:蛋白尿と血尿.
〔Kanda T, et al:Temporal trends in renal function and birthweight in Japanese adolescent males (1998-2015). Nephrol Dial Transplant, 33(2):304-310, 2018 より改変して転載〕

少に伴って FSGS を呈するリスクが増加する[3,4].

わが国では,出生時体重が 1980 年代より減少しており,低出生体重児の割合は増加しおよそ 9〜10% で先進国のなかでも 1,2 位を争う状況である[5].原因として妊娠前のやせや妊娠中の栄養摂取不足,喫煙,多胎などの影響が考えられている.このような出生時体重の低下が NCDs の発症増加に影響することが懸念されている.実際,筆者らは過去 18 年間の高校生の健康診断のデータの解析から,低出生時体重児の増加に伴い eGFR が低下していることを報告した(図2)[6].低出生時体重は FSGS のみならず,CKD のリスク因子となることが報告されており[2],蛋白尿を呈する患者の診察において出生時体重の問診が重要である.

本症例のまとめ

本症例では低出生時体重のみならず,過体重の既往もあった.低出生時体重児の生下後の急速な体重増加は catch up growth といわれ,高血圧,糖尿病のリスクとなり,腎機能低下にも影響することが報告されている[7,8].低出生体重児は CKD 進展のリスクとなることから体重,検尿などの定期的な経過観察が必要である.

引用・参考文献

本項の文献は左の QR コードを読み取るか,下記 URL よりご覧いただけます
http://www.igaku-shoin.co.jp/prd/03850/Case6.html
コンテンツは予告なしに変更・修正したり,また配信を停止する場合もございます.

〔神田 武志,高橋 利奈〕

Case 7 ネフローゼ症候群：膜性増殖性糸球体腎炎

自家末梢血幹細胞移植後に発症した血栓性微小血管症の一例

● Headline

- 血栓性微小血管症（TMA）とは？
- 膜性増殖性糸球体腎炎（MPGN）の組織型を示したときの鑑別はどうする？

患者データ

（症例）46歳，男性．

（現病歴）X-2年12月から左側腹部痛を自覚し，CTで膵体尾部腫瘤を指摘された．PETで膵体尾部腫瘤以外に左鎖骨上窩，脾門部，肝門部門脈背側，腹部傍大動脈，左総腸骨/外腸骨領域のリンパ節にもFDG集積を認めた．CTガイド下生検で，びまん性大細胞型B細胞リンパ腫と診断した．R-CHOP療法を8コース施行したが，部分寛解であり，R-ESHAP療法2コースとR-GDP療法を施行した．MCVAC前処置後，X年1月12日に自家末梢血幹細胞移植を行った．X年4月2日に倦怠感，鼻汁，咽頭痛と38.1℃の発熱が出現し入院となった．

- R-CHOP：リツキシマブ，シクロホスファミド，ドキソルビシン，ビンクリスチン，プレドニゾロン
- R-ESHAP：メチルプレドニゾロン，エトポシド，シタラビン，シスプラチン，リツキシマブ
- R-GDP：リツキシマブ，ゲムシタビン，デキサメタゾン，シスプラチン
- MCVAC：ラニムスチン，シタラビン，エトポシド，シクロホスファミド

（既往歴）潰瘍性大腸炎，胆石症．

（家族歴）姉：潰瘍性大腸炎，父：大腸癌．

（生活歴）喫煙なし，機会飲酒．

（内服薬）メサラジン（ペンタサ®）．

（入院時現症）身長176 cm，体重63 kg，BMI 20.3．体温38.1℃，脈拍78回/分，血圧124/77 mmHg．頭部：眼瞼結膜貧血なし，眼球結膜黄染なし，口腔粘膜障害なし，乾

燥あり，副鼻腔に明らかな叩打痛なし．頸部：リンパ節腫大なし．胸部：呼吸音清，心雑音なし．腹部：平坦軟，圧痛なし，CVA叩打痛なし．四肢：浮腫なし，腋窩・鼠径リンパ節腫大なし．

入院時検査所見

〔尿検査〕 pH 5.0，尿糖（-），尿蛋白（±），尿潜血（2+），変形赤血球多数，白血球（-），赤血球6～10個/HPF，白血球3～5個/HPF，硝子円柱（1+），顆粒円柱（1+）．

〔蓄尿24時間〕 $α_1$ミクログロブリン47.30 mg/L，$β_2$ミクログロブリン18823 μg/L，NAG 30.2 U/L，クレアチニン1.12 g/日，TP 1.08 g/日．

〔末梢血〕 白血球 $2.8×10^3/μL$，赤血球 $1.95×10^6/μL$，Hb 6.9 g/dL，Hct 20.3%，MCV 104 fL，Plt $113×10^3/μL$，Ret% 1.7%，BAND 24.0%，SEG 40.0%，LYMPH 28.0%，MONO 5.0%，EOSINO 2.0%，BASO 1.0%．

〔生化学〕 TP 5.2 g/dL，Alb 3.7 g/dL，T.Bil 0.7 mg/dL，I.Bil 0.6 mg/dL，UN 11.1 mg/dL，Cr 1.66 mg/dL，UA 8.2 mg/dL，Na 144 mEq/L，K 3.6 mEq/L，Cl 106 mEq/L，LDH 361 U/L，AST 17 U/L，ALT 14 U/L，ALP 179 U/L，γ-GTP 38 U/L．

〔免疫〕 CRP 0.85 mg/dL，IgG 392 mg/dL，IgA 19 mg/dL，IgM 8 mg/dL，C3 98 mg/dL，C4 26 mg/dL，CH-50 57.8 U/mL，クリオグロブリン（-），ハプトグロビン＜10 mg/dL，ASO 20 IU/mL，抗ds-DNA 5.1 IU/mL，ANA＜40倍，PR3-ANCA＜1.0 U/mL，MPO-ANCA＜1.0 U/mL，抗GBM抗体＜2.0 U/mL，HP＜10 mg/dL，破砕赤血球0.4%．

プロブレムリスト

#1 ▶ 急性腎機能障害
#2 ▶ 尿蛋白

溶血性貧血，破砕赤血球，ハプトグロビン低下，1 g/日程度の蛋白尿と変形赤血球を伴う顕微的血尿を認め，血栓性微小血管症（TMA）を疑い腎生検を行った．

腎生検所見

1）光顕所見

・糸球体：PAS染色で糸球体16個を認め，1個はglobal sclerosisであった．びまん性にメサンギウムの浮腫状拡大，基底膜の二重化，ないしcapillaryの虚脱を認める（図1）．

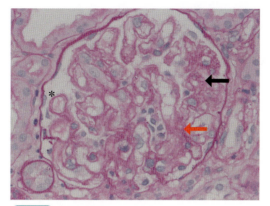

図1 光顕所見（PAS 染色）
メサンギウムの浮腫状拡大（赤矢印），基底膜の二重化（＊印），ないし capillary の虚脱（黒矢印）を認める．

- 尿細管・間質：尿細管萎縮，間質線維化を約 10〜20％の領域で認める．その他の部位でも，間質の浮腫状の拡大や，尿細管上皮の扁平化がみられる．
- 血管：小葉間動脈レベルの血管は少数しか観察されないが，内膜肥厚は明らかでない．細動脈の hyalinosis は明らかでない．

2) 蛍光抗体所見

IgG（−），IgM（−），IgA（−），C3c（−），C4c（−），C1q（±），フィブリノゲン（±），κ（−），λ（−）．いずれも特異的陽性所見はみられない．

プロブレムリストに関する考察

#1 ▶ 急性腎機能障害

#2 ▶ 尿蛋白

腎病理では，内皮下腔の開大，基底膜の二重化，メサンギウム融解など TMA に矛盾しない所見を認めた．ADAMTS13 活性正常，ADAMTS13 抗体陰性で補体低下を認めなかった．溶血性尿毒症症候群（HUS），非典型溶血性尿毒症症候群（aHUS），血栓性血小板減少性紫斑病（TTP），その他の二次性 TMA は病歴・検査結果から否定的であり，自家末梢血幹細胞移植後 TMA による腎機能障害と診断した．カルシニューリン阻害薬など腎毒性物質の使用もないため，保存的加療のみで経過をみた．Hb，血小板，LDH などの TMA 所見は改善し，血清クレアチニン値は最大 1.98 mg/dL となった後に，約半年の経過で徐々に低下し 1.3 mg/dL で安定した．

最終診断

移植関連TMA(transplantation-associated TMA；TA-TMA).

臨床医として考察を要するポイント

- 1 ▶ TMAの概要
- 2 ▶ MPGN様病変(基底膜二重化)
- 3 ▶ 造血幹細胞移植後の腎機能障害
- 4 ▶ 移植関連TMA(TA-TMA)

1 TMAの概要

　TMAは，微小血管症性溶血性貧血(MAHA)，消費性血小板減少，微小血管内血小板血栓による臓器機能障害を三主徴とする病態である．TMAでは，古典的なSTEC-HUS(Shiga toxin-producing *Escherichia coli* hemolytic uremic syndrome)やTTPの他に，腎炎関連，全身性感染症(敗血症，肺炎球菌感染症，HIVを含む)，悪性疾患，妊娠分娩，自己免疫性疾患〔全身性エリテマトーデス(SLE)，抗リン脂質抗体症候群(antiphospholipid syndrome；APS)，強皮症など〕，造血幹細胞移植や臓器移植，悪性高血圧，薬剤，コバラミンC欠乏性といったさまざまな疾患でおこりえる[1,2]．そして，腎臓は全身性TMAで障害を受けやすい臓器の1つであり，時に急性腎不全となり腎代替療法を必要とする．重篤な場合は，empiricな血漿交換療法をまず行うこともある．

　検査所見上は，溶血性貧血と臓器の虚血性変化を反映する．血小板凝集とその破壊性の消費から血小板減少を示し，赤血球も同様に破壊性の消費から貧血を呈し，破砕赤血球が出現する．そのため，間接ビリルビンの上昇とハプトグロビンの低下といった溶血性貧血の所見が認められる．また，組織虚血と細胞破壊によりLDHは上昇する．腎以外の臓器症状では，けいれんや意識障害などの中枢神経症状，膵炎，肝炎，心筋梗塞や心臓障害，下痢，嘔吐，腹痛などの消化器症状，脳血管の血栓症，指壊疽，眼症状，呼吸器障害などがある[1]．TMAの鑑別としてはまず，志賀毒素陽性の下痢を伴うTMAでないことを鑑別した後，TTPかどうかを確認するため，ADAMTS13活性およびADAMTS13インヒビターを検査する必要がある．

　治療方針は，基礎疾患により異なるが，ADAMTS13活性＜10％もしくは，ADAMTS13インヒビターが陽性であればTTPの診断となり，血漿交換療法を主とし

て選択する．上記のとおり，基礎疾患があり二次性にTMAをきたしている場合は，それぞれの基礎疾患への治療と支持療法を行うことになる．基礎疾患が明らかではない場合，補体関連aHUSの可能性があり，この場合は原因遺伝子の検査(CFH, CFB, CFI, C3, CD46, THBD)や抗H因子抗体の有無を検索することが必要となる．特にaHUSではCACs(complement-amplyfing conditions)(補体経路が活性化される病態)の状態のもとに引きおこされることが多く，これには妊娠合併症(前子癇，HELLP症候群)，自己免疫性疾患，悪性高血圧が含まれる．妊娠分娩後に発症したTMAの際には，aHUSの他に，HELLP症候群，妊娠性急性脂肪肝(AFLP)，TTP，HUSなどが鑑別となる〔Case 8参照〕．

2 膜性増殖性糸球体腎炎(MPGN)様病変(基底膜二重化)

本症例では，基底膜の二重化をびまん性に呈しており，広義の膜性増殖性糸球体腎炎(MPGN)パターンともいえる病変であった．

基底膜二重化の成因としては，複数の要因がある．MPGN I 型などでみられる基底膜二重化の機序は，メサンギウム嵌入によるものであり，一方で，TMAの場合には，内皮細胞傷害により血管透過性が亢進し，血漿成分が流入することでおこる内皮下腔拡大が生じる．これが持続した場合に，内皮細胞直下に新生基底膜が形成され，基底膜二重化として認識される．MPGNパターンを呈する症例では，蛍光抗体法や電顕が鑑別に有用である．免疫複合体関連疾患では，免疫グロブリンが陽性となり，また補体関連疾患であるC3腎症では補体陽性，免疫グロブリン陰性のパターンとなる．蛍光抗体法が陰性で電顕で沈着物がみられる疾患としてはフィブロネクチン腎症などがある．電顕，蛍光抗体法のいずれでもフィブリンやフィブリノゲン，IgM以外の沈着を認めない症例では，TMAなどの内皮傷害をきたす疾患と考えられる．ただし，内皮傷害による染み込みが，蛍光抗体法で非特異的な陽性像を示すことや，電顕で高電子密度沈着物(EDD)との鑑別が困難なこともある(図2)．

3 造血幹細胞移植後の腎機能障害

造血幹細胞移植は，血液腫瘍，リンパ腫，上皮癌や間葉系腫瘍などに対して行われる．造血幹細胞移植後の腎機能障害の鑑別は多岐にわたるが，造血幹細胞移植後の急性腎障害(AKI)で多いのは，急性尿細管壊死(ATN)，カルシニューリン阻害薬(CNI)などの薬剤毒性，肝類洞閉塞症候群(SOS)である．そのほか，腫瘍崩壊症候群，TMA，移植片対宿主病(GVHD)，ABO不適合移植による溶血などがある．移植の種類によっても，AKI発症率は異なり，骨髄破壊的同種移植ではシクロスポリン使用やGVHD発生により，その他の移植に比べてAKI発生率がかなり高い．

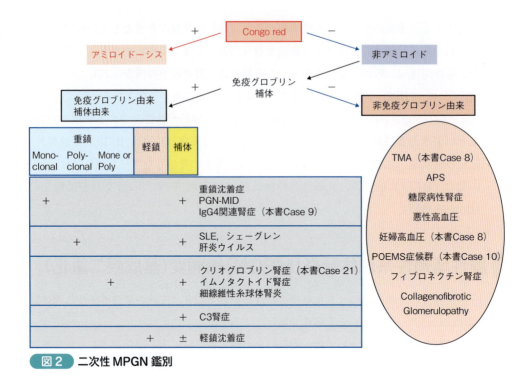

図2 二次性MPGN鑑別

4 移植関連TMA(TA-TMA)

　移植関連微小血管症の病態は，移植前処置，免疫抑制薬，GVHD，感染などにより生じる内皮傷害の結果の血小板減少，臓器障害である．確定診断は組織診断である．診断のために米国のBMT-CTNや欧州のEBMT IWGの診断基準が存在する．いずれも播種性血管内凝固症候群(DIC)を除外するための項目がない，診断感度が高くないなどの欠点がある．また，基準を満たすTMAはすでに進行しており治療反応に乏しい場合が多い．そのため，ChoらはBMT-CTNとEBMT IWGの診断基準を合わせ，腎障害や神経障害を必要としないprobable TMAを定義した．Jodeleらは30 mg/dL以上の蛋白尿，高血圧，LDH高値がTA-TMAの早期マーカーであり，診断10〜14日前にみられると報告しており，これらのマーカーがTA-TMAにおける腎機能障害の早期マーカーとして有用な可能性がある(表)．血小板輸血による血小板増加が乏しいことを補正血小板増加数(corrected count increment；CCI)で評価することもTA-TMAの存在を疑うきっかけとなる．

　TA-TMAの治療は確立しておらず，第一選択は支持療法である．支持療法は，CNIなどの内皮細胞傷害をおこす薬剤を最小限にすること，感染やGVHDなどのTMA増悪因子の治療，高血圧管理などである．ただし，CNIの血中濃度とTMAの相関関係は証明されておらず，シクロスポリン，タクロリムス間の切り替えや用量減少は有効でない可能性がある．また，TA-TMAに合併しうるGVHDのため減量には注意が必要であ

表 TA-TMA 診断基準

パラメーター	BMT-CTN	EBMT IWG	Cho et al.	Jodele et al.
破砕赤血球	≧2/HPF	>4%	≧2/HPF	存在する
血清 LDH	上昇	突然 or 持続上昇	上昇	上昇
腎機能障害	血清 Cr 上昇（ベースラインから2倍以上）or CCr 低下（ベースラインから50%以下に）	NA	NA	蛋白尿（≧30 mg/dL）or 高血圧
神経障害	説明不能な神経学的障害			
クームス試験	陰性	NA	陰性	NA
血小板減少	NA	新規で遷延もしくは進行性	新規で遷延もしくは進行性	新規
貧血	NA	Hb 低下もしくは輸血回数増加	Hb 低下	Hb 低下もしくは輸血回数増加
ハプトグロビン	NA	減少	減少	NA
終末補体複合体（C5b-9）	NA	NA	NA	上昇

NA：not applicable

る．CNI からの代替薬としてステロイドやミコフェノール酸モフェチル（MMF），抗CD25 抗体であるダクリズマブやバシリキシマブなどが有効な可能性がある．血漿交換は有効な場合もあるが，否定的な結果も多い．血漿交換が考慮される状況としては，抗H 因子抗体が存在したり，新規治療薬（エクリズマブなど）が投与不可能な場合などである[3]．症例報告や小規模の研究でエクリズマブが有効であったことが報告されている．30 mg/dL 以上の蛋白尿と血清 C5b-C9 濃度高値は予後不良群であるが，これらの患者は補体を標的としたエクリズマブなどの治療が有用な可能性もある．デフィブロタイドは PAI-1（プラスミノーゲン活性化抑制因子-1）を阻害し腫瘍壊死因子（TNF）の放出を抑制することで，CNI による内皮傷害を保護する．SOS に対しては有用性が示され，2013 年に欧州で治療に対する保険適応が承認され，2016 年 3 月には米国でも承認されているが，日本では認可されていない．リツキシマブや遺伝子組み換えトロンボモジュリン（rTM）も TA-TMA に対する有効例が報告されている．

ただし，前述したように現状では明らかに有効な治療が存在しないため，予防が大切である．予防としては，腎毒性物質の回避，シクロホスファミドではなく他の抗癌薬を使用する，全身照射の際に腎臓にあたらないようにするなどがあげられる．

本症例のまとめ

本症例は，びまん性 B 細胞型リンパ腫に対して骨髄破壊的前処置後に自家末梢血幹細胞移植を行い，その 3 か月後に典型的な腎病理を呈する TMA を発症した．本症例では，

発症・診断のタイミングでは腎毒性を有する薬剤などの使用はなく，保存的治療のみを行った．

　造血幹細胞移植前後には，腎機能障害をきたす要因が複数存在する．TA-TMA では，診断が遅れないように腎機能の変化，尿所見，破砕赤血球，LDH 上昇，ハプトグロビン低下，貧血，血小板減少など臨床所見に十分留意する必要である．

引用・参考文献 本項の文献は左の QR コードを読み取るか，下記 URL よりご覧いただけます
http://www.igaku-shoin.co.jp/prd/03850/Case7.html
コンテンツは予告なしに変更・修正したり，また配信を停止する場合もございます．

〔安田 格〕

Case 8 妊娠分娩後の急性腎障害

妊娠分娩後血栓性微小血管症

● Headline

- 妊娠時の血栓性微小血管症(TMA)の鑑別は？
- 妊娠時TMAでなぜ非典型溶血性尿毒症症候群(aHUS)を否定すべきなのか？

患者データ

症例 33歳，女性．

主訴 全身浮腫，乏尿．

現病歴 生来健康な33歳女性．20年前に尿蛋白を指摘されたことがあり，他院で精査されたが特に異常は明らかではなかった．妊娠経過中，高血圧は明らかではなかったが，定性尿蛋白陽性を2回認め(定量0.1～0.2 g/gCr)，尿蛋白のため計画分娩による分娩誘発により38週1日で正常分娩となった．分娩時出血が合計1,000 gを超えたためバクリバルーンを子宮内に挿入し圧迫止血，腟壁血腫のため血腫除去術を施行された．約3時間後の血液検査でHb 7.5 g/dL，Plt 6.4万/μL，PT-INR 2.6，フィブリノゲン＜25 mg/dL，FDP 960 μg/mL，D-ダイマー967 μg/mL，ATⅢ活性41％，Cr 1.2 mg/dLであり，この時点で産科DICスコア13点と基準を満たした．赤血球10単位，血小板10単位，FFP 10単位を輸血され，止血可能であった．出血総量は3,687 gであった．分娩2日後にはFDP 40 μg/mL，D-ダイマー11 μg/mLと改善傾向であったが，Cr 4.7 mg/dL，LDH 1,500 IU/L，トランスアミナーゼ90 U/L台と上昇傾向であった．腹部症状，下痢症状は明らかではなかった．分娩3日後にCr 6.3 mg/dLとさらに増悪，利尿が得られないため，当院へ紹介され，精査加療目的に同日入院となった．

既往歴 小児期にアトピー性皮膚炎．

家族歴 父母：高血圧，弟：気胸，父方祖母：流産2回あり(詳細不明)．

生活歴 喫煙歴なし(never smoker)，機会飲酒，食事制限なし．

内服薬 ロキソプロフェンナトリウム(60)3T3x，メチルエルゴメトリンマレイン酸塩(0.125)3T3x．

(アレルギー) アトピー性皮膚炎，アレルギー性鼻炎(花粉)，金属，ゴマ．喘息なし．
(出産) 初回妊娠初回分娩．男児 2,728 g，Apgar score 9/9(1 分/5 分)．
(入院時現症) 身長 156.0 cm，体重 61.5 kg，BMI 25.3 kg/m^2．脈拍 65/分，血圧 157/88 mmHg，体温 36.7℃，SpO$_2$ 99%(室内気)，意識清明，眼瞼結膜蒼白，顔面浮腫あり，下肢：両側の pitting edema 著明．
(入院時検査所見)
〔尿検査〕 pH 6.0，糖定性(−)，蛋白定性(1+)，潜血反応(3+)，尿中ケトン(−)，亜硝酸塩(−)，白血球(3+)，ビリルビン(−)，ウロビリノゲン(±)，尿比重 1.，赤血球 多数/HPF，白血球 21〜50 個/HPF，変形赤血球(−)．
〔生化学〕 TP 4.7 g/dL，Alb 2.4 g/dL，T. Bil 0.9 mg/dL，UN 47.8 mg/dL，Cr 6.84 mg/dL，UA 7.5 mg/dL，Na 131.7 mEq/L，K 5.2 mEq/L，Cl 99 mEq/L，Ca 7.9 mg/dL，IP 4.9 mg/dL，HbA1c(NGSP)4.9%，LDH 1,836 U/L(LDH isozyme LDH1 36%，LDH2 33%，LDH3 14%，LDH4 8%，LDH5 9%，LDH1/2 比 1.09，LDH3/1 0.39)，AST 74 U/L，ALT 57 U/L，ALP 174 U/L，γ-GTP 9 U/L，Amy 89 U/L，CK 270 U/L，ADAMTS13 活性 71%，ADAMTS13 インヒビター陰性．
〔末梢血〕 白血球 14,200/μL(MYELO 1.5%，BAND 1.5%，SEG 80.0%，LYMPH 9.0%，MONO 5.5%，EOSINO 2.5%)，赤血球 1.88×10^6/μL，Hb 5.9 g/dL，Hct 16.4%，MCV 87 fl，MCH 31.4 pg，MCHC 36.0 g/dL，Plt 37×10^3/μL，破砕赤血球 0.9%，ハプトグロビン<10 mg/dL．
〔凝固〕 APTT 26.1 秒，PT-INR 0.82，PT-SEC 8.6 秒，フィブリノゲン 415 mg/dL，FDP 14.3 μg/mL，D-ダイマー 5.0 μg/mL，AT 活性 97%．
〔内分泌〕 BNP 856.1 pg/mL．
〔感染症〕 TP-Ab(−)，HBsAg(−)，HBsAb(−)，HBcAb(−)，HCV-Ab(−)，CMV antigenemia(−)，βDG<6.0，QFT 陰性，PCT 1.89 ng/mL．
〔免疫〕 CRP 9.70 mg/dL，IgG 483 mg/dL，IgA 173 mg/dL，IgM 56 mg/dL，C3 92 mg/dL，C4 22 mg/dL，RF<5 IU/mL，抗 ds-DNA 3.9 IU/mL，ANA<40 倍，クリオグロブリン(−)，抗 SSA-AB 3.4 U/mL，PR3-ANCA<1.0 U/mL，MPO-ANCA<1.0 U/mL，ANCA FA 法(c-ANCA 陰性，P-ANCA 陰性)，抗 GBM 抗体<2.0 U/mL，ESR 89 mm，直接クームス試験(−)，間接クームス試験(−)．
〔腫瘍関連〕 CEA 1.0 ng/mL，CA19-9 16 U/mL．
〔便培養〕 陰性，大腸菌検出されず．
〔12 誘導心電図〕 心拍数 87/分，洞調律．
〔胸部 X 線〕 心胸郭比 47.1%，両側 CP angle sharp．
〔体幹部 CT〕 両腎に明らかな異常を認めない．両側胸水あり．両肺にすりガラス影

あり，肺水腫が疑われる．腹水少量あり．皮下浮腫あり．

プロブレムリスト

#1 ▶ **妊娠分娩後の血栓性微小血管症(TMA)**

#1-2 　急性腎障害(AKI) due to TMA

腎生検は施行していない．

プロブレムリストに関する考察

#1 ▶ **妊娠分娩後の TMA**

#1-2 　AKI due to TMA

　生来健康な33歳女性で今回初回妊娠，分娩時に播種性血管内凝固(DIC)を伴う大量出血をきたし，その後腎障害が顕在化した．当院初診時に，LDH 1,800 U/L, AST 74 U/L, ALT 57 U/L と上昇，Hb 5.9 g/dL, PLT 3.7万/μL と低下，破砕赤血球 0.9％と上昇を認めた．Cr 6.84 mg/dL と高値であり，臨床的に血栓性微小血管症(TMA)であると考えられた．すなわち，産科DIC後に発症したTMAであると考えられた．ハプトグロビン＜10 mg/dL と低値であり，LDH分画もLDH 1/2が高値と溶血性貧血に矛盾せず，TMAによる溶血性貧血に矛盾しなかった．Cr 6.84 mg/dL, UN 47.8 mg/dL, 乏尿，全身浮腫，CTで肺うっ血を認め，酸素化低下があり，TMAに伴う急性腎障害(AKI)と volume overload と考えられたため，入院日より週3回の血液透析を開始した．発熱，意識障害といった血栓性血小板減少性紫斑病(TTP)が疑われるような所見に乏しく，血漿交換の積極的な適応はその時点では明らかではないと考えられ，第3病日より連日，新鮮凍結血漿(fresh frozen plasma；FFP)輸注を開始したところ，LDH, AST, ALT, Hb, Plt は改善傾向を示し，次第に尿量も2,000 mL/日前後と改善傾向，Crは低下傾向となった．第8病日に第4回目の血液透析を行い，これを最後に透析は離脱した．実際，ADAMTS13 活性は71％と正常，ADAMTS13 インヒビターも陰性であり，TTPは否定的であった．FFPは第11病日まで連日投与したが，その後は隔日投与とし，第15病日に最終投与した．第20病日には Cr 1.2 mg/dL まで改善を認めたため，外来フォローの方針として退院となった(図)．第27病日でも Cr 1.1 mg/dL, Hb 10.0 g/dL, Plt 26万/μL と悪化を認めていない．

最終診断

妊娠分娩後の TMA．

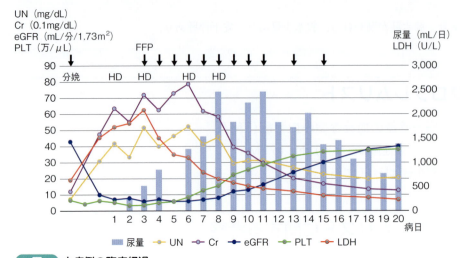

図 本症例の臨床経過

臨床医として考察を要するポイント

1. 産後 TMA の原因として考えられる疾患は？
2. 妊娠分娩時の TMA で aHUS を検索すべき理由は？
3. 産後 aHUS を考えた本症例における治療は妥当であったか？

1 産後 TMA の原因として考えられる疾患は？

　本症例では，臨床的な TMA とこれによる AKI が病態の中心であったが，TMA の原因を検索することが最も重要であると考えられる．なぜなら，TMA の原因によって治療方法が異なるからである．TTP が疑われるような意識障害などの中枢神経症状が前面にあれば血漿交換療法を選択することが望ましいと考えられた．そのほか，TMA をきたす基礎疾患の鑑別として，HELLP 症候群，妊娠性急性脂肪肝（AFLP），溶血性尿毒症症候群（HUS），非典型溶血性尿毒症症候群（aHUS）がある．

1）HELLP 症候群

　まず，HELLP 症候群は，Hemolysis（H：溶血，LDH 高値），Elevated Liver enzymes（EL：AST や ALT などの肝臓由来酵素の上昇），Low Platelet（LP：血小板減少症）が特徴的であるが，本症例と異なり，通常分娩後 72 時間以内に自然軽快する．本症例では，腎機能増悪が遷延したため，否定的と考えられた．

2) AFLP

AFLP は肝障害がより強く，ビリルビンやアンモニアの上昇，嘔気，嘔吐，黄疸が出現するため否定的であった．

3) HUS

HUS で認められる下痢症状が明らかではなく，便検査でも大腸菌が検出されなかったため，否定的であった．

4) その他

感染症由来の TMA に関しては，感染のフォーカスが明らかではなく，全身状態が比較的良好であったため，否定的と考えられた．また，血液検査上自己免疫性疾患を支持する所見は明らかではなかった．

上記より，妊娠分娩後の aHUS と診断した．

2 妊娠分娩時の TMA で aHUS を検索すべき理由は？

現在，aHUS の原因遺伝子は 7 種類ほど示されているが，約半数の症例において，遺伝子異常が指摘できないため，遺伝子異常が明らかではないことは aHUS を除外する理由にはならない．しかし，最近の報告では，遺伝子異常がある群では，ない群と比較して，その後の再発率が有意に高いことも報告されている[1]．

aHUS に関する遺伝子異常がある場合には，今後の妊娠時に aHUS 再発の可能性や CACs（complement-amplyfing conditions）が出現した際にエクリズマブが適応になるなど，今後の治療方針にかかわる可能性があり，遺伝子検査による aHUS の検索は必要であろう．病的意義のある遺伝子異常が検出されなければ，次の妊娠を避ける積極的な理由は明らかではないが，エクリズマブや FFP 投与ができる環境の整備は重要であると考えられる．今後の病態生理の解明が望まれる．

3 産後 aHUS を考えた本症例における治療は妥当であったか？

本症例の今回の治療に関しては，FFP 投与により病態が改善したことから，少なくとも間違いではなかったことが示唆される．実際，妊娠関連 aHUS 87 例の検討では，血漿交換 78％，血漿輸注 41％，エクリズマブ 5％，ステロイド 27％，IVIg 3％，リツキシマブ 1％が治療選択されており，何らかの介入がなされている[2]．aHUS は予後不良の疾患（死亡，腎死）であるとされ，本症例においても無治療で経過をみた場合は，その発症機序を考えると，自然寛解することは期待できないと考えられた．今後，CACs やその他

の理由により，TMA再発の可能性はある一定の割合であると考えられるため，注意深く経過観察する必要があると思われた．仮に本症例において，遺伝子変異が発見され，2度目のTMAを発症した場合は，エクリズマブ投与を行うことを検討する必要があると考えられた．

本症例のまとめ

本症例は，初回妊娠分娩後に生じたTMAであり，aHUSの可能性が最も考えられた．血漿輸注で病状は改善した．今後の妊娠計画のため，また，CACs[注]が出現した際にはaHUS/TMAが再燃することがあり，遺伝子検査による確定診断が望ましいと考えられた．

引用・参考文献 本項の文献は左のQRコードを読み取るか，下記URLよりご覧いただけます
http://www.igaku-shoin.co.jp/prd/03850/Case8.html
コンテンツは予告なしに変更・修正したり，また配信を停止する場合もございます．

〔大島 洋一〕

[注] CACsは補体経路が活性化される病態であり，妊娠合併症（前子癇やHELLP），自己免疫性疾患，悪性高血圧が含まれる．

Case 9 ネフローゼ症候群：膜性増殖性糸球体腎炎

ネフローゼ症候群発症を呈した IgG4 高値を伴う膜性増殖性糸球体腎炎の一例

● Headline

- IgG4 関連腎臓病における腎障害の特徴および治療法は？
- 腎生検で膜性増殖性糸球体腎炎（MPGN）所見を認めた際，どう考え，鑑別すべきか？

患者データ

症例 67歳，男性．

主訴 下痢，下腿浮腫．

現病歴 気管支喘息，前立腺肥大症，高血圧の既往があり通院加療をしていた．X-1年2月頃から腎機能の悪化および貧血の進行を認め，X-2年10月からX年1月の間にCr 0.9 mg/dLから1.9 mg/dLへ増悪した．同時期より下腿浮腫および体重増加を自覚し当院を紹介受診した．低アルブミン血症（2.1 g/dL）および尿蛋白（7.32 g/日）よりネフローゼ症候群と診断され入院し，腎生検（1度目）の結果，免疫複合体型膜性増殖性糸球体腎炎（MPGN）が疑われた．可溶性IL-2レセプターが1,053 U/mLと高値で，CT上，腹部傍大動脈，両側総・内外腸骨リンパ節腫大を認め，リンパ増殖性疾患に伴う二次性MPGNが疑われた．鼠径部リンパ節生検およびネフローゼ症候群の治療目的に再度入院した．

既往歴 気管支喘息（51歳），前立腺肥大症，高血圧症，鼠径ヘルニア．

家族歴 母：2型糖尿病，娘：乳癌．腎臓病の家族歴なし．

生活歴 喫煙歴なし，飲酒歴なし．

アレルギー 特記事項なし．気管支喘息あり．

内服薬 メチルドパ水和物 500 mg/日，アゼルニジピン 16 mg/日，フロセミド 40 mg/日，ドキサゾシンメシル酸塩 1 mg/日，アムロジピンベシル酸塩 10 mg/日，フェブキソスタット 20 mg/日，アジルサルタン 40 mg/日，ナフトピジル 50 mg/日，ビフィズ

ス菌，シクレソニド吸入剤，サルメテロールキシナホ酸塩吸入剤.

(入院時現症) 身長167.5 cm, 体重70.6 kg(1か月で7 kg増加), BMI 25.2 kg/m². 脈拍76回/分，血圧154/84 mmHg, 体温37.4℃, SpO₂ 100%(室内気), 呼吸数16回/分, 眼瞼結膜貧血(+), 眼球結膜黄染(-), 口腔内異常所見なし. 頸部：リンパ節触知せず, 頸動脈雑音聴取せず. 肺：両側呼吸音清. 心：整, S1～S2～S3(-)S4(-), 心雑音なし. 腹部：平坦かつ軟, 圧痛(-), 腸音正常, 腹部血管雑音聴取せず. 下肢：両側下腿に圧痕性浮腫あり, 両側鼠径リンパ節を触知する.

(入院時検査所見)

〔尿検査〕 pH 6.0, 尿糖(-), 尿蛋白(3+), 尿潜血(3+), 尿中ケトン(-), 亜硝酸塩(-), 白血球(±), ビリルビン(-), ウロビリノーゲン(±), 尿比重1.030, 赤血球 多数/HPF, 白血球6～10個/HPF, 硝子円柱(2+), 顆粒円柱(1+), ロウ様円柱(1+), 上皮(2+), 細菌(1+).

〔末梢血〕 白血球 9,000/μL(BAND+SEG 63.9%, LYMPH 18.9%, MONO 5.9%, EOSINO 10.2%), 赤血球 3.25×10⁶/μL, Hb 9.8 g/dL, Hct 30.7%, MCV 95 fl, MCH 30.2 pg, MCHC 31.9 g/dL, Plt 251×10³/μL, Ret% 2.0%, Ret# 66.0×10³/μL.

〔生化学〕 TP 5.3 g/dL, Alb 1.8 g/dL, T. Bil 0.5 mg/dL, UN 57.5 mg/dL, Cr 2.63 mg/dL, UA 4.9 mg/dL, Na 139.9 mEq/L, K 4.7 mEq/L, Cl 110 mEq/L, Ca 7.9 mg/dL, IP 4.9 mg/dL, eGFR 20 mL/分/1.73 m², Glu 85 mg/dL, HbA1c(NGSP)5.2%, TG 76 mg/dL, HDL-C 45 mg/dL, LDL-C 106 mg/dL, LDH 258 U/L, AST 17 U/L, ALT 14 U/L, ALP 170 U/L, γ-GTP 11 U/L, Amy 77 U/L, CK 172 U/L, Fe 59 μg/dL, TIBC 152 μg/dL, CRP 0.04 mg/dL, フェリチン 99 ng/mL.

〔凝固〕 APTT 29.1秒, PT-%>100%, PT-INR 0.90, D-ダイマー 7.8 μg/mL.

〔内分泌〕 BNP 109.6 pg/mL, free T3 1.1 pg/mL, free T4 0.9 ng/dL, TSH 7.88 μIU/mL, iPTH 86 pg/mL, ARC<2.0 pg/mL, ALDST 9 pg/mL, ACTH 47.4 pg/mL, cortisol 11.0 μg/dL.

〔免疫〕 IgG 1,665 mg/dL, IgG4 930 mg/dL, IgA 122 mg/dL, IgM 43 mg/dL, IgE 100 IU/mL, C3 41 mg/dL, C4 12 mg/dL, CH-50 23.8 U/mL, TF 114 mg/dL, 蛋白分画 Alb% 42.5%, α₁% 3.9%, α₂% 9.2%, β% 13.9%, γ% 30.5%, A/G比(蛋白分画)0.74, M-peak なし, RF 57 IU/mL(基準0～15), IgG型RF 2.7, 抗ds-DNA 2.9 IU/mL, ANA<40倍, クリオグロブリン(-)：2度測定, 抗SSA-AB<1.0 U/mL, 抗SSB-AB<1.0 U/mL, 抗CCP抗体 0.9 U/mL, κ鎖 180.00(正常値2.4～18.9), λ鎖 138.00(正常値4.4～26.2), κ/λ比 1.304, PR3-ANCA<2.0 U/mL, MPO-ANCA<1.0 U/mL, ハプトグロビン<10 mg/dL.

〔腫瘍関連〕 sIL2-R 848 U/mL.

〔蓄尿検査〕　蓄尿量 850 mL，ⓅTP 7.319 g/日，Ⓟβ₂ミクログロブリン 2,653 μg/L，ⓅNAG 40.9 U/L，α₁ミクログロブリン 40.1 mg/L，Na 41.1 mEq/L，UN 442.7 mg/dL，UA 21.2 mg/dL，Cr 143.8 mg/dL，浸透圧 350 mOsm/L，⒫FE$_{Na}$ 0.54，⒫FE$_{UN}$ 14.08，⒫FE$_{UA}$ 7.91，Selectivity Index 0.63，尿蛋白分画：M-peak なし．

〔免疫固定法〕　血清：IgG の polyclonal な増加を認め，IgG の各サブクラスの増加が均一でない(IgG4 高値)ことが原因の分布異常を認める．M 蛋白は検出されない．尿：Bens-Johns 蛋白などの M 蛋白成分検出はない．Alb，Tf，IgG などを認める糸球体由来のパターン．

〔胸部 X 線〕　心胸郭比 45％，両側 CP angle 軽度に dull，肺野に明らかな異常所見なし．

〔経胸壁心エコー〕　後中隔，下後壁の一部に壁運動異常を認めるが全体的な左室収縮能は保たれている(LVEF 52％)．Mild LA dilatation(4.2 cm)，弁膜症は mild-trivial 以下．

〔腎動脈ドップラーエコー〕　両腎実質のエコーレベルの上昇を認める．腎静脈，下大静脈に明らかな血栓を認めない．両腎腎内動脈枝の PI(pulsatility index)，RI(resistance index)は軽度高値．

〔体幹部 CT〕　中等量の腹水が出現し，一部小腸(空腸主体)の著明な浮腫性壁肥厚を認め，腸間膜脂肪織吸収値上昇を認める．腹部傍大動脈，両総腸骨，内外腸骨，鼠径部リンパ節腫大を認める．両側胸水貯留あり．びまん性気管支壁肥厚を認め，気管支喘息による慢性気道炎症所見として矛盾しない．脾腫あり．皮下浮腫あり．

〔ガリウムシンチグラフィ〕　CT で指摘されている腹部骨盤のリンパ節に明らかな異常集積は認めず高悪性度リンパ腫は考えにくい．前面像で下腹部〜骨盤に広く淡い集積がみられ小腸などの軽度の炎症を見ている可能性がある．CT では脾弯曲付近の結腸壁が浮腫状にみえ，炎症性集積も鑑別になる．手，肩，肘，膝，足関節や指趾の集積がやや目立ち，関節炎をみている可能性がある．前後像で頭蓋正中に淡い線状の集積を認め，肥厚性硬膜炎が疑われる．

〔頭部 MRI〕　右優位に両側硬膜肥厚を認める．

〔鼠径リンパ節生検所見〕　悪性リンパ腫を示唆する所見はない．傍濾胞領域形質細胞の多くが IgG4 陽性で IgG4/IgG＞0.5 であり，IgG4 関連疾患の基準を満たす．

プロブレムリスト

#1 ▶ 腎機能障害(IgG4 関連腎臓病の疑い)
#2 ▶ IgG4 関連疾患(IgG4 高値，多発リンパ節腫脹，肥厚性硬膜炎疑い，気管支喘息)
#3 ▶ EBV IgM 陽性

ネフローゼ症候群の精査のため最初の腎生検が行われ，免疫複合体型 MPGN の診断に至っていた．可溶性 IL-2 レセプター高値および多発リンパ節腫脹からリンパ増殖性疾患による二次性 MPGN が疑われた．ところが，リンパ節生検の結果，悪性リンパ腫を示唆する所見は認めなかった．一方，傍濾胞領域形質細胞の多くが IgG4 陽性で IgG4/IgG >0.5 であり，IgG4 関連疾患の基準を満たした(図1)．リンパ節生検の結果のほか，IgG4 高値，多発リンパ節腫脹，肥厚性硬膜炎所見から IgG4 関連疾患の診断基準を満たした．1 度目の腎生検以降，尿蛋白排泄の改善がなく，生検時血清 Cr 1.94 mg/dL であったところが，約 2 か月で頂値 Cr 5.69 mg/dL まで腎機能が増悪し，IgG4 関連疾患と MPGN の関連性も不明であったため，診断の確定目的に 2 度目の腎生検を施行した．

腎生検所見

1) 光顕所見(PAS 染色)

形態学的には粗大な沈着物を伴う MPGN type Ⅲ である．

① 糸球体：PAS 染色で 10 個認められ 4 個は虚脱している(図2A)．diffuse global にメサンギウム基質の増加(図2B)，基底膜の二重化を認める(図2C)．局所的にメサンギウム領域から管内の細胞増殖を伴っている．

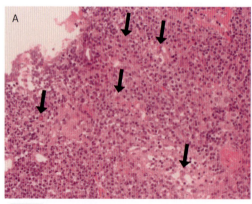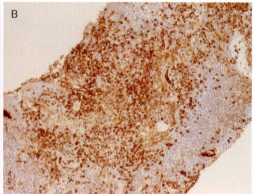

図1 本症例の鼠径リンパ節生検所見
A：傍濾胞領域形質細胞(矢印)．
B：傍濾胞領域形質細胞の多くが IgG4 陽性を示している．

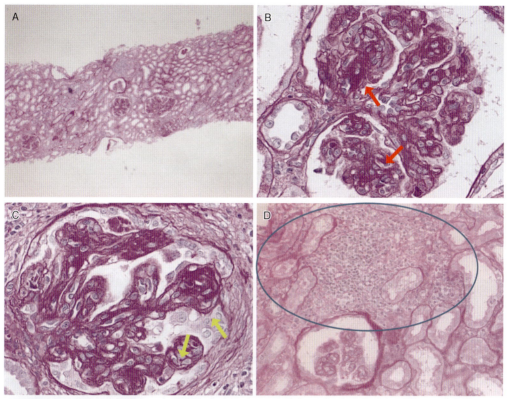

図2 本症例の光顕所見
A：PAS 染色で10個認められ，4個は虚脱している．
B：diffuse global にメサンギウム器質の増加がみられる（赤矢印）．
C：基底膜の二重化がみられる（黄矢印）．
D：リンパ球，形質細胞浸潤の程度は軽度（○囲み）．

②尿細管・間質：尿細管萎縮，間質線維化を，約20〜30％の領域で認め，尿細管内の一部に oxalate crystal や Tamm-Horsfall 蛋白がみられる．IgG4 関連疾患に特有の間質性腎炎の典型像とはいえず，リンパ球，形質細胞浸潤の程度は軽度である（図2D）．

③血管：小葉間動脈レベルの血管の軽度内膜肥厚を認める．一部，細動脈の硝子化を認める．

2）Masson trichrome 染色，IgG4 特殊染色

間質へのリンパ球，形質細胞浸潤は認めるもののその範囲は狭い（図3A）．IgG4 も形質細胞へ一部染まるものの（図3B），IgG4 関連疾患の間質性腎炎の典型像とは異なる．

3）蛍光抗体所見（図4）

IgG（++）：IgG1（+）mesangium（メサンギウム）＞capillary（毛細血管），IgG2（−），IgG3（−），IgG4（++）mesangium and capillary．IgM（+）capillary＞mesangium．IgA

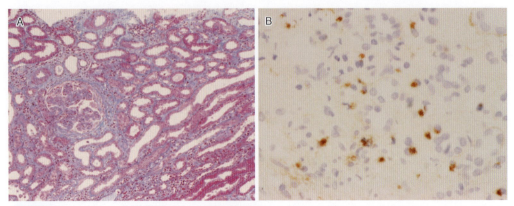

図3 Masson trichrome 染色，IgG4 特殊染色
A：間質へのリンパ球，形質細胞浸潤は認めるもののその範囲は狭い．
B：IgG4 も形質細胞へ一部染まる．

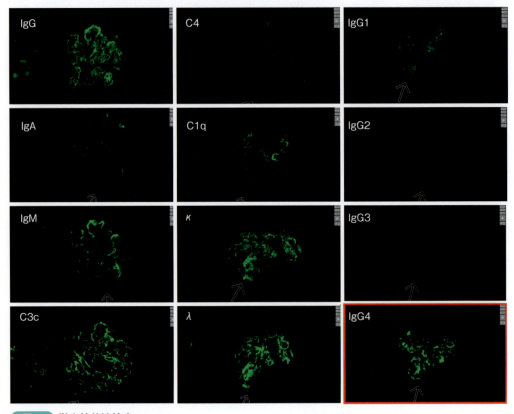

図4 蛍光抗体法検査

(+/−)．C3c(++)capillary＞mesangium．C4c(+/−)．C1q(+)capillary and mesangium．fibrinogen(+)mesangium and capillary．κ(++)mesangium and capillary．λ(++)mesangium and capillary．

　IgG，C3c の陽性像が優勢で，IgG サブクラスでは IgG4 の陽性が特に目立つ．κ，λ

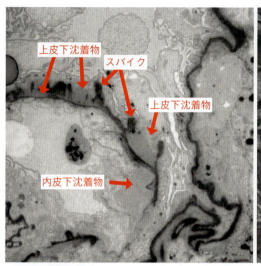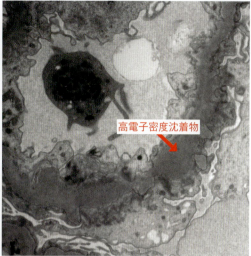

図5 電顕所見

にclonalityは認めない.

4) 電顕所見(図5)

高電子密度沈着物(EDD)をメサンギウム領域, 内皮下に多く認めるほか, 上皮にも巣状に認める. メサンギウム基質増多, メサンギウム細胞および管内細胞増多を認める.

5) 総合所見

IgG4関連腎臓病に典型的な間質へのリンパ球浸潤は軽度であり, 糸球体病変が主である. 典型的なIgG4関連腎臓病の腎臓病理像とは異なる. 蛍光抗体法でIgG, C3cの陽性像が優勢で, IgG4の陽性が特に目立つことから, IgG4の異常な増加に伴うIgG4の糸球体への沈着が, 本症例の病態の主座である可能性がある.

プロブレムリストに関する考察

#1 ▶ 腎機能障害(IgG4関連腎臓病の疑い)
#2 ▶ IgG4関連疾患(IgG4高値, 多発リンパ節腫脹, 肥厚性硬膜炎疑い, 気管支喘息)

1度目の腎臓生検以降, 尿蛋白排泄の改善がなく, 生検時血清Cr 1.94 mg/dLであったところが約2か月で頂値Cr 5.69 mg/dLまで増悪し, 特発性MPGNとしてステロイド加療を開始した. 治療開始後, 血清Cr値は1.7 mg/dL程度までの改善を認めたが, 尿蛋白排泄は改善せず, IgG4関連疾患とMPGNの関連性も不明であったため, 診断の確定目的に2度目の腎臓生検を施行した. 光顕では1度目と同様, 粗大な沈着物を散見

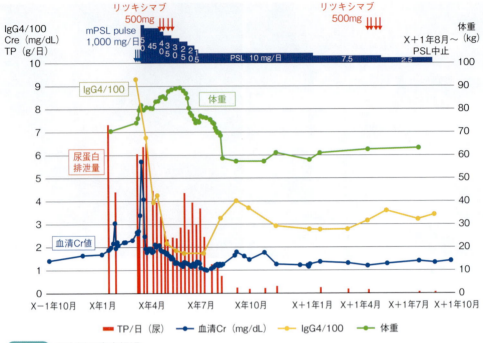

図6 本症例の臨床経過

するMPGN type Ⅲ病変であった．原疾患が不明であり，診断は特発性MPGNとなったが，血清中の免疫グロブリンが比較的特異的に糸球体に沈着している病態から，IgG4の異常な増加に伴ってIgG4が糸球体へ沈着し本症例の病態を呈していると考えられ，IgG4の腫瘍性もしくは炎症性増多のために引きおこされている二次性MPGNと考えた．以上から，IgG4の産生抑制が治療目標となると考えた．ステロイド治療開始後，血清Cr値に関しては上記のように速やかに改善したが，尿蛋白排泄は高値で推移したため，Bリンパ球産生抑制によるIgG4産生形質細胞への分化抑制を目的にリツキシマブの投与を開始し，ネフローゼ症候群は完全寛解となった．ステロイド投与量を漸減し，治療開始後約16か月でステロイド投与が中止可能となった（図6）．

#3 ▶ EBV IgM 陽性

EBV（Epstein-Barr virus）IgM陽性に関しては，初感染の所見と考えられたが，リンパ節腫脹以外に伝染性単核球症としての症状は認めず，また，EBV関連のリンパ腫は潜伏感染EBVの再活性化過程として生じ，そもそも高悪性度リンパ腫は否定的な点から，本病態と関連がある可能性は低いと考えた．

最終診断

IgG4関連腎臓病の疑い，IgG4関連疾患（IgG4高値，多発リンパ節腫脹，肥厚性硬膜炎疑い，気管支喘息）．

臨床医として考察を要するポイント

- 1 ▶ IgG4 関連腎臓病における糸球体病変に関して
- 2 ▶ パラプロテイン血症に伴う腎障害（特に PGNMID）に関して
- 3 ▶ 本症例の鑑別および治療法についての考察

　前述のように，本症例ではリンパ節生検の結果のほか，IgG4 高値，多発リンパ節腫脹，肥厚性硬膜炎所見から IgG4 関連疾患の診断基準を満たした．一方，腎臓病理像は IgG4 関連腎臓病に特徴的な間質へのリンパ球浸潤は軽度で，糸球体病変が主であり，IgG4 の腫瘍性もしくは炎症性増多のために二次性 MPGN が引きおこされていると結論した．

1 IgG4 関連腎臓病における糸球体病変に関して

　日本腎臓学会から提唱されている『IgG4 関連腎臓病診療指針』より，IgG4 関連腎臓病の診断基準を表に示す．

　低補体を伴う腎障害，高 IgG4 血症を認め，腎臓以外の臓器障害も認めるため，本症例は診断基準の 1，3，5 の項目を満たすが，腎病理では IgG4 関連腎臓病として典型的な像ではなかったため，4a は該当しない可能性がある．以上から，本例は IgG4 関連腎臓病として「Definite」とはいえないまでも，「Possible」の範疇に入ると考えた．

　本項では IgG4 関連腎臓病における糸球体病変に関して述べる．まず，糸球体病変の合併頻度に関しては，間質病変に比べて稀であるが，間質病変を認めた 28 例中 11 例 (39%)で何らかの糸球体病変を認めたとする報告がある[1]．そして，糸球体病変で最も多いのは膜性腎症（MN）で，間質病変を認める IgG4 関連腎臓病症例の 7% で合併したと報告されている．特に膜性腎症と IgG4 関連腎臓病の関連に関しては，特発性膜性腎症において IgG 分画のなかで特に IgG4 が沈着していること[2]，また抗原抗体としてホスホリパーゼ A_2 受容体と IgG4 型の自己抗体が同定されたこと[3]から，両疾患に共通する病態が関与する可能性が指摘されている〔Case 4 参照, p.40〕．また，膜性腎症のほかにも，IgG4 関連腎臓病に合併した糸球体病変としては，IgA 腎症や MPGN，メサンギウム増殖性腎炎などの報告がある[4]．報告数が少なく，糸球体病変を呈する症例の特徴の詳細はまだ未解明な点が多いが，糸球体病変を合併した例では，間質病変例と比較して治療反応性が乏しい場合があること，また，間質病変を認めず糸球体病変を呈する例もあることが報告されている[5]．現時点で IgG4 関連腎臓病（間質性腎炎）へ MPGN が合併したとする報告は 2 例に限られている[6,7]．さらに，2 例ともに IgG4 の糸球体への沈着は証明されておらず（文献 6 の例は未検，文献 7 の例は IgG2，3 のみ陽性），本例は IgG4 関

| 表 | IgG4 関連腎臓病(IgG4 related kidney disease)診断基準 |

1. 尿所見，腎機能検査に何らかの異常を認め，血液検査にて高 IgG 血症，低補体血症，高 IgE 血症のいずれかを認める．
2. 画像上特徴的な異常所見(びまん性腎肥大，腎実質の多発性造影不良域，単発性腎腫瘤(hypovascular)，腎盂壁肥厚病変)を認める．
3. 血液学的に高 IgG4 血症(135 mg/dL 以上)を認める．
4. 腎臓の病理組織学的に以下の 2 つの所見を認める．
   a．著明なリンパ球，形質細胞の浸潤を認める．ただし，IgG4 陽性形質細胞が IgG4/IgG 陽性細胞比 40%以上，あるいは 10/HPF を超える．
   b．浸潤細胞を取り囲む特徴的な線維化を認める．
5. 腎臓以外の臓器の病理組織学的に著明なリンパ球，形質細胞の浸潤と線維化を認める．ただし，IgG4 陽性形質細胞が IgG4/IgG 陽性細胞比 40%以上，あるいは 10/HPF を超える．

Definite : 1+3+4a, b
　　　　　2+3+4a, b
　　　　　2+3+5
　　　　　1+3+4a+5
Probable : 1+4a, b
　　　　　2+4a, b
　　　　　2+5
　　　　　3+4a, b
Possible : 1+3
　　　　　2+3
　　　　　1+4a
　　　　　2+4a

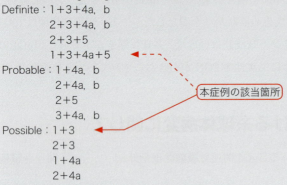
本症例の該当箇所

付記：
1. 臨床上鑑別を要する疾患をあげる．Wegener 肉芽腫症，Churg-Strauss 症候群，extramedullary plasmacytoma など
2. 画像診断において鑑別を要する疾患をあげる．悪性リンパ腫症，腎癌(尿路上皮癌など)，腎梗塞，腎盂腎炎(稀に Wegener 肉芽腫症，サルコイドーシス，癌の転移など)
3. 診断のためのアルゴリズムで疑いとなる症例は診断基準では，準確診群もしくは疑診群に分類される．

〔日本腎臓病学会 IgG4 関連腎臓病ワーキンググループ：IgG4 関連腎臓病診療指針．日腎会誌, 53(8)：1062-1073, 2011 より一部改変〕

連腎臓病に MPGN が合併した症例として初めて糸球体への IgG4 沈着が証明された一例であるといえる．IgG4 関連腎臓病における糸球体病変の成因に関して，IgG4 関連疾患で腎臓病変合併例は低補体血症を伴う例が多く，血中免疫複合体が上昇し，組織学的に糸球体内に免疫複合体の沈着を認めることから免疫複合体型の糸球体腎炎をきたしていると考えられている．ただ，IgG4 は補体活性化作用が弱く，リウマトイド因子活性を介して免疫複合体に結合し，障害因子としてではなく防御因子として働いている可能性が指摘されており[8]，IgG4 の糸球体病変形成の機序は明確ではない．

2 パラプロテイン血症に伴う腎障害(特に PGNMID)に関して

パラプロテイン血症とは免疫複合体分子もしくはその構成成分が過剰に生産され，血中・尿中に出現する臨床的病態である．産生されたパラプロテインは腎臓へ沈着することが多く，代表的な疾患としてアミロイドーシスやクリオグロブリン腎症，単クローン

性免疫グロブリン沈着症(monoclonal immunoglobulin deposition disease；MIDD)，イムノタクトイド糸球体症，細線維性糸球体腎炎などがあげられる．また，背景疾患としては特に造血器疾患が多くを占め，多発性骨髄腫やリンパ増殖性疾患などがあげられる．本例では，IgG4の異常な増加に伴う糸球体への沈着が病態の本態であると考えたことから，パラプロテイン血症に伴う腎障害の一種であるといえる．なかでも近い疾患概念としては単クローン性免疫グロブリン糸球体沈着症のなかで特にPGNMID(proliferative glomerulonephritis with monoclonal IgG deposits)があげられるが，本症例ではM蛋白が検出されず，monoclonalityが証明されなかったため，PGNMIDに完全に合致するわけではない(Case 7の図2参照，p.68)．

　以下，PGNMIDに関して述べる．PGNMIDは，2004年にNasrらがびまん性メサンギウム増殖性または管内増殖性糸球体腎炎，あるいはMPGNに単クローン性のIgGの沈着を伴った10例をまとめて報告して以降，同様の組織像を呈する例が1つの疾患概念として認識されるようになった．PGNMIDでは，単クローン性免疫グロブリン沈着症のうち，whole IgGが，つまり完全な形をした単クローン性IgGが沈着することが特徴となる．多くの症例で免疫電気泳動や免疫固定法で血中，尿中のパラプロテインは検出されず，血清遊離軽鎖でも偏りが見出せない．つまり，検査成績で特徴的所見を得ることは少ない．これらのことから，血流中の糸球体沈着性の単クローン性IgGは極めて微量と考えられており，通常の免疫応答の過程で単クローン性に増殖したBリンパ球によって産生される可能性が示唆されている[9]．病理像として，光学顕微鏡所見では，最も一般的な組織像はMPGN様の像である．Nasrらが報告した37例では，膜性増殖(MPGN)型が21例(56.8％)，管内増殖型が13例(35.1％)，膜(MN)型が2例(5.4％)，メサンギウム増殖型が1例(2.7％)であった[9]．免疫蛍光所見では，IgGがメサンギウム領域ならびに糸球体末梢係蹄に顆粒状の陽性を示し，IgGの分布と一致してC3の沈着を認めることが多い．軽鎖染色ではIgGと同様のパターンでκ鎖かλ鎖の一方の沈着がみられる．IgGのサブクラス染色では，IgG1～4のうちいずれか1つのみ陽性となるが，IgG1が28％，IgG2が6％，IgG3が66％，IgG4が0％でIgG3の沈着例が多い[9]．IgG4の糸球体への沈着を認めたPGNMID例は1例のみ報告されている[10]．電顕所見としては，EDDが主に内皮下およびメサンギウム領域に観察される．沈着は内皮下，メサンギウム領域，上皮下の順に多く，複数部位に及ぶことが多い．

3 本症例の鑑別および治療法についての考察

　前述のとおり，本例ではIgG4の腫瘍性もしくは炎症性増多のために二次性MPGNが引きおこされていると結論した．現時点で示されているIgG4関連腎臓病の診断基準と照らし合わせると，「Possible」の範疇に入ると考えられる．IgG4関連腎臓病(間質性腎炎)でのMPGN合併例の報告は現在までに2例のみ報告されているが，本例は初めて

IgG4の糸球体への沈着が証明された1例であった．本例の病態に近い疾患概念として，PGNMIDをあげた．PGNMIDでは糸球体へ単クローン性のwhole IgGが沈着するため，本例の病態と近いが，本例ではM蛋白が検出されず，また，腎臓病理像の免疫蛍光所見ではκ鎖とλ鎖がともに陽性となり，PGNMIDとして完全に合致するわけではないと考えられた．過去に一例のみ，PIDD（polyclonal immunoglobulin G deposition disease）としてmonoclonalityを認めなかった免疫グロブリン沈着症の例の報告[11]はあるが，同症例は尿細管障害が主体で糸球体への沈着は認めておらず，PIDDが疾患概念として確立しているとはいい難い．

本症例の鑑別としては，MPGN型の糸球体病変を呈する疾患は幅広く鑑別としてあがる．特にクリオグロブリン腎症はMPGNの病理像を呈し，Igの沈着を認め，またEBV感染に伴う発症例の報告があるが，クリオグロブリンは複数回測定し陰性で，電顕所見も合致しなかった．そのほか，MPGNを呈するループス腎炎やイムノタクトイド糸球体症，単クローン性免疫グロブリン沈着症（軽鎖・軽鎖重鎖・重鎖沈着症），アミロイドーシスなどが鑑別としてあげられるが，臨床所見が合致せず，電顕所見でも沈着物はdensityが高いものの明瞭な構造は呈しておらず，いずれも否定的と考えられた．

一方，治療に関しては，ステロイド治療開始後も尿蛋白排泄が高値で遷延したため，IgG4の産生抑制を目的に投与したリツキシマブが奏効し，ネフローゼ症候群は完全寛解となり，ステロイド投与が中止可能な状態となった．IgG4関連腎臓病の治療では，昨今，ステロイド治療の他にリツキシマブの有効性が注目されている．さらに，本例ではIgG4の糸球体への沈着が病態の主座と考えられ，リツキシマブによるIgG4産生抑制は理にかなった治療法であったと考えられる．

本症例のまとめ

ネフローゼ症候群，免疫複合体型MPGNの精査の結果，IgG4の糸球体への沈着が病態の主座であると判断した一例を提示した．本例はIgG4関連腎臓病にMPGNが合併した症例として初めて糸球体へのIgG4沈着が証明された一例である．疾患概念としてはPGNMIDに近い病態であると考えるものの，PGNMIDの定義に合致しない点も認め，IgG4の糸球体沈着に関して，現時点では当てはまる疾患概念はなく，IgG4関連腎臓病の一亜型としかいえない．ただ，IgG4関連腎臓病自体が近年確立されてきた新しい疾患概念であり，また，前述のPIDDという疾患概念も今後，症例が蓄積し，新しい疾患概念となってくる可能性がある．

引用・参考文献

本項の文献は左のQRコードを読み取るか，下記URLよりご覧いただけます
http://www.igaku-shoin.co.jp/prd/03850/Case9.html
コンテンツは予告なしに変更・修正したり，また配信を停止する場合もございます．

〔竜崎 正毅〕

Case 10 ネフローゼ症候群：膜性増殖性糸球体腎炎

肺高血圧症を伴ったPOEMS症候群による腎機能障害の一例

● Headline

- 成人の膜性増殖性糸球体腎炎は二次性の鑑別を徹底する．
- POEMS症候群は稀少疾患だが内科医なら知っておくべき．

患者データ

症例 79歳，男性．

現病歴 X−19年（60歳時）に多発神経障害とM蛋白血症を認め，POEMS症候群（後述，p.95）と診断された．X−18年1月からプレドニゾロン（PSL）60 mg/日の内服を開始し神経症状は改善し，PSLはX−16年6月で終了となった．その後，徐々に腎機能は悪化し，X−1年1月（78歳時）には蛋白尿（3+），sCr 1.5 mg/dLとなった．同年11月頃には下半身の浮腫が増悪し，体重が1〜2か月で64 kgから69 kgに増加し，sCr 1.8 mg/dLとさらに増悪を認めた．外来でフロセミド20 mgの内服を開始したが，12月下旬から労作時呼吸苦（NYHA II〜III度）と腹部膨満感が出現し，CTで両側胸水および心嚢液貯留を認め，フロセミドを40 mgに増量した．X年2月某日，浮腫および腎機能障害の精査加療目的に入院となった（図1）．

既往歴 陳旧性脳梗塞，高尿酸血症．

家族歴 父：脳卒中，母：高血圧および腎不全．

生活歴 喫煙歴：28歳で禁煙（20本/日×8年），機会飲酒．

アレルギー 特になし．

内服薬 アスピリン81 mg 1T1x，フロセミド40 mg 1T1x，アロプリノール100 mg 1T1x，メコバラミン500 μg 3T3x，ニコチン酸トコフェロール300 mg 3x，レバミピド100 mg 3T3x．

入院時現症 身長166 cm，体重69.0 kg，BMI 24.9．体温36.7℃．血圧115/77 mmHg，心拍数100/分・不整，SpO_2 96%（室内気）．結膜：眼瞼結膜貧血なし，眼球結膜黄染なし．頸部：両側顎下リンパ節腫脹あり（5 mm大，弾性軟 圧痛なし），甲状腺腫大なし．腋窩：リンパ節腫脹なし．肺野：清音．心音：リズム不整，明らかな心雑音なし．

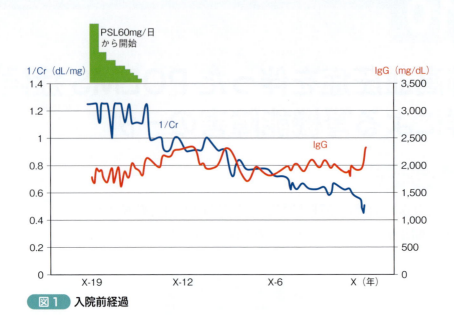

図1 入院前経過

腹部:平坦・軟,腸音正常,圧痛なし,肝脾触知(肝は右季肋部に1横指,脾は左季肋部に2横指),波動触知せず,shiftting dullness なし.鼠径:リンパ節腫脹なし.下肢:両側浮腫あり(pitting edema),下腿筋把握痛なし,両側足背動脈触知.皮膚:下肢全体を中心に皮膚色調変化あり(皮膚構造が薄い印象).

(入院時検査所見)

〔尿検査〕 pH 6.0,尿糖(−),尿蛋白(3+),尿潜血(±),亜硝酸塩(−),白血球(−),ビリルビン(−),ウロビリノーゲン(±),赤血球6〜10個/HPF,円柱なし.

〔24時間蓄尿〕 蓄尿量 1,200 mL,CCr 28.9 mL/分,TP 2.592 g/日,$β_2$ミクログロブリン 8,769 μg/L,$α_1$ミクログロブリン 34 mg/L,NAG 29.3 IU/L.

〔末梢血〕 白血球 3,900/μL,赤血球 390万/μL(NEUTRO 66.0%,LYMPH 21.1%,MONO 8.1%,EOSINO 3.3%,BASO 1.5%),Hb 11.6 g/dL,Plt 19.4万/μL.

〔生化学〕 TP 7.4 g/dL,Alb 3.5 g/dL,T. Bil 0.5 mg/dL,AST 22 IU/L,ALT 10 IU/L,ALP 776 IU/L,γ-GTP 233 IU/L,AMY 79 IU/L,LDH 124 IU/L,CK 42 IU/L,UN 34.0 mg/dL,Cr 2.01 mg/dL,UA 6.9 mg/dL,Na 135.2 mEq/L,K 4.5 mEq/L,Cl 99 mEq/L,Ca 8.6 mg/dL,IP 4.1 mg/dL,CRP 0.35 mg/dL,BNP 157.2 pg/mL,GLU 111 mg/dL,HbA1c(NGSP)4.9%,TG 103 mg/dL,HDL-C 31 mg/dL,LDL-C 45 mg/dL.

〔凝固〕 APTT 42.2秒,PT-INR 1.30,D-ダイマー 1.2 μg/mL.

〔内分泌〕 free T3 1.5 pg/mL,free T4 0.8 ng/dL,TSH 17.19 μIU/mL,LH 3.0 mIU/mL,FSH 2.7 mIU/mL,プロラクチン 18.9 ng/mL,intact PTH 91 pg/mL,VEGF 546 pg/mL.

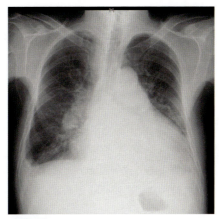

図2 胸部X線写真

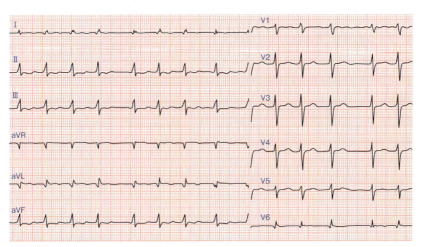

図3 心電図所見

〔免疫〕 IgG 2,332 mg/dL，IgA 499 mg/dL，IgM 230 mg/dL，C3 81 mg/dL，C4 20 mg/dL，CH-50 45.4 U/mL，$β_2$ミクログロブリン 10.19 mg/L，アミロイドA 11 μg/mL，クリオグロブリン（−），ANA 40 倍（Homogeneous, Speckled），PR3-ANCA 17.1 U/mL，MPO-ANCA＜1.0 U/mL．

〔血清蛋白分画〕 Alb% 52.8%，α1% 2.7%，α2% 7.3%，β% 7.1%，γ% 30.1%（Mピークあり），κ/λ比 1.745（κ鎖 274 mg/L，λ鎖 157 mg/L），免疫固定法 IgGλ 陽性．

〔胸部X線〕 心胸郭比 69%，両 CPA dull，右Ⅱ弓突出あり（図2）．

〔心電図〕 心房細動，Ⅱ・Ⅲ・$_a$VF で ST 低下あり（前回と比較して，肢誘導低電位以外の変化なし）（図3）．

〔心エコー〕 心室中隔は右室圧上昇により flattening を認める．左室駆出率（EF）

80％．大動脈弁に動脈硬化性変化，僧帽弁に石灰化を認め，大動脈弁逆流（AR）および僧帽弁逆流（MR）は mild．推定肺動脈圧（PAP）77/23 mmHg であり severePH と考えられる．それにより三尖弁逆流（TR）は moderate となっている．左房および右房は拡張あり．心囊液は中等量認める．下大静脈（IVC）径は 1.9 cm で呼吸性変動は低下している．

〔右心カテーテル検査〕 肺動脈平均圧（meanPAP）39 mmHg，肺動脈楔入圧（PCWP）15 mmHg，CO・CI 3.45 L/分．

〔腹部エコー〕 両側腎臓は軽度萎縮し，囊胞あり．肝実質は粗造，肝縁は鈍化し，慢性肝障害と考える．肝左葉外側区域に囊胞性病変あり．PV シャントあり．脾腫あり．

プロブレムリスト

#1 ▶ POEMS 症候群
#2 ▶ 腎障害
#3 ▶ 浮腫（胸水，心囊液）
#4 ▶ 肺高血圧症
#5 ▶ 潜在性甲状腺機能低下症
#6 ▶ 心房細動
#7 ▶ 高尿酸血症

浮腫は腎障害，肺高血圧，POEMS 症候群自体の影響が考えられた．腎機能障害は緩徐に進行しており，鑑別のために腎生検を施行した．

腎生検所見

1）光顕所見

血管内細胞増殖が著明で，メサンギウム基質の増生，メサンギウム細胞の増殖がみられ，一部基底膜二重化がみられた（図 4A）．各糸球体はびまん性に腫大していた．
複数の糸球体で，瘤化している部分がみられた（図 4B）．

2）蛍光抗体所見

IgG，IgA が基底膜に非特異的に陽性．C3，C1q 陰性．

3）電顕所見

明らかな deposit などは観察されなかった．

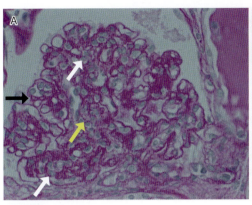
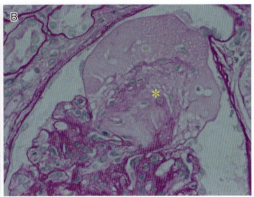

図4 光顕所見
A：血管内細胞増殖(白矢印)が著明で，メサンギウム基質の増生，メサンギウム細胞の増殖(黄矢印)がみられ，一部基底膜二重化がみられた(黒矢印)．
B：一部瘤化している部分(＊)がみられる．

プロブレムリストに関する考察

#1 ▶ POEMS 症候群

　　組織所見は膜性増殖性糸球体腎炎(MPGN)を呈し，蛍光・電顕などの所見から非免疫的機序で形成された MPGN であり，原病の POEMS 症候群による腎障害として矛盾しないと考えられた．

　　POEMS 症候群の病態生理に血管内皮増殖因子(VEGF)，インターロイキン-6(IL-6)などケモカインの誘導が関与しており，これら因子の過剰な誘導が血管内皮障害，TMA様の病態を生じさせたものと考えられた．

#2 ▶ 腎障害

　　腎障害については POEMS 症候群による MPGN であると考えられた．高齢であることを考慮し，PSL 30 mg/日を開始し漸減した．IgG と逆相関して腎機能は一時的な改善を認めたが，PSL の漸減につれて IgG 値および腎機能は治療前のもとの値に戻っていった(図5)．

#4 ▶ 肺高血圧症

　　肺高血圧症に対して，タダラフィルの投与を試みたが，心エコーでの PAP は著変なかった．

最終診断

　　POEMS 症候群による二次性膜性増殖性糸球体腎炎．

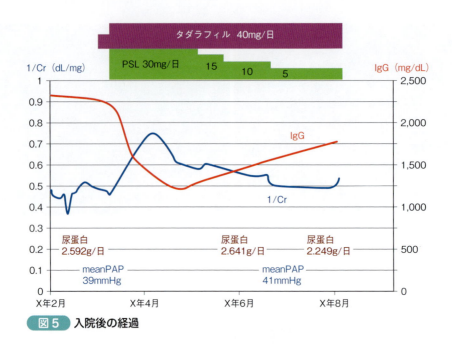

図5 入院後の経過

臨床医として考察を要するポイント

- 1 ▶ 二次性 MPGN の鑑別
- 2 ▶ POEMS 症候群という稀な疾患とその腎障害

1 二次性 MPGN の鑑別

　腎臓病理学的に MPGN 像を観察したとき，電顕での高電子密度沈着物（EDD）の沈着部位から I 型内皮下 EDD 沈着，II 型びまん性糸球体基底膜緻密層 EDD 沈着，III 型内皮下・上皮下 EDD 沈着に分類される．大部分の原発性 MPGN は 8〜16 歳で発症し，成人発症は稀である．無治療の場合，50％は 10〜15 年で末期腎不全へ進行する．予後不良の因子として，ネフローゼ症候群，腎機能低下，高血圧，半月体形成・間質性病変を呈する場合などが報告されている．補体低下をみる代表的疾患で，I 型で 60〜70％，III 型で 40〜50％低下するといわれる．C3 優位の低下を示し，C1q，C4 は正常範囲で，古典経路の関与は少ないと考えられている．

　実臨床において，MPGN 像を観察したときには二次性の鑑別が重要となる．病態形成を考えるとき，補体関連か免疫複合体関連かを鑑別するが，このとき，蛍光染色パターン，電顕所見から鑑別を行う〔Case 7，図 2 参照，p.68〕．

　二次性 MPGN の治療法は，原因疾患の治療が最優先される．補助療法として，レニ

表	POEMS症候群の診断基準
必須のメジャー項目	1．多発性神経障害（典型的には脱髄による） 2．モノクローナル性の形質細胞増殖性疾患（ほとんどλ）
他のメジャー項目	3．キャッスルマン病 4．硬化性骨病変 5．VEGF値の上昇
マイナー項目	6．臓器腫大（脾腫，肝臓腫大，リンパ節腫大） 7．血管外液量の増加（浮腫，胸水，腹水） 8．内分泌異常（副腎，甲状腺，下垂体，性腺，副甲状腺，膵臓） 9．皮膚病変（色素沈着，多毛，糸球体様血管腫，先端チアノーゼ，紅潮，爪床蒼白） 10．乳頭浮腫 11．血小板増多，赤血球増多
他の症状や所見	ばち指，体重減少，多汗症，肺高血圧/拘束性肺障害，血栓性素因，下痢，ビタミンB_{12}不足

必須のメジャー項目の2つどちらも，他のメジャー項目の3つのうち1つ以上，マイナー項目の6つうち1つ以上があるとき，POEMS症候群と診断できる．

ン・アンジオテンシン系（RAS）抑制薬，抗凝固薬，抗血小板薬などが病状によって選択される[1]．

2 POEMS症候群という稀な疾患とその腎障害

POEMS症候群は，①Polyneuropathy（多発神経障害），②Organomegaly（臓器腫大），③Endocrinopathy（内分泌障害），④Monoclonal protein（M蛋白血症），⑤Skin lesion（皮膚病変），といった特徴となる症状の頭文字をとった症候群である．形質細胞腫瘍の1つであり，Crow-Fukase症候群，骨硬化型多発性骨髄腫とも呼ばれる．先の症状に加えて，浮腫などの体液貯留，肺高血圧などを有する場合もあるが，すべての症状がそろわないことも多い．VEGF産生が病態生理に深く関与するとされており，その測定が診断にも使われる．

確定診断には2012年改訂の診断基準が使われる（表）．POEMS症候群は100万人に3例程度の稀な疾患であるが，疾患概念を理解していないと鑑別にあがらないため，実際はもっと頻度が高いかもしれない．症候としては，末梢神経ポリニューロパチーと髄液蛋白増多は必須である[2]．発症年齢としては50歳くらいの男性が最も多い．そのため，中年男性で，四肢がむくみ，皮膚がごわつき，毛深くなって色素沈着があるような場合，M蛋白血症の有無は鑑別すべきである[3]．

多発性骨髄腫よりは，骨髄中の形質細胞割合が低く，生命予後が比較的よいとされるが，病勢のコントロールに難渋することもしばしばある．治療は多発性骨髄腫の類縁疾患であることから，古くからアルキル化剤（メルファラン）+ステロイド薬（デキサメサゾン）が使われてきたが，長期の成績は芳しくなく，自己末梢血幹細胞移植（auto-stem cell transplantation；ASCT）を検討しているうちに病状が悪化する例が少なくなかっ

た．最近ではサリドマイド，レナリドミド，ボルテゾミブなどが使用され，高い有効性が報告されている．

POEMS症候群の腎障害としては，診断時に約半数の患者に軽度〜中等度(Cr 1.5 mg/dL以上)の腎機能障害を認める．一方で，進行が急速で腎代替療法を必要とする場合もある．蛋白尿は軽度(1.0 g/以下)のことが多い．顕微鏡的血尿は約1/3で認める．腎病理所見としては，光顕でMPGN様病変，微小血管障害，メサンギウム融解病変などを，電顕で糸球体毛細血管の内皮下腔の拡大を認める[4]．POEMS症候群では蛍光染色では陽性所見を示すことがほとんどなく，臨床所見と合わせ鑑別の一助となる[5]．

本症例のまとめ

POEMS症候群の患者に腎機能障害と浮腫が進行し，腎生検で二次性MPGNを示した症例であった．成人のMPGNでは，二次性の鑑別を徹底的に行い，原疾患への治療を速やかに行うべきである．

POEMS症候群は稀な疾患だが，いつ出会うかわからない．疾患概念をよく理解し，腎臓病理所見としてMPGN様の像をみたときは鑑別疾患の1つとしてあげなくてはならない．腎障害だけでなく，付随する症状にも対応し，患者の予後およびQOLを改善するよう対応することが重要である．

本例では腎障害はPOEMS症候群によるものと考えられ，POEMS症候群の病勢も増悪していたため，年齢も考慮しステロイド単独療法を行った．

引用・参考文献

本項の文献は左のQRコードを読み取るか，下記URLよりご覧いただけます
http://www.igaku-shoin.co.jp/prd/03850/Case10.html
コンテンツは予告なしに変更・修正したり，また配信を停止する場合もございます．

〔篠塚 圭祐〕

Case 11 IgA 腎症, IgA 血管炎

C 型肝炎による非代償性肝硬変患者の IgA 腎症

Headline
- 肝疾患患者の慢性腎炎症候群の鑑別とその治療.
- 原発性, 二次性 IgA 腎症の鑑別と治療.

患者データ

症例 51 歳, 男性.

現病歴 X−29 年(22 歳時), C 型肝炎ウイルス(hepatitis C virus;HCV)による C 型肝炎と診断され, インターフェロン(IFN)投与を 2 回施行したが, 持続的ウイルス陰性化(sustained viological response;SVR)は得られなかった. IFN による有害事象(汎血球減少, 1 型糖尿病)のため, 抗ウイルス療法は終了し, 肝庇護療法として漢方(小柴胡湯)による治療を継続した. X−5 年(46 歳時)肝線維化進行のため直接型抗ウイルス薬(direct acting antivirals;DAA)であるダグラスビル/アスナプレビルによる抗ウイルス療法を施行し, SVR となった. しかし SVR を維持しているにもかかわらず, 肝線維化が進み, 非代償性肝硬変となった. X−2 年(49 歳時)より尿蛋白, 尿潜血を認めたが, 腎機能悪化はなく経過観察となっていた. X 年 4 月腎機能低下(Cr 1.3 mg/dL)の進行, 尿蛋白(2+), 尿潜血(1+)を認め, 同年 11 月 28 日に腎生検目的で入院となった.

既往歴 1 型糖尿病(31 歳時よりインスリン治療, 抗 GAD 抗体陽性, 左単純糖尿病網膜症), 高血圧(48 歳時発症).

家族歴 父:肺癌, 母:高血圧, 大動脈解離.

生活歴 喫煙(40 本/日×25 年), ビール 350 mL/日.

入院時現症 身長 172 cm, 体重 69.3 kg, BMI 23.4, 血圧 157/86 mmHg. 心拍数 80/分, 体温 36.8℃, 眼瞼結膜貧血なし, 眼球結膜黄染なし, 口腔内特記事項なし, 心音純, 肺野清, 腹部平坦かつ軟, 下腿浮腫なし, 振動覚 9 秒/10 秒. 眼底所見:糖尿病網膜症なし. 腹部エコー:脾腫あり, 腎サイズ:103 mm/113 mm. CT:肝硬変, 脾腫あり, 脾門部に側副血行路あり, 腹水貯留あり.

入院時検査所見

〔尿検査〕 尿蛋白(2＋)，尿潜血(1＋)．赤血球6〜10個/HPF，硝子円柱(1＋)，顆粒円柱(1＋)，ロウ様円柱(－)．

〔尿生化学〕 Na 83.6 mEq/L，Cl 87 mEq/L，K 15.1 mEq/L，TP 73 mg/dL，NAG 7.4 U/L，β_2ミクログロブリン 244 μg/L，α_1ミクログロブリン 3.00 mg/L，Cr 32.8 mg/dL．

〔蓄尿24時間〕 蓄尿量 1,800 mL，TP 5.1 g/日，Cr 1.16g/日．

〔末梢血〕 白血球 4,600/μL，赤血球 3.47×10^6/μL，Hb 10.2 g/dL，Hct 30.9%，Plt 11.6×10^4/μL．

〔生化学〕 TP 6.3 mg/dL，Alb 2.6 g/dL，BUN 30.3 mg/dL，Cr 1.26 mg/dL，Na 143.8 mEq/L，K 4.1 mEq/L，Cl 112 mEq/L，Ca 8.0 mg/dL，P 3.0 mg/dL，Glu 57 mg/dL，HbA1c(NGSP) 6.6%，TC 156 mg/dL，HDL-C 61 mg/dL，LDL-C 65 mg/dL，LDH 300 U/L，AST 37 U/L，ALT 25 U/L，ALP 472 U/L，γ-GTP 20 U/L，CK 202 U/L，Mg 2.0 mg/dL，CRP 0.22 mg/dL，BNP 52.6 pg/mL．

〔免疫〕 IgG 1,962 mg/dL，IgA 500 mg/dL，IgM 108 mg/dL，C3 74 mg/dL，C4 13 mg/dL，CH-50 49.5 U/mL，クリオグロブリン(－)，RF 10 IU/mL，ANA＜40倍，PR3-ANCA＜1.0 U/mL，MPO-ANCA＜1.0 U/mL，抗GBM抗体＜2.0 U/mL，ASK 1,280倍，ASO 179 IU/mL，sAA 24 μg/mL，ハプトグロビン＜10 mg/dL．

〔凝固〕 APTT 29.5秒，PT% 83%，PT-INR 1.13．

〔感染症〕 HBsAg＜0.04，HBsAb＜0.4，HCVAb(＋)．

プロブレムリスト

#1 ▶ 慢性腎炎症候群
#2 ▶ 非代償性肝硬変
#3 ▶ C型肝炎(SVRを達成)
#4 ▶ 1型糖尿病

　　　本症例は，C型肝炎による非代償性肝硬変で肝庇護療法中に発症した慢性腎炎症候群である．HCV肝炎関連腎症であれば，抗ウイルス治療を考慮し，他の腎炎が合併する場合は免疫抑制薬が考慮される．しかし，免疫抑制薬の使用はC型肝炎自体を増悪させる可能性があり，慎重に適応を考慮する必要があった．また，1型糖尿病，肝硬変の合併によってもさまざまな病態を引きおこし，腎障害をきたしうる．病態の鑑別，免疫抑制薬使用の適応を含む治療方針の検討のため，腎生検を施行した．

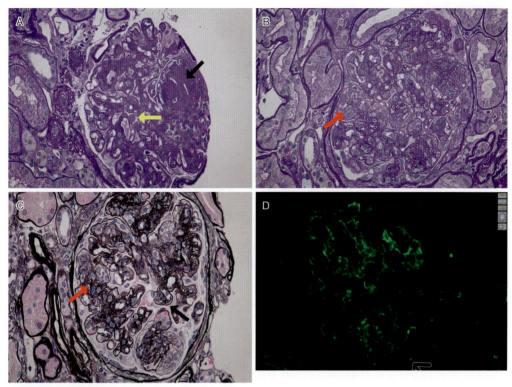

図1 腎病理所見

びまん性にメサンギウム基質の増生，メサンギウムと管内の細胞増多を認める(B, Cの赤矢印)．基底膜の二重化(Cの黒矢印)や沈着物様の構造(Aの黄矢印)が散見される．2個ではKimmelstiel-Wilson結節の形成を認める(A黒矢印)．免疫染色はIgA陽性であった(D)．

腎生検所見

1) 光顕所見

① 糸球体：15個中5個に全節性硬化，1個に虚脱を認める．びまん性にメサンギウム基質の増生，メサンギウムと管内の細胞増多を認める．基底膜の二重化や沈着物様の構造が散見される(図1)．2つの糸球体ではKimmelstiel-Wilson結節の形成を認める．

② 血管：小葉間動脈レベルの血管の中等度から高度の内膜肥厚を認める．細動脈のhyalinosisを散見する．

③ 尿細管・間質：尿細管萎縮，間質線維化を約30〜40％の領域に認める．

膜性増殖性糸球体腎炎(MPGN)パターンの傷害像で，肝硬変関連の二次性IgA腎症が示唆される．結節性病変もあり糖尿病性腎症の影響も考えられる．

2) 蛍光抗体所見

IgG(+)(非特異的)，IgM(−)，IgA(+)，C3c(±)，C4c(±)，C1q(−)，フィブリノ

ゲン(+)(非特異的), κ(±), λ(+).

プロブレムリストに関する考察

#1 ▶ 慢性腎炎症候群
#2 ▶ 非代償性肝硬変
#3 ▶ C 型肝炎(SVR を達成)

　　　肝疾患に関連した腎病変は大きく 4 つに分けることができる．①B 型・C 型肝炎ウイルス感染に対する免疫反応により発症するウイルス肝炎関連腎症，②非ウイルス性肝炎・肝硬変に伴う IgA 沈着症，③肝硬変などに合併し腎機能障害をきたす肝腎症候群や胆汁円柱腎症，④肝移植後腎疾患である．また，本症においては 1 型糖尿病も合併しており，糖尿病性腎症も鑑別にあがった．

　　　腎病理では，IgA 腎症と診断され，HCV 関連腎症による感染症関連 IgA 腎症，肝硬変自体に伴う肝性 IgA 腎症，または一次性の IgA 腎症が鑑別にあがった．HCV 関連腎症は多くが HCV RNA 陽性時に認められ，SVR を達成しているなかでの発症は非常に稀であり，肝硬変による肝性 IgA 腎症を第一に疑った．

　　　肝性 IgA 腎症の治療は原病の治療を第一に考え，肝庇護療法を継続した．急速進行性の腎機能低下をみとめなかったため免疫抑制療法は行わなかった．体液量を利尿薬により是正した後，血圧は正常化し，レニン・アンジオテンシン系(RAS)阻害薬の追加は行わなかった．

#4 ▶ 1 型糖尿病

　　　IgA 腎症に糖尿病性腎症が合併した場合，IgA 腎症単独に比べ腎機能悪化や体液貯留のリスクは高いと考えられる．本症例では，インターフェロン治療後糖尿病と診断されており，約 25 年の治療歴がある．図 1A で示したように，糖尿病によると思われる nodular lesion が散見され，糖尿病性腎症が本症例の腎症に関与していることは間違いない．(軽度の神経症状，網膜症の合併を認めたが，)引き続きインスリンによる良好な血糖コントロールを維持する．

最終診断

　　　二次性 IgA 腎症(C 型肝炎による非代償性肝硬変)．
　　　糖尿病性腎症による結節性病変．

臨床医として考察を要するポイント

- 1 ▶ IgA 腎症と二次性 IgA 腎症の相違点
- 2 ▶ 肝性 IgA 腎症の病態，治療
- 3 ▶ HCV 関連腎症

1 IgA 腎症と二次性 IgA 腎症

1) 概要[1,2]

　IgA 腎症とは，腎炎徴候を示唆する尿所見を呈し，優位な IgA 沈着を糸球体に認め，その原因となり得る基礎疾患を認められないものと定義される．IgA 腎症は慢性肝障害，慢性感染症や腫瘍による炎症性疾患などのさまざまな疾患に合併して認めることがあり，これを二次性 IgA 腎症と呼び，原発性 IgA 腎症と区別する．二次性 IgA 腎症の原因となる疾患は表のとおりである．

　糸球体メサンギウム細胞と基質の増殖性変化とメサンギウム領域への IgA 沈着を主体とする沈着物を特徴とするが，病理学的に両者を区別する特異的な所見はない．肝硬変，感染症による二次性 IgA 腎症は頻度が高い．しかし，これら疾患の患者がすべて二次性 IgA 腎症を呈するわけではない．また，正常者においても 3〜16％にメサンギウム

表　二次性 IgA 腎症の原因となる疾患

消化器・肝疾患	自己免疫疾患
肝硬変（アルコール性，肝炎ウイルス，NASH）	強直性脊椎炎
門脈圧亢進症	関節リウマチ
セリアック病	全身性エリテマトーデス
クローン病	シェーグレン症候群
潰瘍性大腸炎	ベーチェット病
	乾癬
ウイルス感染症	
HIV	呼吸器疾患
サイトメガロウイルス	慢性閉塞性気管支炎
HBV	気管支肺炎
HCV	特発性肺線維症
他感染症	悪性腫瘍
連鎖球菌，ブドウ球菌	IgA 型骨髄腫
ライム病，クラミジア肺炎	非ホジキンリンパ腫
マイコプラズマ	ホジキンリンパ腫
結核，マラリア	肺癌
住血吸血症	胃細胞癌

領域にIgAが沈着しているとする報告がある．これが意味することは，循環血中のIgAが高値であることのみで腎症を惹起するわけではなく，IgAの構造異常，その代謝物がメサンギウム領域に沈着し，何らかの免疫反応を引き起こし，糸球体障害を引き起こすということである．

2）治療[3]

原発性のIgA腎症の治療は，尿蛋白の量，慢性腎臓病(CKD)ステージに応じて，一般的にレニン・アンジオテンシン系(RAS)抑制薬，ステロイド薬，口蓋扁桃摘出術(+ステロイドパルス併用療法)，免疫抑制薬，抗血小板薬，n-3系脂肪酸(魚油)による治療が選択される．臨床上，常に迷うことはステロイド薬を投与するかどうかという点である．

治療ガイドラインでは，eGFR 60 mL/分以上，あるいは尿蛋白1 g/日以上のとき，ステロイド薬による治療は推奨されているが，eGFR 60 mL/分未満，尿蛋白1 g/日未満のときは，担当医師の裁量に任されている．

当院では，患者の年齢・治療積極性，合併症の有無，腎臓病理学的には活動性病変と慢性病変の比率，Oxford分類の血管内細胞増殖(Eスコア)，メサンギウム細胞増殖(Mスコア)の有無などを総合し，比較的積極的に治療介入を行っている．

二次性IgA腎症の治療は，原則として，原疾患の治療が推奨される．

2 肝性IgA腎症

1）概要[4,5]

二次性IgA腎症のなかで肝硬変による肝性IgA腎症は主要な病因の1つである．肝硬変患者の60.5％に糸球体へのIgA沈着を認めたことや，糸球体腎炎を合併した肝硬変患者の50～90％にメサンギウム領域へのIgA沈着を認めた報告がある．アルコール性肝硬変に発症することが最も多いが，他の原因による肝硬変やウイルス性肝疾患でも肝性IgA腎症をきたす．

2）病態

肝機能の低下によってクッパー細胞(Kupffer cell)の機能が低下し，血中IgAやIgA型免疫複合体の肝でのクリアランスが低下し，IgA型免疫複合体が腎糸球体メサンギウムに沈着し補体を活性化することで発症すると考えられている．

3）臨床所見[6]

肝性IgA腎症の多くは1 g/日未満の軽度の蛋白尿を認め，ネフローゼ症候群となるのは1.6～5％程度と少ない．原発性IgA腎症では大半で顕微鏡的血尿を認め，肉眼的血尿のエピソードも40％程度に認めるが，肝性IgA腎症では顕微鏡的血尿を認めることは

あっても，肉眼的血尿を認めることは稀である．肝性IgA腎症の発症と肝疾患の重症度には相関がない．

4) 病理所見[5,6]

原発性IgA腎症と肝性IgA腎症を区別できる特異的な所見はない．肝性IgA腎症の病理所見は多くは軽度で，軽度から中等度のメサンギウム基質の拡大やメサンギウム細胞の増多を伴うが，1型膜性増殖性糸球体腎炎(MPGN)様の病理像をとる場合も少数ある．MPGN様の病理像をとる場合には，ネフローゼ症候群と腎機能低下を伴うことが多い．メサンギウム陥入や基底膜の断裂は肝性IgA腎症で原発性IgA腎症よりもやや多い．免疫染色では肝性IgA腎症の半数以上でC1qの沈着を伴う．

5) 治療

肝性IgA腎症は進行性の腎機能低下を認めることは非常に稀である．急速進行性の腎機能低下がある症例で，免疫抑制療法が有効であったという報告もある[7]が，一般に免疫抑制療法は推奨されない[8]．また，肝障害の治療が，腎機能を改善することも証明されていない．

3 HCV関連腎症

HCV感染症の肝外病変の1つとして，腎炎が知られており，HCV関連腎症と呼ばれている．HCV関連腎症の病態は多彩であり，混合型クリオグロブリン血症性MPGNが最も多く，次いで非クリオグロブリン血症性MPGN，膜性腎症(MN)が続き，稀ではあるが，巣状分節性糸球体硬化症(FSGS)，細線維性糸球体腎炎，イムノタクトイド腎症，IgA腎症，血栓性微小血管症(TMA)，間質性腎炎などがある[9]．HCV陽性患者のうち，クリオグロブリン陽性群に比較し，陰性群では腎炎の発症は有意に少なかったとする報告[10]もあり，HCV関連腎症の発症にはクリオグロブリンの関与が大きいと考えられている．図2は48歳男性HCV陽性クリオグロブリン腎症の症例〔Case 21参照，p.194〕．病理像はMPGNを呈し，クリオグロブリン沈着物が観察される．

クリオグロブリン血症を伴う腎症の病態，臨床所見，治療についてはCase 21の「C型肝炎ウイルス陽性，クリオグロブリン血症を伴う膜性増殖性腎炎」を参照されたい．

C型肝炎については，2014年にDAAが導入され，2018年にKDIGOガイドラインが改訂された．C型肝炎関連腎症に対する治療を要約すると下記のとおりである．

①C型肝炎感染者が検尿異常など腎疾患の存在を示唆する所見があるとき，腎臓生検をすべきである．
②C型肝炎関連の病理像を示すとき，HCVに対する治療を行うべきである(1A)．
③治療の際，腎臓機能が安定し，尿蛋白量が3.5 g/日未満の場合，DAAで治療を開始す

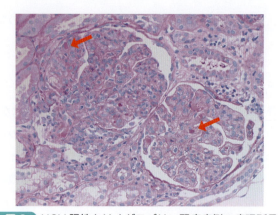

図2 HCV陽性クリオグロブリン腎症症例の病理所見
MPGNを呈し，クリオグロブリン沈着物（赤矢印）が観察される．

る（1C）．
④クリオグロブリン血症，ネフローゼ症候群，急速進行性に腎臓機能障害を示す場合，DAAに加え，免疫抑制薬を加える．血漿交換は施行してもしなくてもよい（1C）．
免疫抑制薬の第一選択としてリツキシマブを推奨する（1C）．
⑤C型肝炎関連腎症のすべての患者においてIFNは避けるべきであり，また，腎臓機能障害が進行した患者の場合，リバビリンの使用は必要最小限にすべきである．
治療が大きく変わっている領域であり，今後も症例の集積が必要である（Case 21参照，p.194）．

本症例のまとめ

C型肝炎に対してDAA治療を行いSVRが得られた後に発症した慢性腎炎症候群に対して腎生検を施行し，肝性IgA腎症と診断した症例である．C型肝炎患者の腎炎をみた場合には，肝疾患に合併する腎疾患，HCV関連腎症の鑑別が必要であり，腎臓病理所見が重要である．

肝性IgA腎症の治療法として，免疫抑制薬の使用は確立されていない．HCV感染がある場合にはHCVの再活性化や，抗ウイルス療法との薬物相互作用など，慎重に治療適応を検討すべきである．C型肝炎については，2014年にDAAが導入され，2018年にKDIGOガイドラインが改訂された．C型肝炎関連腎症に対する治療の主要部分は上記した．症例を集積し，引き続き検討していく必要がある．

引用・参考文献

本項の文献は左のQRコードを読み取るか，下記URLよりご覧いただけます
http://www.igaku-shoin.co.jp/prd/03850/Case11.html
コンテンツは予告なしに変更・修正したり，また配信を停止する場合もございます．

〔安田 麻里絵〕

Case 12　IgA 腎症，IgA 血管炎

急速進行性糸球体腎炎を呈した IgA 血管炎の一例

● Headline

- IgA 血管炎の病理所見は？　ISKDC 分類で十分か？
- 強い壊死性病変を伴った管内・管外増殖性糸球体腎炎像を呈した IgA 血管炎の予後は？

患者データ

〔症例〕66 歳，女性．

〔現病歴〕生来健康で病院にかかったことがなかった．咽頭痛が出現したため近医を受診し，抗菌薬（内容不明）を処方され症状は軽快したが，その約 1 か月後より，両下肢に疼痛を伴う紫斑が出現した．紫斑が出現した 2 日後に近医の皮膚科を受診し，ベタメタゾン・抗ヒスタミン薬合剤を処方されたが改善しなかったため，紫斑が出現して 1 週間後に当院皮膚科を紹介受診した．受診時，腹痛，下腹部・両下肢に疼痛を伴う紫斑，下腿浮腫を認め，翌日に皮膚科入院となった．

〔既往歴〕特記すべきことなし．

〔家族歴〕父：心筋梗塞，母：子宮癌，長姉：心筋梗塞，次姉：胃癌，三姉：肺癌．

〔生活歴〕喫煙なし，機会飲酒．

〔入院時現症〕身長 151.1 cm，体重 46.2 kg，血圧 120/70 mmHg，脈拍 80/分・整，体温 36.2℃．両側下腿浮腫，下腹部・両側下肢（大腿〜足背）に圧痛を伴う紫斑を認めたほかは特記すべき異常は認めなかった．

〔入院時検査所見〕

〔尿検査〕pH 5.0，尿糖（−），尿蛋白（3+），尿潜血（2+），ケトン体（2+）．

〔24 時間蓄尿〕尿量 300 mL，CCr 46.0 mL/分，尿蛋白 6.075 g/日，β_2 ミクログロブリン 136 μg/日，NAG 18.1 U/gCr

〔末梢血〕白血球 8,000/μL（BAND+SEG 85.0%，LYMPH 10.1%，MONO 4.0%，EOSINO 0.8%，BAS 0.1%），Hb 13.6 g/dL，Plt 208×10^3/μL．

〔生化学〕TP 7.1 g/dL，Alb 3.8 g/dL，UN 26.7 mg/dL，Cr 1.0 mg/dL，CRP

3.56 mg/dL, Na 138.6 mEq/L, K 3.9 mEq/L, Cl 102 mEq/L, Glu 121 mg/dL.
〔免疫〕 IgG 1,175 mg/dL, IgA 404 mg/dL, IgM 73 mg/dL, クリオグロブリン（－）, C3 115 mg/dL, C4 25 mg/dL, IC-C1Q＜1.5 μg/mL, ANA（－）, 抗リン脂質抗体 8.0 U/mL, XIII因子 62％, PR3-ANCA（－）, MPO-ANCA（－）, 間接蛍光抗体法 ANCA（－）, RF（－）, ASO 111 IU/mL, ASK 640 倍未満.
〔凝固〕 APTT 21.6 秒, PT-INR 0.92, PT 9.7 秒, FNG-C 440 mg/dL, FDP-P 19.7 μg/mL.
〔血沈〕 ESR 20 mm/時間.
〔便潜血〕 ±
〔心電図〕 洞調律, 異常所見なし, 胸部 X 線：心胸郭比 45％, 異常所見なし.

プロブレムリスト

#1 ▶ 尿蛋白, 尿潜血を伴う急速進行性の腎機能悪化
#2 ▶ 紫斑, 消化管出血

　　　右下肢内果の紫斑からの皮膚生検では, 組織所見は破砕性血管炎（leukocytoclastic vasculitis）であり, 蛍光染色で IgA の沈着を認めなかった. 好中球の小血管周囲への浸潤が認められる（図1）. 第2病日からプレドニゾロン（PSL）30 mg/日の内服を開始した.
　　　また上・下部消化管内視鏡検査では, 十二指腸球部および回腸末端に出血源と思われる潰瘍性病変を認めたが, 同部位の生検では明らかな血管炎の所見は認めなかった. 第9病日より皮疹の新生と腎機能の悪化傾向に対して PSL 50 mg/日に増量した. 第12病

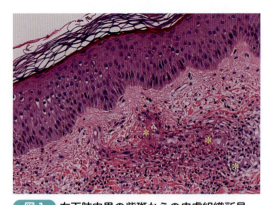

図1　右下肢内果の紫斑からの皮膚組織所見
leukocytoclastic vasculitis であり, 蛍光染色で IgA の沈着を認めなかった. 好中球の小血管周囲への浸潤が認められる（図中の＊）.

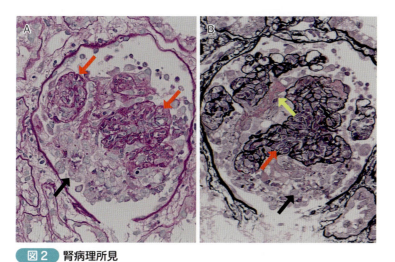

図2　腎病理所見
フィブリンを伴う壊死性病変（Bの黄矢印）やmesangiolysisを伴った強い管内（Aの赤矢印，Bの赤矢印）・管外（Aの黒矢印，Bの黒矢印）細胞増殖を認めた．

日から皮疹は消退傾向となったが，尿蛋白は12.5 g/日に増加し，約2週間で体重は10 kg程度増加していた．第15病日に腎臓内科に転科し，同日に左腎生検を施行した．

腎生検所見

1）光顕所見

変化に乏しい糸球体も認められるが，フィブリンを伴う壊死性病変（図2B黄矢印）やmesangiolysisを伴った強い管内（図2A赤矢印，2B赤矢印）・管外（図2A黒矢印，2B黒矢印）細胞増殖を認めた．小葉間動脈レベルの血管に明らかな血管炎の所見は認めなかった．

2）蛍光抗体所見

capillary wallを中心に，メサンギウム領域にもIgAの沈着を認める（図3）．

プロブレムリストに関する考察

#1 ▶ 尿蛋白，尿潜血を伴う急速進行性の腎機能悪化
#2 ▶ 紫斑，消化管出血

大量蛋白尿，進行性の腎機能増悪を認め，診断確定のため腎生検を行った．病理所見では，糸球体に強い管内・管外増殖病変，高度の壊死性病変を認め，蛍光免疫染色ではcapillary wallを中心に，メサンギウム領域を含め強いIgAの陽性像を認めIgA血管炎と診断した．

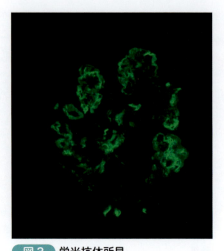

図3 蛍光抗体所見

capillary wall を中心に，メサンギウム領域にも IgA の沈着を認める．

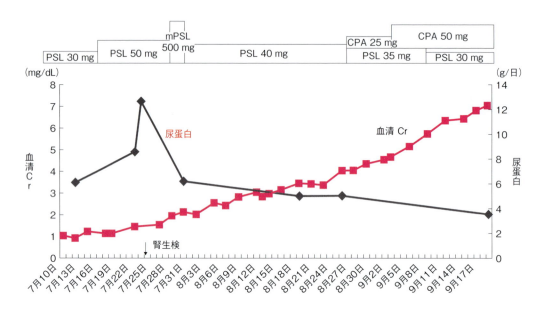

図4 血清 Cr，尿蛋白量の推移

　第20病日よりステロイドパルス療法（mPSL 500 mg/日×3）を施行し，後療法としてPSL 40 mg/日の内服を開始したが，Crは上昇傾向で尿蛋白も 5 g/日前後と減少しなかったため，PSL 40 mg/日開始1か月後よりシクロホスファミド（CPA）を追加で開始した．しかし，依然血清 Cr が上昇傾向であり，第78病日に透析導入（UN 76.9 mg/dL，Cr 7.6 mg/dL）となった（図4）．

最終診断

IgA血管炎.

臨床医として考察を要するポイント

- 1 ▶ IgA血管炎の診断
- 2 ▶ 本症例のような急速進行性糸球体腎炎(RPGN)の経過をとるIgA血管炎の治療と予後

1 IgA血管炎の診断

　本例は，leukocytoclastic vasculitisの所見を呈する紫斑，強いIgA沈着を伴う著明な糸球体の管内増殖性・壊死性病変，消化管出血，ANCA陰性であり，IgA血管炎と診断した〔2012年のChapel Hill Consensus Conferenceで示されたIgA血管炎は，ヘノッホ・シェーライン紫斑病(Henoch-Schönlein purpura；HSP)のことを指す〕．しかし，通常のIgA血管炎の腎合併症(HSP腎炎)ではあまりみることのない，糸球体の強い壊死性・増殖性変化があることが特徴であった．

　IgA血管炎(HSP)における皮膚生検での小血管IgA沈着証明率は，43〜100％と報告されている[1]．おそらく，検体の採取部位や採取病期によってはIgA沈着陰性のこともあるとされ，本症例でもIgAの皮膚血管沈着がなかったことをもって診断を疑問視する必要はないと考えられる．

　短期的には小児の94％，成人の89％が完全寛解に至る予後良好な腎疾患[2]であるが，成人のHSP腎炎の長期予後を報告したものは少ない．過去に成人HSP腎炎の長期腎予後を調査したCoppoらの報告[3]では，長期追跡で末期腎不全に至った18例(13.2％)のなかで，早期に透析導入となる症例は極めて少なく，HSP腎炎における腎機能低下は慢性腎臓病(CKD)としての臨床像が一般的と考えられる．

　そのため従来の臨床病理的検討はほぼすべて病理組織所見と長期腎予後の関係を検討したものであり，腎病理所見と近接予後の検討はほとんど行われていない．HSP腎炎の病理分類は，代表的なものとしてISKDC分類が示されている(Heptinstall's Pathology of the kidney，第7版)．半月体形成率を中心とした分類であるが，本症例のように半月体形成よりも強い壊死・管内増殖が目立ち，急激な経過をたどる症例の予後判定には，障害が過小評価される可能性もあると考えられる．Pilleboutらによる250例の成人HSP腎

炎症例の集計においては，壊死性病変が腎予後に関連するとされており[4]，半月体形成以外の管内性増殖や壊死などの程度と急性期の近接予後の関係について今後検討することが，治療を考えるうえでも重要と思われた．

2 本症例のような RPGN の経過をとる IgA 血管炎の治療と予後

多くの症例では自然寛解がみられるため，経過観察と対症療法を行っていく．ステロイド治療が必須であるという明確なエビデンスは少ないが，腹痛など臨床症状を軽減する，再発のリスクを減らす，腎症発症を抑制するとする報告がある．提示した本症例のように，腎機能低下，ネフローゼ症候群，高血圧，高度の半月体形成などを有する重症の HSP 腎炎症例を対象とした治療に関する症例報告では，通常のステロイド治療，ステロイドパルス療法，シクロホスファミド，ミコフェノール酸モフェチル（MMF），アザチオプリン，シクロスポリン，ウロキナーゼ，ヘパリン，ワルファリン，血漿交換が行われている．最近の報告では，ステロイド，シクロホスファミド抵抗性の症例に対して，リツキシマブの使用が報告されている[5,6]．

本症例のまとめ

本症例ではステロイドパルス療法，ステロイド経口投与，シクロホスファミド投与を行ったが，いずれも無効でわずか数か月の経過で透析導入に至った．IgA 血管炎による腎炎（HSP 腎炎）には，かなり頻度は低いが本症例のような経過をたどる症例が存在するため，腎病理組織による評価を踏まえて治療を検討することが必要である．

引用・参考文献

本項の文献は左の QR コードを読み取るか，下記 URL よりご覧いただけます
http://www.igaku-shoin.co.jp/prd/03850/Case12.html
コンテンツは予告なしに変更・修正したり，また配信を停止する場合もございます．

〔林 香〕

Case 13 糖尿病性腎症・肥満関連腎症

腎臓機能正常であったが腎臓組織障害が進行していた糖尿病性腎症の一例

Headline

- 糖尿病の罹患歴があれば糖尿病性腎症で良いのか？　どういう場合に腎臓生検を行えばよいのか.
- 糖尿病経過観察中，腎臓機能が正常でも腎臓組織障害が著しく進行しているときがある.
- 糖尿病性腎症における微量アルブミン尿はもはや早期診断指標ではない.

患者データ

症例　50歳，女性.

現病歴　生来健康であったが，X−5年に腎盂腎炎でA総合病院へ入院した際，血糖高値〔随時血糖308 mg/dL，HbA1c（JDS）10.3%〕を指摘され，糖尿病（diabetes mellitus；DM）と診断された．また両下肢のしびれを認め，腰椎MRIで精査を行うも異常はなく，DMによる神経障害と診断された．糖尿病性網膜症は認めなかった．食事療法，インスリン強化療法が行われ，退院時よりSU剤（グリメピリド1 mg/日）内服へ切り替え，以後外来で経過観察となった．3か月後，自己判断で通院を中止，内服薬も中断となっていた．

その後も両下肢のしびれが持続し，X年初旬B総合病院の整形外科を受診したところ，神経内科での精査を希望され，当院神経内科初診となった．外来観察中，HbA1cの推移は安定しており，糖尿病のコントロールは良好であったものの，尿蛋白3 g/日以上に増加傾向を示していた（図1）.

既往歴　特記すべきことなし，慢性膵炎の指摘なし.

生活歴　喫煙：20本/日×30年間，機会飲酒.

入院時現症　身長165 cm，体重78 kg，BMI 28.7，血圧165/93 mmHg（左上腕），脈拍

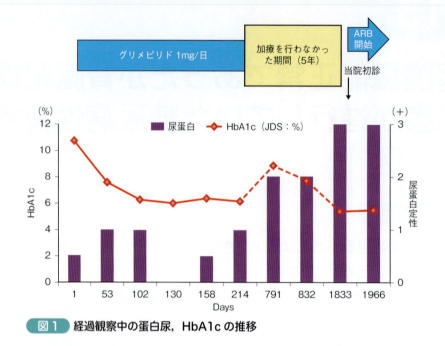

図1 経過観察中の蛋白尿，HbA1c の推移

78/分，SpO₂ 99％（室内気），眼瞼結膜：貧血なし，眼球結膜：黄疸なし，舌湿潤，齲歯多発，口腔内乾燥感あり，右下顎部のしびれあり，顎下腺・耳下腺腫大：なし，甲状腺腫大：なし，呼吸音：清，心音：Ⅰ・Ⅱ音正常，Ⅲ・Ⅳ音聴取せず，雑音なし，腹部：平坦かつ軟，肝脾腫なし，下肢：両側下腿浮腫軽度あり，アキレス腱反射の低下あり．

〔入院時検査所見〕

〔尿検査〕 比重 1.016，pH 5.5，β_2ミクログロブリン 294 μg/L，赤血球 4 個/HPF，白血球 1～4 個/HPF，円柱（−），細菌（1＋），Cr 104.4 mg/dL，蛋白 412 mg/dL．

〔24 時間蓄尿〕 尿蛋白 4.3 g/日．

〔末梢血〕 白血球 6,080/μL，赤血球 471×10⁴/μL，Hb 14.6 g/dL，MCV 91 fl，MCH 31.0 pg，MCHC 34.0％，Plt 22.2 万/μL．

〔生化学〕 TP 7.3 mg/dL，Alb 4.4 mg/dL，TB 0.4 mg/dL，AST 23 IU/L，ALT 22 IU/L，γGTP 50 IU/L，ChE 399 IU/L，LDH 191 mg/dL，UN 17.4 mg/dL，Cr 0.55 mg/dL，UA 4.4 mg/dL，Cys C 1.02 mg/dL，空腹時血糖 84 mg/dL，インスリン 2 μU/mL，C ペプチド 0.91 ng/dL，HbA1c（JDS）5.3％，TC 244 mg/dL，TG 97 mg/dL，HDL-C 83 mg/dL，LDL-C 141 mg/dL，Na 138.8 mEq/L，K 4.2 mEq/L，CL 108.6 mEq/L．

〔免疫〕 IgG 1,637 mg/dL，IgA 187 mg/dL，IgM 58 mg/dL，C3 123 mg/dL，C4 29 mg/dL，抗 SS-A 抗体（−），抗 SS-B 抗体（−），MPO-ANCA（−），PR3-ANCA（−），血漿レニン活性 0.4 ng/mL/時間，アルドステロン 30.4 pg/mL，ACTH 21.1 pg/

mL，コルチゾール 10.9 μg/dL，TSH 1.87 μIU/mL，free T4 1.24 ng/mL，free T3 2.44 pg/mL，ビタミン B_1 47 ng/mL（基準 20〜50 ng/mL），ビタミン B_{12} 433 ng/mL（基準 180〜914）．

〔凝固〕　APTT 33 秒，PT 116％．

〔血液ガス（室内気）〕　pH 7.447，PCO_2 34.9 mmHg，PO_2 80.2 mmHg，HCO_3 23.7 mEq/L，アニオンギャップ 11.7．

(糖尿病に関する病歴，検査所見)

〔糖尿病罹病期間〕　少なくとも 5 年以上．

〔自覚症状〕　口渇・多飲・多尿なし，体重減少なし．

〔眼底〕　糖尿病性網膜症の所見あり．

〔神経伝導速度（NSV）〕　下肢優位で感覚神経障害が優位な軸索型ニューロパチー．

〔空腹時血糖〕　84 mg/dL．

〔HbA1c（JDS）〕　5.3％．

〔75OGTT〕　血糖 0 分値：84 mg/dL，インスリン 2 μU/mL
　　　　　　30 分値：177 mg/dL，インスリン 7 μU/mL
　　　　　　60 分値：234 mg/dL，インスリン 14 μU/mL
　　　　　　120 分値：223 mg/dL，インスリン 17 μU/mL
　　　　　　HOMA-IR：0.4
　　　　　　HOMA-β：34％

プロブレムリスト

#1 ▶ 尿蛋白 4.6 g/日
#2 ▶ 2 型糖尿病（網膜症あり，末梢神経障害あり）
#3 ▶ 高血圧
#4 ▶ 脂質異常症

　　　肥満，DM 患者であるが，高度な蛋白尿を認めるようになり，膜性腎症，IgA 腎症，微小変化群など，糖尿病性腎症以外の疾患の合併が否定できず腎生検を行った．

腎生検所見

1）光顕所見

①糸球体：観察した糸球体は 12 個．皮質：髄質＝10：0．そのうち，球状硬化の糸球体を 1 個認める．メサンギウム基質の増加を 11 個（90％）の糸球体に認める．結節性硬化

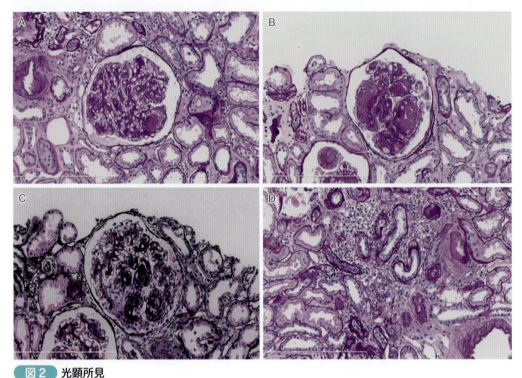

図2 光顕所見
A～C：糸球体．
D：尿細管．

病変を4個の糸球体認める（図2A, B, C）．基底膜にスパイクや免疫複合体の沈着を示唆する病変は認められない．糸球体門部小血管増生（polar vasculosis）は認められない．
②尿細管：尿細管の萎縮と間質の線維化を10～20％の領域に認める（図2D）．
③血管：糸球体に流入する細動脈硬化（hyaline-arteriosclerosis）（図3A），高度の動脈硬化（図3A, B），メサンギウム基質の増加所見を認める（図3A, C）．

2）蛍光抗体所見

特異的所見なし．

3）電顕所見

メサンギウム基質の増加がみられた（図4）．ポドサイト（podocyte）の消失を一部に認めたものの，広範囲には認められず．

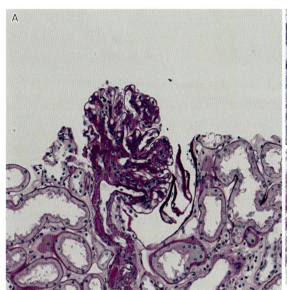
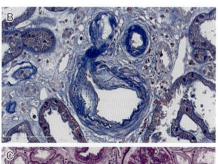
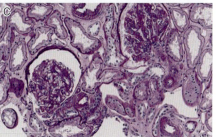

図3 光顕所見

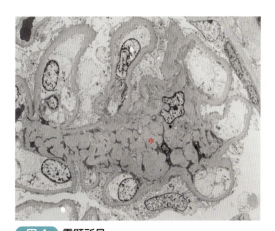

図4 電顕所見
メサンギウム基質の増加がみられる（＊印）．

プロブレムリストに関する考察

#1 ▶ 尿蛋白 4.6 g/日
#2 ▶ 2 型糖尿病（網膜症あり，末梢神経障害あり）
#3 ▶ 高血圧
#4 ▶ 脂質異常症

　　　本症例は，DM の加療経過中，腎臓機能には著変が認められなかったものの，尿蛋白量が増加し，糖尿病性腎症以外の疾患の合併が否定できず腎生検を行った症例である．腎臓病理所見では，尿細管萎縮や間質障害（線維化）が皮質領域の 10～20% に認められた

ものの，その程度は軽度であった．糸球体はメサンギウム基質の著しい増生がみられ，nodular lesion を呈し，細動脈は hyalinosis がみられた．蛍光抗体所見は特異的所見を得られず，膜性腎症，IgA 腎症の合併は否定的であった．比較的急な経過で蛋白尿の増加がみられたため，微小変化群の合併も考えたが，電顕所見にて糸球体ポドサイトの消失を一部に認めたものの，広範囲には認められず，また，nodular lesion，硬化病変，細動脈 hyalinosis など多彩な病理像を呈していたため，糖尿病性腎症によるものと判断した．

近年，糖尿病性腎症では，尿蛋白の程度，慢性腎臓病(CKD)ステージと腎臓病理所見が不一致である症例が多く報告されている．本症例では腎臓機能は血清 Cr 0.55 mg/dL，eGFR>100 mL/分以上と保たれていた(stage G1A3)が，糸球体病変は進行していた．hyperfiltration により，一部障害糸球体機能を代償し，腎臓機能は検査上保たれていたものと考えられ，腎臓病理所見としては，nodular lesion，糸球体硬化像を呈する進行性の所見であった．糖尿病性腎症をみる場合，腎臓機能が保たれ，血糖コントロール(空腹時血糖と HbA1c 値)が良好であったとしても，腎臓病理所見は進行性の所見を呈している可能性に留意すべきであり，尿蛋白量が多い場合はなおさらである．

最終診断

糖尿病性腎症．

臨床医として考察を要するポイント

- 1 ▶ 糖尿病性腎症の診断基準と病態は？
- 2 ▶ 糖尿病性腎症の診断と腎生検

1 糖尿病性腎症の診断基準と病態は？

糖尿病性腎症は網膜症，末梢神経障害，大血管障害と並び重要な糖尿病合併症の1つである．糖尿病性腎症は，①糖尿病罹患期間が少なくとも5年以上であること，②糖尿病性網膜症があること，③血尿を認めないこと，④比較的多量な尿蛋白を認め，徐々に腎機能が増悪すること，⑤腎臓のサイズが保たれていること，⑥腎機能障害をきたす他疾患が考えにくいこと，などを診断根拠に腎生検を行わずに診断するケースが多い．近年，臨床的に糖尿病がその発症や進行に関与していると考えられる CKD を糖尿病性腎臓病(diabetic kidney disease；DKD)とする概念が KDOQI(Kidney Disease Outcomes

Quality Initiative)より提唱された[1]．DKD には，古典的な糖尿病性腎症(diabetic nephropathy)のほか，高血圧，肥満，喫煙などに伴う腎障害も含まれる．

糖尿病性腎症の病態として，高血糖の影響により糸球体における微小循環動態変化，微小炎症，酸化ストレスなどにより組織障害が始まり，糸球体硬化が引きおこされる．近年ではポドサイトのミトコンドリア機能障害[2]，近位尿細管におけるアンジオテンシノーゲンなどの遺伝子の DNA メチル化障害[3]，糸球体でのオートファジー予備能の低下[4]がそれぞれ糖尿病性腎症の発症に重要である可能性が指摘されている．また，筆者らの研究室では，近位尿細管での抗加齢遺伝子サーチュイン1の発現低下が糸球体でのポドサイト機能異常を引きおこすことを報告しており[5]，糖尿病性腎症が尿細管を起源として発症進展するとした「尿細管-糸球体連関」という概念を提唱している(Column 1 参照，p.119)．

2 糖尿病性腎症の診断と腎生検

糖尿病性腎症の診断には，臨床経過とともに病理学的所見が重要であることもある．基底膜の肥厚・二重化，メサンギウム基質の増生(IgA 腎症と異なりメサンギウム細胞の増殖はむしろ乏しい)，nodular lesion，細動脈 hyalinosis，fibrin cap，capsular drop，polar vasculosis などは糖尿病性腎症で頻回に観察される[6]．また，糖尿病の経過中，腎臓機能の急性増悪，蛋白尿の増加をみた場合，糖尿病性腎症以外の疾患の合併を鑑別しなくてはならない．膜性腎症，IgA 腎症の合併は多くみられ，これらも蛍光抗体・電顕所見で鑑別できる．

一方，糖尿病性腎症に微小変化群が合併したかどうかの鑑別は難しい．蛍光抗体染色での鑑別は困難であり，電顕所見での足突起癒合所見も糖尿病性腎症でもみられる所見であるため，これだけでは明確に鑑別はできない．アミロイドーシス，軽鎖沈着症，fibrillary glomerulonephritis, immunotactoid glomerulopathy, fibronectin nephropathy などの糸球体沈着症は蛍光抗体・電顕所見が重要となる．

糖尿病性腎症では腎機能が保たれ，蛋白尿が多くなくても組織障害が進行していることがあると先に述べたが，逆に，腎機能障害が進行し，蛋白尿が急激に増加した場合は，nodular lesion，糸球体硬化像などがみられる．糖尿病性腎症に微小変化群の合併を疑った場合，病理学的所見のみによらず，臨床経過を合わせて診断すべきであることはいうまでもない．

本症例のまとめ

これまでは，臨床経過，除外診断から腎生検を施行せずに糖尿病性腎症と診断することが多かった．本症例の腎臓機能は eGFR 100 mL/分以上と保たれていたが，腎臓病理

所見は nodular lesion，糸球体硬化を呈し，進行性の病理像を呈していた．糖尿病性腎症と診断できていても，腎症の真の進行度を評価するためには，腎生検を適宜行うことが必要であり，得られる情報は極めて大きいと考える．尿蛋白，腎臓機能に比較し，腎臓病理像が進行している症例があることに留意すべきである．したがって，微量アルブミン尿は糖尿病性腎症の早期の診断指標とはもはやいえなくなってきている．

　わが国で多い2型糖尿病は1型糖尿病に比べ，肥満，高血圧，脂質異常症などを複数合併し，多彩な病理像を呈するといえる．DM診断早期から厳格な血糖管理に加え，腎症の進展にかかわる高血圧，肥満，喫煙に対する徹底した管理を行うことが重要である．

引用・参考文献

本項の文献は左のQRコードを読み取るか，下記URLよりご覧いただけます
http://www.igaku-shoin.co.jp/prd/03850/Case13.html
コンテンツは予告なしに変更・修正したり，また配信を停止する場合もございます．

〔水口 斉，坂巻 裕介〕

Column 1

糖尿病性腎症の始まりは近位尿細管
尿細管-糸球体連関という概念

　近年，慢性腎臓病（CKD）の発症進展に対する早期治療介入の重要性が指摘されている．基礎研究において，各種CKDモデルに対するレニン・アンジオテンシン（RA）系の抑制，抗炎症・線維化抑制薬が有効だとされ，実臨床においてもCKDの進行阻止手段として減塩，低蛋白食，降圧療法，血糖管理などさまざまな治療が試みられているが，糖尿病性腎症の進行・新規透析導入を抑制しきれていない．CKDに対する早期治療介入，およびそれを可能にする超早期の診断指標の確立が求められ，CKDの治療戦略における全く新しいパラダイムが求められている．

　糸球体障害を示す微量アルブミン尿は，これまで早期の糖尿病性腎症の指標とされてきたが，Case 12（p.105）で提示したように，腎臓組織学的にメサンギウム基質の増生，糸球体硬化，線維化などすでに進行している状態がみられる．糖尿病の前段階である肥満関連腎症・糖尿病性腎症に対する早期治療介入，およびそれを可能にする微量アルブミン尿に代わる超早期診断指標の確立は極めて重要である．

　筆者らはこれまで，糖尿病性腎症では糸球体より早期に近位尿細管における代謝異常が発症進展に寄与することを明らかにしてきた．糖代謝，脂質代謝，ニコチン酸を中心としたエネルギー代謝関連分子の鍵分子であるSirtuin1（Sirt1）の機能を近位尿細管を中心に検討し，糖尿病性腎症では近位尿細管Sirt1の発現が糸球体病変発症前からすでに低下し，この変化が糸球体足細胞に波及し，細胞接着因子Claudin-1の発現をエピジェネティック制御により上昇させ，アルブミン尿を生じさせることを明らかにした．この細胞間連関のメディエーターとしてNAD（nicotinamide adenine dinucleotide）の前駆体であるNMN（nicotinamide mononucleotide）を同定した．糖尿病性腎症発症に関する新たなパラダイム「尿細管-糸球体連関」を提唱し，実臨床においても証明した（図）[1,2]．

　しかし，Sirt1とNMNが糖尿病性腎症の近

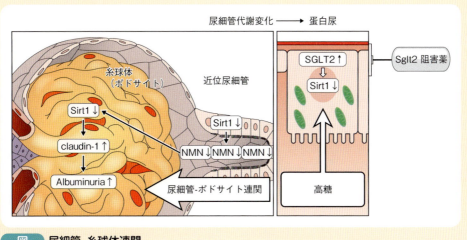

図　尿細管-糸球体連関

位尿細管において顕著に低下するのはなぜなのか．

　近位尿細管Sirt1低下の刺激となる高糖負荷が，近位尿細管のSGLT2(sodium-glucose cotransporter)を介する尿細管腔由来の高糖か，GLUT2を介して血中に再吸収される血管腔由来の高糖かは不明であった．筆者らはdb/dbマウスを用い，8週齢オスに混餌でSGLT2阻害薬（カナグリフロジン）を投与し，解析を行った．16週時点（投与8週間後）で，db/db群で，コントロール群に比してSGLT2発現が上昇し，SGLT2阻害薬により発現抑制がみられた．次に，Sirt1発現について検討したところ，db/dbマウスではSirt1発現低下を認め，SGLT2阻害薬投与で，Sirt1発現は保持された．以上から，糖尿病性腎症においてSGLT2発現上昇が細胞内高糖を介して，Sirt1発現を低下させることがわかった．その後の細胞シグナル解析でGLUT2がグルコースをsensorし，GLUT2と結合しているimportin-α1とHNF-1αが，高糖刺激で乖離し，これらが核内へ移行し，SGLT2の発現を上昇させることを同定した[3]．

　糖尿病性腎症において，糸球体から尿細管の順番ではなく，尿細管障害がおこってから糸球体へ波及していくという「尿細管-糸球体連関」という病態生理が明らかになってきた．微量アルブミン尿はもはや糖尿病性腎症の早期診断指標ではなく，病初期におこっている尿細管，特に近位尿細管での病理学的変化，質的変化を一早く把握しうる早期診断指標の確立が必要である．

　今後は，SGLT2発現上昇がどのようにSirt1発現低下をきたすのか，SGLT2発現上昇がSirt1低下の下流でどのように尿細管障害をきたすのか，SGLT2阻害がこれら腎症を抑止できるかを検討する必要がある．

引用・参考文献

本項の文献は上記QRコードを読み取るか，下記URLよりご覧いただけます
http://www.igaku-shoin.co.jp/prd/03850/Column1.html
コンテンツは予告なしに変更・修正したり，また配信を停止する場合もございます．

〔長谷川一宏，脇野 修，伊藤 裕〕

Column 2

慢性腎臓病における経口血糖降下薬の使用法

　わが国で，糖尿病患者数は増加の一途をたどり，殊に新規透析導入にいたる原因疾患の第1位は糖尿病腎症であり，糖尿病は慢性腎臓病（CKD）対策の重要課題である．典型的な糖尿病腎症に加え，顕性アルブミン尿を伴わないままGFRが低下する非典型的な糖尿病関連腎疾患を含む概念をDKD（diabetic kidney disease）として「糖尿病性腎臓病」と呼称することとなった[1]．2017年秋，日本腎臓学会と日本糖尿病学会の両理事長により"STOP-DKD宣言"が発表され，CKDでの糖尿病治療の重要性が増している．集学的治療が推奨されるが，インスリンを含む薬物療法，特に経口血糖降下薬の使用については患者ごとの状態に応じて個別に考慮することが重要である．

　経口血糖降下薬の適応は，原則的には2型糖尿病患者である．それまでに健診や医療機関を受診したことがなく，潜在する糖尿病を知らずに腎症が悪化し，倦怠感や浮腫などで医療機関を受診し初めてCKDの可能性を指摘され，その原因として糖尿病が考えられる場合は，そのときのCKDステージに応じた処方が必要となる．一方で，実地臨床では，糖尿病の治療として経口血糖降下薬を使用している経過中に腎症が悪化し，その薬剤を変更・調節する必要性に迫られることが多い．

　四半世紀前までは，腎機能が悪化してきた糖尿病患者に対して血糖コントロールのために使用できる経口血糖降下薬はほとんどなかった．近年の医学の進歩に伴い，現在では経口血糖降下薬として，①スルホニル尿素（sulfonylurea；SU）薬，②速効型インスリン分泌促進薬（グリニド薬），③DPP（dipeptidyl peptidase）Ⅳ阻害薬，④ビグアナイド（biguanide；BG）薬，⑤チアゾリジン（thiazolidinedione；TZD）薬，⑥α-グルコシダーゼ（glucosidase）阻害（GI）薬，⑦SGLT（sodium-glucose cotransporter）2阻害薬の7種類の処方が可能となり選択の幅が広がった．そのぶん，CKDにおける経口血糖降下薬の使用に際しては，薬剤の代謝経路を考慮して低血糖リスクを考慮するなど十分な注意が必要となった．一般的にCKDステージG4以降〔推定糸球体濾過量（eGFR）30 mL/分/1.73 m^{2}未満〕で使用できる薬剤は限られてくる（表）[2]．

SU薬

　SU薬の代謝経路は薬剤ごとに異なるが，その多くは尿中排泄であり，腎機能が低下すると排泄能低下により代謝産物や未変化体が蓄積し，重症低血糖や遷延性低血糖などのリスクが増加するため，CKDステージG4以降では禁忌である．CKDステージG3まででは，腎機能の程度を考慮しながら減量，あるいは他剤への変更を考慮する．

速効型インスリン分泌促進薬（グリニド薬）

　速効型インスリン分泌促進薬（グリニド薬）のうち，ナテグリニドは代謝産物にも血糖降下作用があり低血糖リスクがあるためCKDステージ4以降では禁忌である．レパグリニド，ミチグリニドは腎障害での影響が少なく慎重投与であるが，作用時間が短いため，腎障害患者に対してしばしば処方される．

表 CKD ステージ G4，G5 の腎障害患者に対する経口血糖降下薬の使用

経口血糖降下薬	投与上の注意	実地で頻用される薬剤
SU 薬	禁忌	
速効型インスリン分泌促進薬（グリニド薬）	ナテグリニドは禁忌	ミチグリニド レパグリニド
DPP-IV 阻害薬	トレラグリプチンは禁忌 ほか，リナグリプチン，テネリグリプチン以外は要用量調節	リナグリプチン テネリグリプチン （上記 2 剤は用量調節不要）
BG 薬	禁忌	
TZD 薬	禁忌	
α-GI 薬	ミグリトールは慎重投与	アカルボース ボグリボース
SGLT2 阻害薬	禁忌（投与しない）	
配合薬	ミチグリニド＋ボグリボース配合薬以外は禁忌	ミチグリニド＋ボグリボース配合薬

DPP-IV 阻害薬

DPP-IV 阻害薬のなかで，主に肝臓で代謝されるリナグリプチンとテネリグリプチンの 2 剤は，透析を含む重篤な腎障害患者にも使用することが可能であり，頻用される．その他の DPP-IV 阻害薬と週 1 回製剤のオマリグリプチンでは腎障害に伴い用量調節を要しながらも末期腎不全で使用可能である．週 1 回製剤のトレラグリプチンは CKD ステージ G4 以降では禁忌である．

BG 薬

BG 薬は，メトホルミン，ブホルミンともに腎排泄性の薬剤であり，重篤な副作用である乳酸アシドーシスの発生頻度は腎機能低下によって上昇する．2012 年に日本糖尿病学会から「ビグアナイド薬の適正使用に関する委員会」からの勧告が出され，その後の改訂で，2016 年最新の勧告では「腎機能を推定糸球体濾過量 eGFR で評価し，eGFR が 30 mL/分/1.73 m^2 未満の場合には禁忌である．eGFR が 30〜45 の場合にはリスクとベネフィットを勘案して慎重投与とする」とされている．特筆すべきは，ヨード造影剤使用時の eGFR が急激に低下する可能性の注意喚起であり，「eGFR は 30〜60 の患者では，ヨード造影剤検査の前あるいは造影時に BG 薬を中止して 48 時間後に eGFR を再評価して再開する．eGFR は 45 以上または 60 以上の場合でも，腎血流量を低下させる薬剤の使用などにより腎機能が急激に悪化する場合があるので注意を要する」とある．

TZD 薬

TZD 薬は約 30％が腎排泄であり，CKD ステージ G4 以降では禁忌である．中等度の腎障害までは使用できるが，既往を含む心不全症例には禁忌であり，腎集合管での Na 再吸収亢進による浮腫や体液貯留をきたしやすいため注意を要する．

αGI 薬

αGI 薬のうち，ミグリトールは CKD ステージ G4 以降で慎重投与であるほか，アカルボースとボグリボースは腎障害症例に投与可能であり比較的処方しやすい薬剤である．

SGLT2 阻害薬

　SGLT2 阻害薬は腎臓の近位尿細管に作用する薬剤であり，尿糖排泄量が減弱する腎障害では血糖降下作用が減弱する．このため，中等度腎障害では慎重投与，重度腎障害では投与不可とされる．一方で，最近の大規模臨床研究の結果では，SGLT2 阻害薬による腎保護効果の可能性が示唆されており[3,4]，糖尿病腎症を含む腎障害の症例に対する現在進行中の研究報告が待たれる．

配合薬

　昨今，服薬アドヒアランスや薬価を考慮した配合薬がさかんに使用される[5,6]．経口血糖降下薬についても現在 10 種類の配合薬が上市している．腎障害を有する患者へ投与する場合それぞれの配合薬の内容を確認のうえ，適切な減量や他剤への変更を考慮する．

　上述のように，実地臨床では，糖尿病の治療として経口血糖降下薬を使用している経過中に腎症が悪化することが多いので，配合薬使用中の患者の経過中に腎症が悪化した場合には，配合薬の内容それぞれに戻して用量調節を要することがある．

　患者個々の状態に応じて，各薬剤の特性を考慮した有効で低血糖のない安全な経口血糖降下薬の処方を心がけたい．

引用・参考文献

本項の文献は上記 QR コードを読み取るか，下記 URL よりご覧いただけます
http://www.igaku-shoin.co.jp/prd/03850/Column2.html
コンテンツは予告なしに変更・修正したり，また配信を停止する場合もございます．

〔河合 俊英〕

Column 3

ステロイド糖尿病の治療

　腎臓病は免疫学的な機序で生じることが多く，治療に糖質コルチコイド，いわゆるステロイド薬が頻用される．周知のように糖質コルチコイドの作用として血糖上昇作用があり，ステロイド薬の使用によりしばしば医原性のステロイド糖尿病が発症する．インスリンは糖輸送担体 GLUT4 の細胞表面への動員などを介して骨格筋でのブドウ糖取り込みを促進するが，糖質コルチコイドはこのインスリンによるブドウ糖取り込みを直接阻害することが知られている．糖質コルチコイドによる遊離脂肪酸の上昇もインスリン抵抗性の増大に寄与している．また，糖質コルチコイドによるインスリン受容体以降のシグナル伝達の抑制は蛋白分解の亢進や蛋白合成の低下にも関与している[1]．

　ステロイド糖尿病では食後血糖から上昇してくることが多い．投与後インスリン抵抗性の上昇に伴い数時間から半日くらいかけて血糖が上昇し，一方で内因性ステロイドが抑制されるため早朝の血糖上昇が乏しいなど特有の血糖パターンを取る（図）．これに禁食や，輸液，手術や感染症などの修飾が加わり，血糖変動は複雑になってくる．食後血糖が上昇する性質のため，空腹時血糖のみをみていると糖尿病の発症を見逃すことが多く，空腹時血糖や HbA1c が上昇してきたときには，すでに血糖コントロールが非常に悪くなっているため注意が必要である（空腹時血糖が 100 mg/dL 前後でも夕食後には 300 mg/dL 以上の高血糖になっていることもしばしばある）．また，より短期間の血糖変動を示すグリコアルブミンもステロイドによるアルブミン代謝の亢進のため実際の血糖値の悪化を過小評価する可能性があり，注意が必要である．午後や食後の血糖測定をステロイド投与後早期から行ったり，夕方の尿糖をチェックしたりすることなどでステロイド糖尿病の早期発見，早期介入を行うことが望ましい．早期の対応であれば経口薬などで対応可能であったものも，一度糖毒性が高度になってしまうとインスリン頻回注射や，入院加療が必要になってしまう．使用するステロイドの量や半減期，投与経路などにもよるが，ヒドロコルチゾン 50 mg，100 mg，120 mg 以上相当のステロイド投与での糖尿病発症リスクはコ

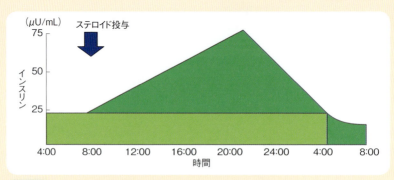

図　ステロイドホルモン投与時のインスリン分泌
ステロイド投与後 8〜12 時間後くらいでインスリン必要量は最大になる．翌朝には内因性ステロイドの抑制の影響でインスリン必要量は低下する．

ントロールと比べてそれぞれ3.02, 5.82, 10.35倍上昇するという報告もある[2]．

食事療法，運動療法はステロイド糖尿病にも有効であるが，これだけでは十分なコントロールを維持できないことが多い．ステロイド糖尿病の機序からはインスリン抵抗性改善薬が有効であると考えられ，実際に一定の有効性は期待できる．しかし，メトホルミンは腎機能障害の進行した例や，心肺機能の高度に低下した例では使用しがたく，また，ピオグリタゾンは浮腫や心不全の増悪に注意が必要となる．インクレチン関連薬も有効性は期待できるが，インスリン抵抗性の増大のためこれだけでは十分なコントロールを維持できないことも多い．特有の血糖パターンからは長時間作用型のSU薬は夜間から早朝の低血糖リスクがあるため，グリニド薬のほうがインスリン分泌薬としては使用しやすい．αグルコシダーゼ阻害薬とグリニド薬の併用なども，食後血糖上昇がそれほど強くない場合は試す価値はある．

インスリンも持効型インスリンのみではステロイドで血糖が上昇する時間帯の血糖コントロールが十分にできない一方で，夜間から早朝の低血糖リスクがあるため使用しがたい．また，スライディングスケールで就寝前などに大量の速効型インスリンを打つのは，血糖が低下してくる夜間に大量のインスリンを供給することになり，低血糖リスクを増大させるため要注意である．結果的に1日のインスリン必要量をざっくりと予想したうえで，超速効型インスリンの各食前定時注射＋補正スケールなどで食後血糖の低下を図ることが多い．頻回の注射が困難な症例では中間型インスリン朝1回注射で夕方にインスリンのピークをもってきて，夜間はインスリンの効果が切れることを期待することもできるが，この方法では細かい調整は困難である．

短期間のパルス療法の際には大量のステロイド薬の使用で血糖コントロールは著明に悪化し，高血糖性昏睡などのリスクも出てくるが，この場合もどの程度のインスリンが必要になるかの予測は非常に難しい．いわゆるスライディングスケールでは，全くインスリン量が不十分でコントロールできないことが多い．もともとインスリンを使用している症例において，谷は生理量の3倍以上のステロイドを投与（PSL 15 mg，デキサメタゾン1.5 mg）する際は投与24時間以内の（超）速効型インスリンの設定を2倍に増量し，さらに補正スケールを併用しているとのことである（中間型，持効型インスリンは原則として変更しない）[3]．

もともとインスリンを使用していない症例においても，0.2〜0.3単位/BW程度のインスリンを定時注射したうえで補正スケールを使用し，当初の血糖値の上昇やインスリンへの反応性をみながら短期間に積極的にインスリン量を調整する必要がある．たとえば体重60 kgの患者で0.3単位/BWだと18単位/日，これを各食前6単位ずつの超速効型インスリンの各食直前定時注射として振り分け，さらに甘めの補正スケール（食前血糖201〜250：+2，251〜300：+4，301〜：+6）を食前のみかける．ちなみに朝から昼にかけての血糖上昇が弱い患者もいるので，超速効型を朝3，昼6，夕6のように，昼から夕食後くらいまでに多めにインスリンを配分するのがコツである．

引用・参考文献

本項の文献は上記QRコードを読み取るか，下記URLよりご覧いただけます
http://www.igaku-shoin.co.jp/prd/03850/Column3.html
コンテンツは予告なしに変更・修正したり，また配信を停止する場合もございます．

〔目黒 周〕

Column 4

膵島数と糖尿病
腎組織との対比から

　2型糖尿病はインスリン抵抗性と相対的なインスリン分泌不全を特徴とするが，近年ヒト膵組織の検討により2型糖尿病患者におけるβ細胞量の減少が明らかとなり，β細胞障害は1型，2型糖尿病の両者に共通する病態と考えられるようになってきた[1]．

　当院での日本人剖検例および膵手術症例より得られた膵組織の検討においても，2型糖尿病患者では年齢やBMIをマッチさせた非糖尿病患者と比較し，β細胞量は約45%低下していることを見出した[2,3]．このことから2型糖尿病におけるβ細胞量の減少は人種を超えた共通の病態であると考えられ，糖尿病発症・進展過程におけるβ細胞量減少の原因の解明は糖尿病の新たな予防・治療法開発のための喫緊の課題である．

　一方，糖尿病でない正常耐糖能者のβ細胞量にも症例ごとの個人差が大きいことが知られており，このことは個々人のもともとのβ細胞量の違いが糖尿病の発症リスクにかかわる可能性を示唆している．筆者らの検討では日本人成人におけるβ細胞量は年齢や肥満との関連を認めなかったことから[3,4]，β細胞量はむしろ遺伝や胎内環境などの因子により規定されている可能性があると考えられた．そこで筆者らはβ細胞量を規定する因子として膵島数（密度）と膵島サイズの寄与を検討した[5]．その結果，膵島サイズよりも膵島数がβ細胞量と強い関連を認め，ヒトでは膵島数がβ細胞量を規定する重要な因子と考えられた．一方，膵島サイズと膵島数の間には有意な負の相関がみられ，膵島数の少ない症例では代償性に膵島の肥大が生じている可能性が示唆された．

　近年，腎臓の組織学的検討により，低出生体重がネフロン数の減少に関連することが報告されている[6]．ネフロン数とネフロン面積の間には負の相関を認め，ネフロン数の少ない症例では個々のネフロンが糸球体過剰濾過（glomerular hyperfiltration）になることで代償性に肥大していることが示唆される[6]．慢性腎臓病（CKD）の患者ではネフロン数が減少していることから，低出生体重と将来のCKD発症リスクの増加には出生時のネフロン数の減少がかかわっている可能性がある[7]．

　低出生体重児では将来の2型糖尿病発症リスクも高いことが知られている．したがって，このことも腎臓におけるネフロンと同様，低出生体重児では膵島数の減少が起こるためではないかと考えることもできる．膵島数の減少は個々の膵島でのインスリン過分泌（hypersecretion）を惹起し膵島の肥大をおこすが，もともとのβ細胞量が少ないためにやがてβ細胞が疲弊をきたし2型糖尿病を発症する可能性がある（図）．

　また，興味深いことにネフロン数は欧米人に比べ日本人では少ないことが報告されており[8]，このことは欧米人2型糖尿病患者では心血管イベントの発症が多いのに対し，日本人2型糖尿病患者では腎イベントの発症が多いこととも一致する[8,9]．日本人は欧米人に比べより軽度の肥満で2型糖尿病の発症リスクが上がることが知られているが[10]，これももしかすると人種による膵島数の違いがかかわる可能性がある．このように腎臓とネフロンの関係および膵臓と膵島との関係の間にはある意味類似した特徴があると考えられ，腎と膵の組織を相互に比較することで各臓器の

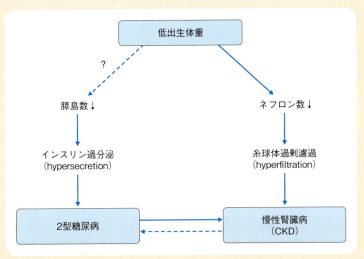

図 低出生体重と将来の2型糖尿病・慢性腎臓病(CKD)発症リスク増加の機序(仮説)

病理像と病態との関連についてさらに理解を深めることができる可能性がある.

　今後,ヒトでの膵島数を規定する因子が解明できれば,新たな糖尿病発症予防や治療法の開発につながることが期待される.

引用・参考文献

本項の文献は上記QRコードを読み取るか,下記URLよりご覧いただけます

http://www.igaku-shoin.co.jp/prd/03850/Column4.html

コンテンツは予告なしに変更・修正したり,また配信を停止する場合もございます.

〔税所 芳史〕

Case 14 糖尿病性腎症・肥満関連腎症

肥満関連腎症の一例

> **Headline**
> - 肥満関連腎症って何？ その病態生理は？
> - 糖尿病になる前の肥満の段階ですでに腎症が始まっている.
> - 糖尿病性腎症の早期診断指標として微量アルブミン尿が30年来採用されているが, 微量アルブミン尿がみられるときにはすでに腎症が進行してしまっている.

患者データ

症例 53歳, 男性.

現病歴 X−20年(33歳時), 高血圧を指摘され降圧薬を内服していた. X−9年(44歳時), 肥満を指摘され, 食事指導, 生活指導を受けていた. 年1回の近医眼科での眼底検査では異常を指摘されたことはない. X−5年(48歳時), 尿蛋白(2+)を持続的に指摘されるようになり, X−1年(52歳時), 尿蛋白2.4 g/日と増加傾向を示した. 尿蛋白増加の原因精査のため, X年1月16日に入院した.

既往歴 虫垂炎手術.

生活歴 喫煙なし, 機会飲酒.

入院時現症 身長173 cm, 体重95.6 kg(過去最高体重49歳時98 kg), BMI 31.9, 血圧138/86 mmHg, 心拍数84/分, 体温36.3℃, 眼瞼結膜貧血なし, 眼球結膜黄染なし, 心音純, 肺野清, 腹部平坦かつ軟, 下腿浮腫軽度, 振動覚低下なし.

入院時検査所見

〔尿検査〕 pH 6.0, 尿糖(±), 尿蛋白(3+), 尿潜血(−), 硝子円柱(−), 顆粒円柱(−).

〔24時間蓄尿〕 尿量1,400 mL, 尿蛋白1.25 g/日, β_2ミクログロブリン322 μg/L, NAG 6.6 U/L.

〔末梢血〕 白血球10,000/μL, 赤血球506万/μL, Hb 15.5 g/dL.

〔生化学〕 TP 6.9 g/dL, Alb 4.0 g/dL, BUN 19.6 mg/dL, Cr 1.15 mg/dL, UA 6.8 mg/

dL, Na 142 mEq/L, K 4.3 mEq/L, Cl 103 mEq/L, Glu 113 mg/dL, HbA1c（JDS）5.4%, LDL-C 96 mg/dL, HDL-C 44 mg/dL, LDH 193 U/L, AST 31 U/L, ALT 53 U/L.

〔免疫〕 CRP 0.16 mg/dL, IgG 1,130 mg/dL, IgA 236 mg/dL, IgM 77 mg/dL, C3 146 mg/dL, C4 38 mg/dL, アミロイドA 9 μg/mL, RF＜5 IU/mL, 抗dsDNA＜7 IU/mL, ANA 40倍, PR3-ANCA＜1.0 U/mL, 抗GBM抗体＜2.0 U/mL, MPO-ANCA＜1.0 U/mL, クリオグロブリン（－）.

〔眼底〕 糖尿病性網膜症なし.

〔腹部エコー〕 脂肪肝.

〔腹部CT〕 特に所見なし.

プロブレムリスト

#1 ▶ 肥満, 脂肪肝
#2 ▶ 尿蛋白

　　持続する尿蛋白があり，2.0 g/dL以上とネフローゼ症候群には至っていないものの多量にみられる．肥満症以外に理学的所見，検査所見，家族歴など特記すべき事項なく，腎症の鑑別診断のために腎生検を施行した．

腎生検所見

1）光顕所見

　　PAS所見にて，糸球体径の拡大がみられ，毛細血管数が多い（図1）．メサンギウム基質増生が軽度みられ，メサンギウム細胞増殖が軽度みられる．免疫複合体沈着像などは明確でない．1糸球体で巣状分節性糸球体硬化症（FSGS）様所見呈するものあり．虚脱糸球体あり（glomerular cyst），区域性に尿細管萎縮，糸球体虚脱あり．尿細管，特に近位尿細管内腔の拡大がみられる．

2）蛍光抗体所見

　　IgG（－），IgA（－），IgM（－），C3（－），C4（－）.

3）電顕所見

　　血管基底膜の肥厚，足突起の消失がみられる（図2）．

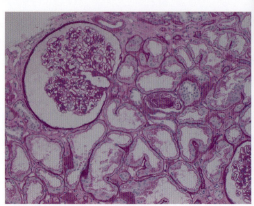

図1 光顕所見(PAS染色)
糸球体径の拡大がみられ,毛細血管数が多い.

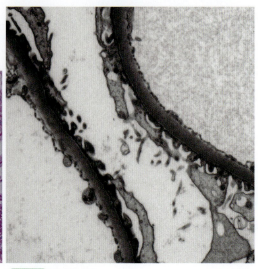

図2 電顕所見
血管基底膜の肥厚,足突起の消失がみられる.

プロブレムリストに関する考察

#1 ▶ 肥満,脂肪肝
#2 ▶ 尿蛋白

　　持続する検尿異常,特に尿蛋白が持続し,2.0 g/日以上と多量のため,診断確定のため腎生検を行った.腎臓病理所見では,糸球体肥大,尿細管腔拡大,1つの糸球体でFSGSがみられた.蛍光染色ではIgG,IgA,補体の沈着がみられず,膜性腎症(MN),IgA腎症は否定的であった.本症例は検査所見から糖尿病には至っておらず,腎臓病理学的にも糖尿病性腎症でみられるメサンギウム基質の増生,nodular lesionの形成,蛍光抗体所見でIgGの線状沈着などは観察されなかった.糸球体肥大が主病理所見であり,肥満関連腎症に矛盾しない所見と判断した.

最終診断

　　肥満関連腎症.

臨床医として考察を要するポイント

- 1 ▶ 持続する検尿異常と肥満を見たとき，腎生検すべきか？
- 2 ▶ 腎生検肥満関連腎症の病態生理と治療は？

1 持続する検尿異常と肥満を見たとき，腎生検すべきか？

30年書き換えられていないアメリカの腎臓病理学の教科書には，下記の記述がされている．

> The increase in glomerular basement membrane (GBM) thickness may be seen as early as 2 years after the onset of DM. The GBM is thickened, and mesangial volume and matrix volume fraction are increased by the time microalbuminuria appears clinically.
> 〔Pathology of the kiney, 6th edition. 812-813 より〕

糖尿病と診断後，2年経過すると血管基底膜が肥厚し，以降，組織障害が進行すると記述されている．しかし本症例では，糖尿病を発症する前段階の肥満の段階ですでに基底膜の肥厚が観察され，近位尿細管腔の拡大がみられた．肥満，糖尿病という一連のメタボリックシンドロームに関連する腎症を考えるとき，糖尿病を発症し，5年，10年と経過して腎症が悪くなってくるという認識は必ずしも正しくなく，糖尿病の前段階の肥満の段階ですでに腎症は始まり，進行していることを知っておかなければならない．

糖尿病ではないが，肥満を伴う検尿異常をみた場合，肥満関連腎症という新たな疾患概念を理解しておく必要がある．現在，肥満関連腎症は，①病的な肥満症（BMI＞40），②浮腫を認めない蛋白尿，③正常血清アルブミン値の3つを特徴とし，高血圧による腎硬化症および糖尿病性腎症とを除外したものと定義される．しかし，実際の臨床上，BMI 40以上の強度肥満の患者は多くない．WHOの基準により，BMI 30以上を肥満と判定し，わが国では軽度肥満においても心血管疾患を発症することから，BMI 25以上の腎症を肥満関連腎症と定義する．

肥満関連腎症は，組織学的にFSGS様所見を呈するもの，糸球体肥大があるもの，あるいはその両者を有するものと認識されてきた．Kambhamらは，肥満関連腎症においてFSGSに比較し巣状糸球体硬化病変は少なく，1日尿蛋白量，ネフローゼ症候群をきたす率が低かったと報告している[1]．また，肥満関連腎症の患者が腎障害の進行が遅く，

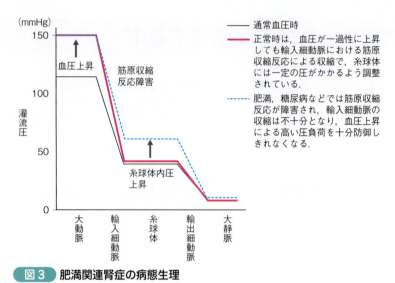

図3 肥満関連腎症の病態生理
肥満，糖尿病，慢性腎臓病の病態が加わると，高い全身血圧がそのまま糸球体にかかり，糸球体障害の原因になる．

腎予後がよいとした[1]．一方，Pragaらは，肥満関連腎症の約50％は腎障害が進行し，そのうちの約30％は血液透析に移行したとし，予後はよくないと報告した[2]．

　動物実験では，最近，マウス肥満関連腎症モデルにおいて，従来からいわれていた糸球体肥大，メサンギウム細胞増殖のみならず，尿細管，特に近位尿細管において細胞肥大，空胞化がみられる[3]．さらに，非糖尿病の段階ですでに血管基底膜肥厚，足突起の消失が観察される．尿アルブミンが増加するだけでなく，尿細管障害マーカーであるNGAL（neutrophil gelatinase-associated lipocalin）の上昇もみられた．面白いことに，尿NGALの上昇は，近位尿細管の組織学的変化がみられる前から早期に上昇している．この糸球体肥大などの組織学的変化は，当院ヒト腎臓生検検体を用いた研究からも同様な所見が得られ，BMI 22未満，25以上の群に分け観察すると，従来からいわれていた糸球体肥大のみならず，尿細管の組織学的変化が観察された．本症例においても，従来から報告されている糸球体肥大のみならず，尿細管の拡大がみられた．肥満関連腎症はどのような機序で形成されるのか，その病態生理については次項で示す．

2 腎生検肥満関連腎症の病態生理と治療は？

　糸球体に流入する輸入細動脈の筋原収縮反応により，全身血圧が高値でもその高い圧がそのまま糸球体にかかってくることはない．しかし，肥満，糖尿病，慢性腎臓病の病態が加わってくると，筋原収縮反応が障害され，高い圧が糸球体にかかり，糸球体が障害されることになる（図3）．腎臓1個には約100万個の糸球体ネフロンが存在するといわれる．一部のネフロンが障害され，減少すると，まだ障害されていない他のネフロン

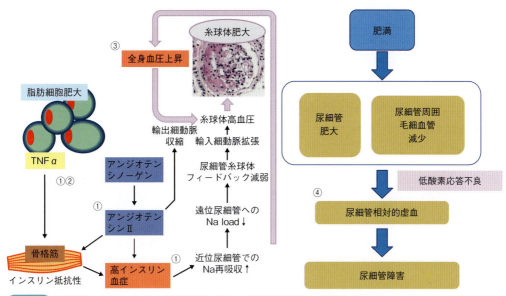

図4 腎臓微小循環，血行力学的機序以外の肥満関連腎症の病態生理

が働きを代償しようとするため糸球体過剰濾過となり，やがてこのネフロンも障害され，機能を果たしているネフロン数はさらに減少することになり，腎臓機能障害が進行する(Column 4 参照, p.126).

腎臓微小循環，血行力学的機序以外の肥満関連腎症の病態生理について図4 に示す.

糖尿病性腎症，慢性糸球体腎炎など慢性腎臓病(CKD)への治療介入として，これまで食事療法，レニン・アンジテンシン系抑制を中心とした降圧療法，血糖管理などが行われてきた．しかし，CKD の進行・新規透析導入を抑制しきれておらず，病勢の進行阻止は喫緊の課題である．これまで糖尿病患者に対し，微量アルブミン尿を早期診断指標とし，血糖コントロール，血圧コントロールの徹底が行われてきたが，腎臓病理学的には nodular lesion の形成など，すでに進行してしまっている症例が少なくない(Case 12 参照, p.105)．また，まだ糖尿病にまで至っていない非糖尿病の肥満の段階で，すでに腎臓組織障害が始まっていることが徐々に明らかになり，肥満関連腎症の重要性が認識されるようになった．肥満関連腎症の病態生理は，これまで行われてきた基礎・臨床研究から，以下の4つにまとめられる(図4).

①腎血行動態の異常による腎障害
②脂肪組織から分泌されるアディポサイトカインによる腎障害
③肥満が引きおこす代謝異常による腎障害
④尿細管細胞肥大に比して peritubular capillaries が減少し，腎臓間質において組織相対的虚血状態に陥っている[4]

肥満関連腎症に対する治療介入において，従来の治療法に加え，これまでの知見から，

Rho-kinase 阻害薬，SGLT-2 阻害薬などによる早期治療介入が期待される．微量アルブミン尿はもはや早期診断指標ではない．基礎研究から，早期の肥満の段階ですでに尿細管腔拡大，尿細管細胞肥大などがみられることが明らかとなり，微量アルブミン尿より早期に NAG，NGAL などの尿細管障害マーカーが上昇しているとする報告がある．しかし，本症例では必ずしも尿細管障害マーカーは高値ではなかった．早期治療介入を可能にするために，微量アルブミン尿に代わる新たな早期診断指標の確立が重要であるといえる．

本症例のまとめ

肥満と持続する検尿異常で腎臓生検を施行し，肥満関連腎症と診断した症例である．糖尿病性腎症の前段階である肥満の段階ですでに糸球体肥大，尿細管腔拡大，血管基底膜肥厚など病理所見がみられることがわかった．肥満を呈し，持続する検尿異常を示す場合，ここで示した肥満関連腎症なのか，その他の IgA 腎症，膜性腎症などを鑑別するかは腎生検を施行してみないとわからない．治療法の選択のためには腎生検施行が必要であろう．つまり，IgA 腎症，膜性腎症などの場合，ステロイドなどによる治療介入の適応となり，一方，肥満関連腎症の場合は，その原因である肥満の改善のため，食事指導，生活指導，運動指導などが治療の中心になるためである．本症例のような肥満患者に対し，腎生検を施行する場合，背部からのアプローチにおいて皮下脂肪が厚く難易度が高くなり，また検査後の出血も高度になるリスクがある．蛋白尿の軽減，腎生検をより高い確率で成功させるためにも，減量指導をしながら，症候が軽減するかどうかを観察していくこともできる．ある程度体重減少，肥満の改善をみたが，検尿異常の改善がみられない場合は，確定診断のために腎生検をその時点で考慮することになる．体重減少，肥満の改善により，腎生検施行もより安全に行えることが期待される．

肥満全症例で蛋白尿，腎症がみられるわけではなく，同じ肥満でも何の違いで検尿異常を示すのかはまだわかっていない．微量アルブミン尿に代わる早期診断指標の確立とともに今後の検討が必要である．

引用・参考文献

本項の文献は左の QR コードを読み取るか，下記 URL よりご覧いただけます
http://www.igaku-shoin.co.jp/prd/03850/Case14.html
コンテンツは予告なしに変更・修正したり，また配信を停止する場合もございます．

〔徳山 博文，二木 功治，林 晃一〕

Case 15 遺伝性疾患と腎症

基底膜菲薄病の母親をドナーとした生体腎移植を施行した常染色体劣性アルポート症候群

● Headline

- 常染色体劣性アルポート症候群を原疾患とする慢性腎不全に対して，基底膜菲薄病の母をドナーとする生体腎移植は施行可能か？

患者データ

症例 30歳，男性．

現病歴 3歳時検診で顕微鏡的血尿を指摘され，X-3年6月（27歳）より蛋白尿も指摘された．9月に腎生検を施行し，電子顕微鏡検査で糸球体基底膜の異常（菲薄化・肥厚・不規則化）を認めた．母親および同胞が血尿を呈しており，アルポート症候群の可能性が疑われた．聴力障害・眼症状は認めていない．X-2年7月を最後に通院を自己中断していたが，X年11月に全身倦怠感を自覚し，採血検査でBUN 186 mg/dL，Cr 20.2 mg/dLと腎機能障害増悪を認めたため，腎代替療法が必要と考えられ当科紹介のうえ入院となった．

既往歴 特記事項なし．

家族歴 母：血尿（蛋白尿なし・腎機能障害なし），兄弟（次男・三男）：血尿（±）（図1）．

生活歴 喫煙歴なし，機会飲酒．

内服薬 炭酸水素ナトリウム3 g/日，ランソプラゾール15 mg/日，ニフェジピン徐放剤20 mg/日，フェブキソスタット10 mg/日，フロセミド40 mg/日，活性炭吸着薬4 g/日．

入院時現症 身長172.0 cm，体重56.8 kg，BMI 19.20 kg/m^2，血圧148/98 mmHg，心拍数82/分・整，SpO$_2$ 100％（室内気），体温36.7℃，眼瞼結膜貧血あり，頸部リンパ節腫脹なし，頸静脈怒張なし，呼吸音：清，心音：純，心雑音なし，腹部：平坦，軟，腸蠕動音亢進減弱なし，疼痛なし，両側下腿：浮腫なし．

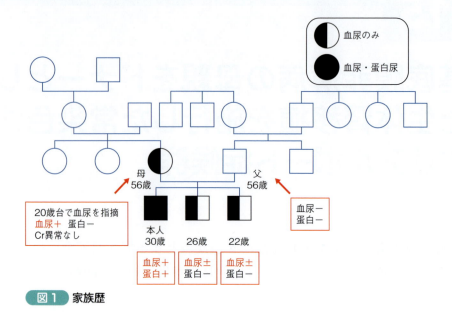

図1 家族歴

〔入院時検査所見〕

〔尿検査〕 尿蛋白(3+), 尿潜血(3+), 赤血球21〜50個/HPF, 顆粒円柱(+), 変形赤血球(+).

〔24時間蓄尿〕 尿量 900 mL, Cr 0.35 g, 蛋白 2.385 g, $β_2$ミクログロブリン 44,020 µg/L, NAG 6.4 U/L.

〔末梢血〕 白血球 4,700/µL, 赤血球 292万/µL, Hb 8.6 g/dL, MCV 86 fL, Ht 25.1%, Plt 11.9万/µL.

〔生化学〕 TP 5.9 g/dL, Alb 3.8 g/dL, UN 186.0 mg/dL, Cr 20.2 mg/dL, UA 8.4 mg/dL, Na 139.0 mEq/L, K 5.1 mEq/L, Cl 95 mEq/L, 補正 Ca 7.9 mg/dL, IP 9.6 mg/dL, AST 34 U/L, ALT 39 U/L, ALP 334 U/L, LDH 420 U/L, TC 155 mg/dL, TG 110 mg/dL, HDL-C 54 mg/dL, Glu(随時) 98 mg/dL, GA 16.7%, Fe 40 µg/dL, TIBC 293 µg/dL, フェリチン 425 ng/mL, HCO_3^- 21.5 mEq/L.

〔免疫〕 CRP 0.03 mg/dL, IgG 644 mg/dL, IgA 221 mg/dL, IgM 35 mg/dL, C3 80 mg/dL, C4 29 mg/dL, CH-50 54.9 U/mL, PR3-ANCA＜1.0 U/mL, MPO-ANCA＜1.0 U/mL, 抗GBM抗体＜2.0 U/mL.

〔内分泌〕 BNP 139.2 pg/mL, PTH intact 493 pg/mL.

〔心電図〕 洞調律, 心拍数 75/分.

〔胸部X線〕 CTR 54%, 肺野に異常所見なし.

プロブレムリスト

#1 ▶ 腎機能障害

　　#1-1　血尿

　　#1-2　蛋白尿

　　#1-3　糸球体基底膜の異常（菲薄化・肥厚・不規則化）

　入院時尿毒症症状（全身倦怠感）を呈していたことから，右内頸静脈にブラッドアクセスカテーテルを挿入のうえ，血液透析を開始した．血液透析導入後，尿毒症症状の改善を認め，入院中に右前腕に内シャント作成を行った（左利き）．母親および同胞が血尿を呈しており，アルポート症候群を疑い，確定診断のために皮膚生検（皮膚基底膜のコラーゲンIV型α5鎖染色）を施行したが，欠損を認めなかった（図2）．

　生体腎移植を希望されたため，ドナー候補の母親（血尿の既往あり）の腎生検を施行した．

腎生検所見

1）光顕所見（PAS染色）

　針生検1本．皮質：髄質＝10：0．糸球体は10個認められる．2個の糸球体でsegmental sclerosis/hyalinosisを認める．1個の糸球体でボウマン嚢との癒着を認める．尿細管

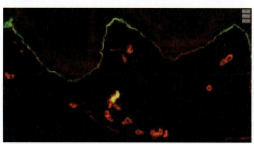
コラーゲンIV型α2＋α5鎖

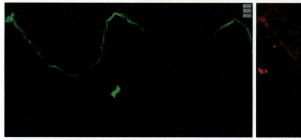
コラーゲンIV型α5鎖　　　　コラーゲンIV型α2鎖

図2　皮膚生検所見（蛍光抗体所見）

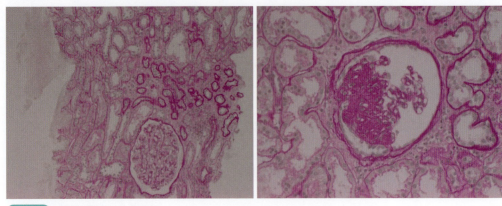

図3 光顕所見(PAS染色)

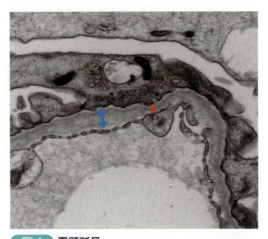

図4 電顕所見
基底膜の肥厚(青矢印)と菲薄化(赤矢印)を認める.

の萎縮および間質の線維化を約10%の領域で認め,同部位には軽度のリンパ球浸潤を伴う.小葉間動脈レベルの血管や,細小動脈レベルの血管に著変を認めない(図3).

2) 蛍光抗体所見

　IgGメサンギウム(±),IgG血管極(±),IgA(−),IgMメサンギウム(±),C3cメサンギウム(1+),C3c血管極(2+).pathognomonicな変化に乏しい.

3) 電顕所見

　基底膜の菲薄化,肥厚を認める(図4).

ドナー候補（母親）のデータ

〔検査所見〕

〔生化学〕 UN 14.3 mg/dL, Cr 0.61 mg/dL.
〔免疫〕 PR3-ANCA＜1.0 U/mL, MPO-ANCA＜1.0 U/mL, 抗GBM抗体＜2.0 U/mL.
〔尿検査〕 蛋白（−），潜血（3＋），赤血球21〜50個/HPF，円柱（−），変形赤血球（＋）．
〔24時間蓄尿〕 尿量1,200 mL，Cr 0.91 g，TP 0.108 g，β_2ミクログロブリン148 μg/L，NAG 1.4 U/L．

腎生検所見

1）光顕所見（PAS染色）

針生検1本．皮質：髄質＝6：4．

①糸球体：15個認められる．2個はglobal sclerosisである．その他の糸球体はややhypertrophicであるが，メサンギウム基質の増加，hypercellularityは明らかでない．capillary wallに著変を認めない．

②尿細管・間質：尿細管萎縮，間質線維化は5％未満の領域である．

③血管：小葉間動脈レベルの血管の一部で，軽度内膜肥厚をみる．細動脈のhyalinosisは明らかでない．

2）蛍光抗体所見

IgG（−），IgM（−），IgA（−），C3c（−），C4c（−），C1q（−），フィブリノゲン（−）．COL4A5の明らかな欠損は認めない（図5）．

3）電顕所見

内皮下腔の拡大があり，部分的に上皮と内皮の間隔は広がっているが，lamina densaはglobalに薄く，全体として基底膜が菲薄している（図6）．

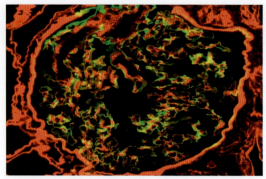

コラーゲンIV型α2（COL4A2）+α5鎖（COL4A5）

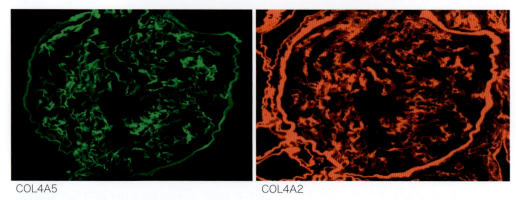

COL4A5　　　　　　　　　　　　　　COL4A2

図5 ドナー候補（母親）の腎生検（蛍光抗体）所見

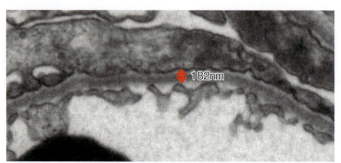

図6 ドナー候補（母親）の電顕所見

全体として基底膜の菲薄化がみられる．

プロブレムリストに関する考察

#1 ▶ 腎機能障害

#1-1　血尿

#1-2　蛋白尿

#1-3　糸球体基底膜の異常(菲薄化・肥厚・不規則化)

　移植前確定診断目的にドナー候補の母親とレシピエント(当人)の遺伝子検査を施行した．図7はダイレクトシーケンス法によるCOL4A4遺伝子，第28エクソン部位のクロマトグラムを表している．コントロールと比較し，ドナー候補の母親においてCOL4A4遺伝子の第28エクソンの2174番目のG塩基の欠失を認め，フレームシフト変異を認めた．この欠失から引きおこされるフレームシフトにより725番目のグリシン以下に変化がおき，その部分から数えて27番目のアミノ酸が終止コドンへと変化していた．レシピエントである当人においても，母親と同様の遺伝子異常を認めた．

　図8はダイレクトシーケンス法によるCOL4A4遺伝子，第46エクソン部位のクロマトグラムを表している．患者には第46エクソン4421番目の塩基がCからTに変わるミスセンス変異を認めた．このミスセンス変異により1474番目のアミノ酸がスレオニンからメチオニンへと変化していた．同様の変異は母親には認めなかった．

　本症例はCOL4A4遺伝子において母親と同様のフレームシフト変異を認めたが，それとは別にミスセンス変異を認めた．こちらの由来を検討するために父親の遺伝子検査を追加で施行したが，図9のように父親において患者と同様のミスセンス変異を認め，このミスセンス変異は父親由来であることが判明した．

　以上より，母親はCOL4A4遺伝子のヘテロ接合体変異を認める基底膜菲薄病と診断し

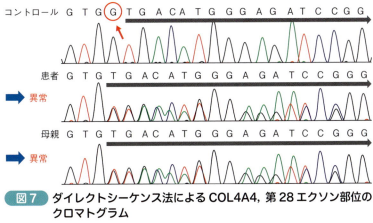

図7　ダイレクトシーケンス法によるCOL4A4，第28エクソン部位のクロマトグラム

第28エクソン2174番目のG塩基の欠失がみられる．
欠失から引き起こされるフレームシフトにより725番目のグリシン以下に変化が起き，その部位から数えて27番目のアミノ酸が終止コドンへと変化．

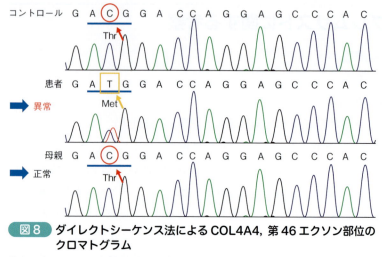

図8 ダイレクトシーケンス法によるCOL4A4，第46エクソン部位のクロマトグラム

第46エクソン4421番目の塩基がCからTに変わるミスセンス変異．
1474番目のアミノ酸がスレオニンからメチオニンへと変化．

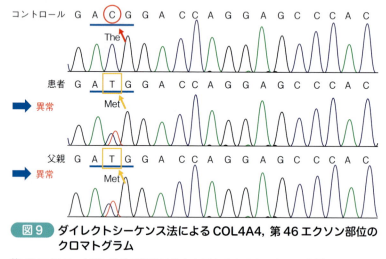

図9 ダイレクトシーケンス法によるCOL4A4，第46エクソン部位のクロマトグラム

第46エクソン4421番目の塩基がCからTに変わるミスセンス変異．
1474番目のアミノ酸がスレオニンからメチオニンへと変化．
父親由来の遺伝子変異であることが判明した．

た．患者はCOL4A4遺伝子の複合型ヘテロ接合体変異を認める常染色体劣性アルポート症候群と診断した．

最終診断

常染色体劣性アルポート症候群．

腎移植とその後の経過

1）腎移植

X＋1年8月20日に母親をドナーとするABO血液型適合生体腎移植を施行した．Crは移植後15 mg/dL程度から1.19 mg/dLまで改善を認め，また蛋白尿も3 g/日から0.5 g/日まで改善を認めた．その後外来で経過観察していたが，徐々にCr値の上昇を認めCr 1.47 mg/dLまで上昇し，蛋白尿も1 g/日程度まで増加を認めたため，拒絶反応の有無の評価も含め，移植後1か月で1回目の腎生検を施行した（図10）．なお，抗GBM抗体は陰性であった．

2）腎生検所見（光顕所見）

PAS，PASM，Masson，EVL，C4d染色，SV40T染色
針生検2本．皮質：髄質＝10：0．

①糸球体：糸球体22個を認め，1個に全節性硬化像を認めた．糸球体は肥大を認めたが，mesangial matrixの増加や，hypercellularityは明らかでなかった．1個の糸球体で分節性のcapillaryの虚脱と巣状分節性糸球体硬化症（FSGS）様病変であるpodocyto hyperplasia（図11A），泡沫細胞（図11B）を認めた．

②尿細管・間質：尿細管萎縮，間質線維化を約5～10％の領域で認める．リンパ球を主体とする炎症性細胞浸潤をみるが，おおむね瘢痕部に一致し，tubulitis，peritubular capillaritisは明らかでない．

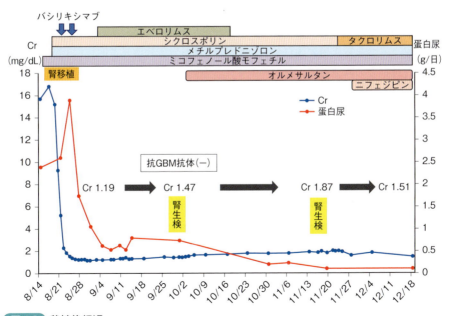

図10　移植後経過

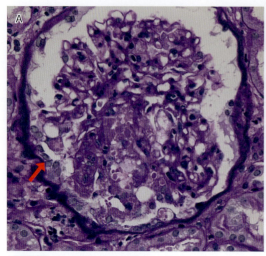
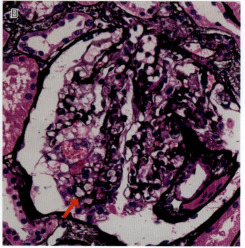

図11 移植後の腎生検所見
A：FSGS様病変であるpodocyto hyperplasiaを認める（矢印）．
B：泡沫細胞が認められる（矢印）．

③血管：小葉間動脈レベルの血管の一部に，中等度から高度の内膜肥厚をみる．細動脈のhyalinosisは明らかでない．C4d，SV40 T抗原の染色では意義のある陽性所見は認めなかった．

3）移植後の経過

以上より慢性拒絶反応の所見は認めず，FSGS様病変，動脈硬化性病変を認めた．1回目の腎生検後アンジオテンシンⅡ受容体拮抗薬（ARB）のオルメサルタンを開始したところ，蛋白尿は減少傾向を認め1 g/日から0.1 g/日まで改善を認めた．移植後3か月目にプロトコール腎生検を施行しているが，1回目腎生検所見と同様にFSGS様病変，動脈硬化性病変のみ認めていた．

臨床医として考察を要するポイント

1. 常染色体劣性アルポート症候群とは？
2. 基底膜菲薄病の母をドナーとする移植について
3. 腎移植後合併症の抗基底膜病について
4. 移植腎の病理所見について

1 常染色体劣性アルポート症候群とは？

　アルポート症候群は糸球体基底膜を構成するⅣ型コラーゲンの遺伝子変異が病因とされており，X連鎖型アルポート症候群ではX染色体上のCOL4A5の遺伝子異常を認める．常染色体劣性アルポート症候群においては，2番染色体上のCOL4A3とCOL4A4の遺伝子異常を認める．なお，基底膜菲薄病の4割は，この2番染色体上のCOL4A3とCOL4A4の遺伝子異常を認めるとされている[1]．COL4A4の遺伝子異常は249個が報告されている(2018年6月27日現在)[2]．患者で認められたCOL4A4遺伝子の第28エクソン2174番目のG塩基欠失はSNP情報を含め，既出の報告はなかった．第46エクソン4421番目の塩基がCからTに変わるミスセンス変異はデータベースでvariantが報告されていたが[2]，論文での既出の報告はなかった．なお，この塩基の変異によるアミノ酸置換が，蛋白質にどれくらいの影響を及ぼすかの機能予測をプログラムで確認したところ(Polyphen-2[3]，SIFT[4])，影響を及ぼす可能性が高いことが示唆された．

　今回，母親はCOL4A4遺伝子第28エクソン2174番目のG塩基欠失を認め，腎病理で基底膜の菲薄化を認めたため，基底膜菲薄病と診断した．父親はCOL4A4遺伝子の別の部位である第46エクソン4421番目の塩基がCからTに変わるミスセンス変異を認めた．この2つの遺伝子異常がそろうことで，患者においては基底膜の不規則化つまり常染色体劣性アルポート症候群をきたし，腎不全に至ったと考えた．なお，父親家系に血尿の家族歴は認めなかった．

2 基底膜菲薄病の母をドナーとする移植について

　本症例では基底膜菲薄病の母がドナー候補となった．COL4A3またはCOL4A4の遺伝子変異を認める基底膜菲薄病をドナーとする移植において，まず年齢を考慮する必要がある．基底膜菲薄病において蛋白尿の出現，腎機能低下は31歳以降に急激に増加すると報告されている[5]．またその他のドナー条件として，移植前腎生検により偶発する腎障害を認めない，X染色体上のCOL4A5の遺伝子異常を認めない，正常血圧，蛋白尿を認めない，正常腎機能をもつといった条件が提示されている[6]．今回，生体腎移植に関してCOL4A4ヘテロ接合体変異を有する基底膜菲薄病の母親がドナー候補となったが，ドナー候補の母親は56歳の時点で腎機能は正常であり，蛋白尿を認めず，血圧正常，併存する腎疾患を認めないことからドナーとなることは可能と判断した．

3 腎移植後合併症の抗基底膜病について

　COL4A5の遺伝子異常で生じるX連鎖型アルポート症候群では，正常腎臓の移植を受けた男性患者の3％に抗基底膜病が生じるとされている．コラーゲンⅣ型α5鎖に対する

ものがほとんどで，少数例でα3鎖に対するものも報告されている[7]．COL4A3，COL4A4の遺伝子異常の常染色体劣性アルポート症候群においては，正常腎臓の移植を受けたCOL4A3の遺伝子異常をもつ女性において少数例でα3鎖に対する抗基底膜抗体が出現することが報告されている[8]．COL4A4遺伝子異常をもつ症例での移植後の抗基底膜病の出現の報告はない．さらに本症例では正常腎の移植ではなく，同じ遺伝子異常をもった腎臓の移植であり，抗基底膜抗体は生じる可能性は低いと考えた．

4 移植腎の病理所見について

本症例の移植後病理ではFSGS様病変を認めた．COL4A3もしくはCOL4A4の異常を認める基底膜菲薄病では，10％程度が平均60歳で末期腎不全に進行するとされ，蛋白尿を呈し腎機能低下をきたした症例の腎生検像ではFSGSの病理像を認めるとされている[5]．経過中に蛋白尿を呈した症例は，その後腎機能が低下する可能性があると考えられている．本症例において移植後に最大3.2 g/日の蛋白尿を認めたが，ARB，Ca拮抗薬の内服で血圧管理を行うことで蛋白尿は改善傾向を認めた．

本症例のまとめ

COL4A4の複合型ヘテロ接合体変異(compound heterozygote)の症例を経験した．COL4A4ヘテロ接合体変異をドナーとした腎移植を施行し，ARB内服で腎障害の軽快を認めた．COL4A3/COL4A4のヘテロ接合体変異を有する基底膜菲薄病症例の一部は腎不全に進展する場合もあることから，ドナー選択においては術前の十分なドナー評価と術後の慎重なフォローアップの必要がある．

引用・参考文献

本項の文献は左のQRコードを読み取るか，下記URLよりご覧いただけます
http://www.igaku-shoin.co.jp/prd/03850/Case15.html
コンテンツは予告なしに変更・修正したり，また配信を停止する場合もございます．

〔田島 敬也〕

Case 16 遺伝性疾患と腎症

全身型多発血管炎性肉芽腫症を合併した腎型ファブリ病の一例

● Headline

- 末期腎不全の中に相当数ファブリ病患者がいる？
- どういうとき，本疾患を疑い，どのように診断するのか．
- すでに末期腎不全まで進行してしまった．治療の必要はもはやないのか？

患者データ

症例 29歳，男性．

主訴 発熱，左鼻痛，左頬部痛．

現病歴 3～4年前から膿性鼻汁が出現していた．X−12年7月，耳鼻科にて左上顎洞炎と診断された．X−11年7月28日左頬部痛を主訴に耳鼻科を受診した．頭頸部CTにて左上顎洞に軟部陰影を指摘された．同年9月6日当院耳鼻科に入院．38℃以上の発熱を認めた．抗菌薬を投与したが改善せず，生検組織では壊死組織のみみられ診断に至らなかった．9月14日プレドニゾロン（PSL）30 mg/日開始された．9月22日に多発血管炎性肉芽腫症疑いにて内科へ転科した．

入院時現症 身長174.5 cm，体重79.0 kg，血圧142/80 mmHg，心拍数98/分，体温38.2℃，眼瞼結膜貧血なし，眼球結膜黄疸なし，左頬部叩打痛あり，表在リンパ節腫脹なし，心音：純，肺野：清，腹部：平坦・軟，両側下腿浮腫なし，神経学的異常所見なし，関節痛なし，皮疹なし．

入院時検査所見

〔尿検査〕 pH 7.0, 尿蛋白（±），尿潜血（3＋），赤血球51～100個/HPF, G-CAST（＋），マルベリー小体（＋）（図1）．

〔24時間蓄尿〕 尿量1,500 mL, TP 0.59 g/日．

〔末梢血〕 白血球17,600/μL（好中球15,558），Hb 15.1 g/dL, Plt 18.0×10⁴/μL.

〔生化学〕 TP 6.7 g/dL, Alb 3.1 g/dL, AST 32 IU/L, ALT 54 IU/L, ALP 180 IU/L, LDH 207 IU/L, CRP 16.5 mg/dL, BUN 14.4 mg/dL, Cr 0.9 mg/dL, Na 136.1 mEq/

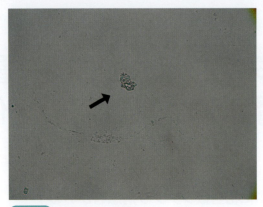

図1 マルベリー小体

ファブリ病を疑い，マルベリー小体の存在を疑う目で観察しないと見逃してしまいがちである．

L，K 3.9 mEq/L，Cl 96 mEq/L．
〔免疫〕IgG 943 mg/dL，IgA 141 mg/dL，IgM 50 mg/dL，C3 186 mg/dL，C4 44 mg/dL，CH-50 56.5 U/mL，ANA＜40倍，MPO-ANCA＜10 EU，⑰PR3-ANCA 24 EU，IC-C1q＜1.5 μg/mL，⑰αガラクトシダーゼ A 11.8（49.8〜116.4）．

プロブレムリスト

#1 ▶ ファブリ病
#2 ▶ 左上顎洞軟部陰影：多発血管炎性肉芽腫症疑い

　副鼻腔炎，尿潜血・蛋白陽性，両側肺結節影を認めた．10月2日CTガイド下肺生検を施行し，多核巨細胞，リンパ球，好中球の混在した炎症細胞浸潤，線維性結合組織からなる肉芽腫を認めた．血液検査上PR3-ANCA陽性を認め，多発血管炎性肉芽腫症と診断した．10月6日よりPSL 60 mg/日投与開始した．入院当初より尿潜血陽性，顆粒円柱を認め，蓄尿検査では1日尿蛋白0.5 gであったため，10月16日に腎生検を施行した．

腎生検所見

1）光顕所見

　泡沫化，泡沫細胞が目立つ（図2A，B）．特に上皮細胞の泡沫化が顕著である．ネフローゼ症候群の各組織型〔特に巣状分節性糸球体硬化症（FSGS）〕やクリオグロブリン血症で泡沫細胞を確認することはあるが，本症例のようにびまん性に泡沫化がみられる場

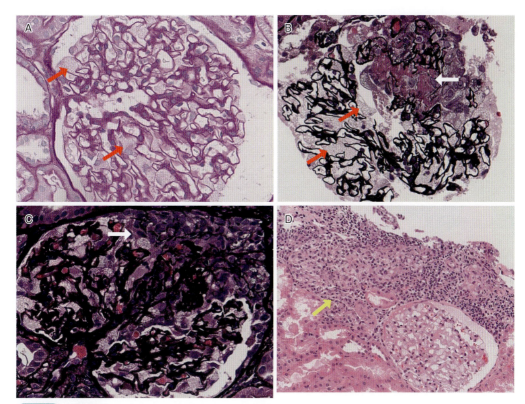

図2 光顕所見
泡沫化,泡沫細胞が目立つ(A,Bの赤矢印).
巣状・分節性にフィブリノイド壊死を認める(Bの白矢印).
3個の糸球体に細胞性半月体,4個に線維性半月体を形成していた(Cの白矢印).
巨細胞を疑わせる多核の細胞を認めた(Dの黄矢印).

合,ファブリ病を疑わなくてはならない.巣状・分節性にフィブリノイド壊死を認める(図2B).3個の糸球体に細胞性半月体,4個に線維性半月体を形成していた(図2C).糸球体近傍の1箇所において壊死を伴わない肉芽腫の形成を認め,巨細胞を疑わせる多核の細胞を認めた(図2D).臨床所見も合わせ,多発血管炎性肉芽腫症による腎臓病理所見として矛盾しない.

2)電顕所見

脂質の部分にオスミウムの染色がみられる.Ig tubulopathy などで尿細管細胞内のライソゾームが本症例のようにオスミウムに染色されることはある.ファブリ病では糸球体内で観察される(図3A).上皮細胞内に同心状,層板状の封入体を認める(図3B).

プロブレムリストに関する考察

腎型ファブリ病を合併した全身型多発血管炎性肉芽腫症の1例である.大量ステロイ

遺伝性疾患と腎症

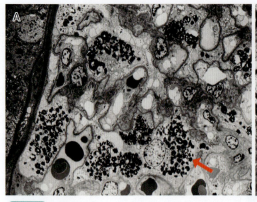 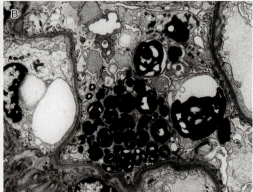

図3 電顕所見
A：糸球体内にオスミウムの染色がみられる(赤矢印).
B：上皮細胞内に同心状・層板状の封入体を認める.

ド療法，および引き続いての経口シクロホスファミド投与にて寛解を得，尿所見も改善した．治療介入に効果を示したことから，図2Dで示した肉芽腫性病変は多発血管炎性肉芽腫症によるものと考えられる．現在までにファブリ病と半月体形成性糸球体腎炎との合併はわずかに数例認めるが，全身型多発血管炎性肉芽腫症との合併の報告はほとんどない．腎臓機能は保たれていたが，PR3-ANCAが陽性であること，持続する検尿異常のため，腎症の精査のために行った(たまたま行ったといってよい)腎臓生検組織からファブリ病の診断に至った．治療介入により，多発血管炎性肉芽腫症における部分は改善をみたが，今後，ファブリ病の進行を抑制するために，すみやかに酵素補充療法を行うべき症例である．

最終診断

全身型多発血管炎性肉芽腫症を合併した腎型ファブリ病の一例．

臨床医として考察を要するポイント

- 1 ▶ ファブリ病の遺伝子変異，遺伝形式
- 2 ▶ ファブリ病の臨床症状は？
- 3 ▶ どのような臨床症状，臨床所見からファブリ病を疑うべきか？ 確認すべき事項は何か？
- 4 ▶ ファブリ病の診断方法
- 5 ▶ ファブリ病の治療法

1 ファブリ病の遺伝子変異，遺伝形式

　ファブリ病はライソゾーム病の一種（ゴーシェ病，ポンペ病，ムコ多糖症）で，X連鎖劣性遺伝病である（しかし，いまや「劣性」遺伝ではないといわれる）．責任遺伝子は，X染色体長腕Xq22.1に存在するGLA遺伝子である．GLA遺伝子変異による細胞膜を構成する脂質（スフィンゴ糖脂質）を分解するαガラクトシダーゼ（αGal）Aの酵素活性低下がファブリ病の原因である．X連鎖劣性遺伝のため，正常アレルと変異アレルを有するヘテロ接合体の女性は変異保有者となる．ヘテロ接合体の子どもは，男児では50％がヘミ接合体，女児では50％がヘテロ接合体となる（図4）．家系内に2人以上罹患者がいる場合，男性患者の母親は絶対的保因者である．突然変異により，家系内で1人の男性だけが罹患することがあるが（最近ではde novo症例も報告されている），家系内で男性が1

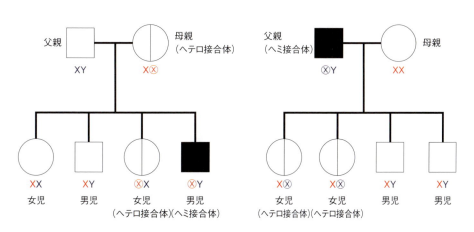

図4　ファブリ病の遺伝子変異と遺伝形式

人だけ罹患している場合でも，患者の母は保因者である可能性が高い．保因者の母親は50％の確率で，GLA 遺伝子の変異を次世代に伝える．男性患者の娘はすべて絶対的保因者である．血友病など他のX連鎖性遺伝性疾患とは異なり，ヘテロ接合体であっても発症する場合がある．つまり，正常アレルを有するX染色体と変異アレルを有するX染色体の不活化される度合いで臨床所見が変わってくる．遺伝子変異の種類は多様であり，ファブリ病の病態も多様であることから，遺伝子型と表現型の関連について不明な部分も多い．

2 ファブリ病の臨床症状は？

αGalA 欠損により腎臓，心臓などの臓器ならびに血管内皮細胞を中心に糖脂質であるGL-3（Globotriaoyle ceramide）が大量に蓄積する．小児期では著明な疼痛，血管角皮腫がみられ，成人期には循環器症状，腎症状，脳血管症状を呈し，40～50歳で腎不全に至る．腎機能が何とか保たれている男性患者においても，中年期以降，多くの症例で，心血管病変，脳血管病変が進行し死亡原因となる．

ファブリ病の臨床型は古典型，腎型，心型，脳血管型に分類される．古典型が最も多く，幼少期から臨床症状が出現するのに対し，腎型，心型，脳血管型は遅発性である．古典型の臨床症状として，初発症状は幼少期4～5歳頃からの四肢末梢の疼痛（末梢神経を栄養する小血管にGL-3が蓄積することによる．加齢とともに症状が軽減することが多い）であることが多く，発汗低下，知覚異常，消化器症状（下痢，腹痛など），神経症状（めまい，頭痛，うつなど），耳症状（難聴，めまいなど），角膜混濁（渦巻き状角膜混濁）などがみられる．眼症状は角膜だけでなく，水晶体，結膜，網膜のすべてに病変がおきる可能性がある．左室肥大を有する患者に心ファブリ病は潜在していると報告されており，推定有病率は0～11.8％と報告されている[1,2]．進行性であり，女性患者よりも男性患者において早期に発症する[3]．また，原因不明で透析導入になった透析患者の0.15～0.94％にファブリ病がみられるとされる[4,5]．新生児におけるファブリ病のマス・スクリーニングにより，推定有病率は0.01～0.1％の可能性がある[6]（表1）．

3 どのような臨床症状，臨床所見からファブリ病を疑うべきか？ 確認すべき事項は何か？

①家族歴：55歳以前で心臓発作，不整脈，弁膜症をもつ家族がいる．また，60歳以前に心臓発作，脳卒中，または原因不明で亡くなった家族がいる．

②原疾患不明の透析患者：腎臓生検を施行されていない原疾患不明の透析患者の0.15～0.94％にファブリ病が存在する．

血液透析（HD）導入中の男性患者514人を対象に導入前αGal A 活性価を測定した報告

表1 ファブリ病の臨床型と臨床症状の比較

臨床症状	古典型	腎型	心型	脳血管型
発症年齢	4～8歳	25歳以降	40歳以降	30歳以降
平均死亡年齢	41歳	60歳以降	60歳以降	40歳以降
被角血管腫	＋＋＋	±	－	＋
疼痛	＋＋＋	±	－	＋
低汗症	＋＋＋	±	－	＋
角膜混濁	＋＋＋	±	－	＋
心臓肥大	＋	＋	＋＋＋	＋
脳血管障害	＋	－	－	＋＋＋
腎症	＋＋＋	＋＋＋	±	±
残存しているαGAL A活性	1％未満	5％未満	5％未満	10％未満

がある．514例中6例（1.2％）でαGalA活性価が低下（<2.5 U/mL）していた．6例中5例で古典型の症状を認めなかった．1例で先端異常感覚・発汗減少症を合併した．左室肥大（left ventricular hypertrophy；LVH）を6例中5例で認めた（中隔・左室後壁厚：14～20 mm）．腎生検施行例は6例中1例で，ポドサイト（podocyte）の泡沫状変化を認め，glycosphingolipidがトルイジンブルーO染色で確認された．全例でαGalAをコードする遺伝子配列の変異を認めた[7]．

③特徴的臨床所見：幼少期の四肢疼痛，被角血管腫，角膜混濁，発汗低下，若年性の脳血管障害，原因不明の腎障害，原因不明の心肥大，心臓機能障害がある．心電図異常（左室肥大，陰性T波），心臓超音波所見（心室中隔，左室後壁の肥厚）．左室肥大の患者のなかで，1％程度にファブリ病が存在するとされている．

④脳血管障害の既往．

⑤検査所見：蛋白尿，尿中マルベリー小体，心電図上左室肥大，心臓エコー上心室中隔と左室後壁の肥厚．特に尿中マルベリー小体（図1）は，最も簡便で，早期にファブリ病を診断しうる有効な所見である．マルベリー小体の正体は実はわかっていない．尿細管上皮由来とする報告と，ポドサイト由来とする報告もある．

4 ファブリ病の診断方法

男性と女性で診断のための手法が異なる（図5）．男性の場合，血清αGalの測定が必要である．αGal活性が10％以下になるものに本疾患が疑われ，関連症状出現がみられる．女性では，酵素活性値が明らかに低下している場合は保因者と診断できるが，保因者であってもαGalの酵素活性が正常範囲であることも多い．男女とも白血球中αGal活性，尿中Gb3活性の測定が有用である．研究室レベルでの測定になるが，血清Lyso-Gb3の測定が女性のファブリ病の補助診断に有用であるとされる．診断確定のため，GLA遺伝

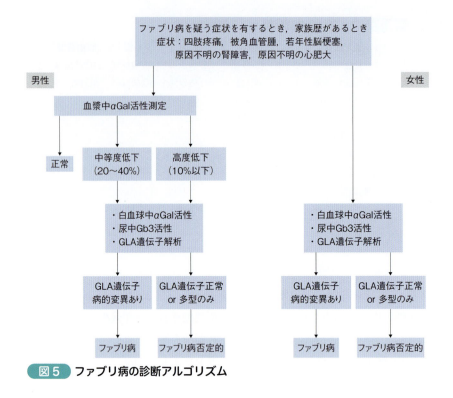

図5 ファブリ病の診断アルゴリズム

子解析を行う．

5 ファブリ病の治療法

1）酵素補充療法

　酵素補充療法は，欠損，あるいは活性の低下している「αGal」を製剤化した薬を点滴で補充し，αGalが細胞，ライソゾームの膜に存在するマンノース6リン酸受容体を介して取り込まれ，蓄積している糖脂質(GL-3)を除去する．症状の改善や疾患の進行を抑えることが期待される．

　では，いつから治療開始すべきなのか．男性の場合，幼少期からの四肢疼痛が初発症状であることが多いと述べたが，診断されれば速やかに治療開始すべきである．女性の場合，開始すべき明確な基準が乏しいが，診断されれば治療開始を考慮し，何かしらの臓器障害を伴う場合は治療開始すべきである．罹患患者の分子遺伝学的検査の結果，変異が判明した場合，血縁者の検査も速やかに行われるべきである．臨床症状が明らかでなくとも，早期の酵素補充療法を開始することができる．

　日本では現在，2つの遺伝子組換え製剤がファブリ病の酵素補充療法治療薬として認められている．分子に付く糖鎖の構成に違いがあり，アガルシダーゼαはヒト細胞由来，アガルシダーゼβはチャイニーズハムスター卵巣細胞由来である．2週間に1度，外来

> **表2** 酵素補充療法の中止，および治療を開始しない判断基準
>
> 1. 臓器障害が心臓のみである場合，組織学的に著明な線維化を伴う心臓機能障害．
> 2. 将来的に腎臓移植を行う，行わないにかかわらず，NYHA classIVの重度心不全を伴う末期腎不全．
> 3. 他疾患などが原因で生命予後が1年未満．
> 4. 原因にかかわらず，認知能力が著しく低下している場合．

での酵素補充療法が生涯にわたり必要である．治療にあたり，アナフィラキシー様症状をおこす可能性があり，抗アレルギー薬，ステロイドを前投与し，その後酵素補充療法を行う．アナフィラキシー様症状には治療開始およそ3か月は注意してみていく．

> 〔治療例〕
> 1. ソル・コーテフ　100 mg＋生理食塩水 100 mL　　30分で静注
> 2. アガルシダーゼα（リプレガル®）　0.2 mg/kg＋生理食塩水 500 mL　　40分程度で静注
>   または，
>   アガルシダーゼβ（ファブラザイム®）　1.0 mg/kg＋生理食塩水 500 mL　2～4時間程度で静注

若年ファブリ病患者において，ポドサイトのGL-3除去効果は，αGal製剤の投与量に相関する可能性がある一方，アガルシダーゼ0.2 mg/kg以上は効果に著変がないとする報告がある[8]．アガルシダーゼβは投与量が多いぶん，投与時間が長くなり，アレルギー反応がやや多いとする報告があり，患者の耐用能を考慮して両薬剤のどちらを選択するか決めるべきであろう．

酵素補充療法は早ければ早いほど効果がある．腎症では，尿蛋白量1 g/日以上，未満で効果に差があり，心筋症では，心臓MRIガドリニウム遅延造影による心筋線維化の度合いが軽度であるほど効果が期待される．しかし，腎臓機能障害が進行してしまった症例においても，腎症のさらなる進行の抑制を期待し，酵素補充療法は行われるべきであり，末期腎不全まで至り透析療法が始まってしまった場合であっても，心臓など他臓器の保護のために治療を継続すべきである．ただし，腎臓・心臓とも重度の障害の場合は補充療法の効果が期待できない．ファブリ病治療に関するヨーロッパワーキンググループの最新の推奨がある（表2）[9]．

2）血圧コントロールと蛋白制限食

他の腎臓疾患と同様に，アンジオテンシン変換酵素阻害薬，アンジオテンシンⅡ受容体拮抗薬を中心とした血圧コントロール，蛋白制限食を行う．ファブリ病患者では，透

析より腎臓移植を施行するほうが予後がよいとする報告がある[10].

本症例のまとめ

　腎型ファブリ病を合併した全身型多発血管炎性肉芽腫症の1例である.ファブリ病について概説したが,稀ではあるが,決して見逃してはならない病気である.なぜなら,酵素補充療法を早急に行えば病状を抑えられる疾患ではあるが,見逃せば予後不良の疾患であり,診断できるかできないかで予後に天と地の差がある.原因不明の心肥大,腎症のなかに疾患が埋もれている可能性を常に頭に入れていなくては診断に至ることができない.ドイツやイギリスでは,ファブリ病を専門とするセンター病院化が進んでいるが,日本ではまだそのような体制が確立していない.ファブリ病診療において,各科の強い連携にもとづいた診療が重要である.

　慶應義塾大学病院では国内に先駆けて,ファブリ病のセンター病院化を目指し,腎臓内科,神経内科,皮膚科,耳鼻科,眼科,臨床検査部,遺伝外来など一体となり,統合的にファブリ病の患者の診療に当たる体制の構築を目指している.

引用・参考文献

本項の文献は左のQRコードを読み取るか,下記URLよりご覧いただけます
http://www.igaku-shoin.co.jp/prd/03850/Case16.html
コンテンツは予告なしに変更・修正したり,また配信を停止する場合もございます.

〔徳山 博文〕

Case 17　二次性腎疾患・膠原病

ループス腎炎V型の一例

● Headline
- ループス腎炎は多彩な病理組織像を呈する．
- ループス腎炎V型と原発性膜性腎症の鑑別は？

患者データ

症例　37歳，女性．

現病歴　X−15年(22歳)に下腿浮腫を契機に，ネフローゼ症候群，ループス腎炎(Class Vd，WHO分類1995)と診断され，メチルプレドニゾロン(mPSL)パルスとプレドニゾロン(PSL)内服にて寛解した．X−10年(27歳)，X−6年(32歳)にネフローゼ症候群を再発し，血清補体の低下を認め，臨床的にループス腎炎の再燃と判断され，加療(27歳時：mPSLパルス・PSL・ミゾリビン，32歳時：PSL・シクロスポリン)により半年ほどで寛解した．PSLは漸減され少量の内服を維持していたが，X−1年4月(36歳)からPSL 1 mg/日内服下にて蛋白尿が出現し，X年1月(37歳)にネフローゼ症候群を再発した．PSLを30 mg/日に増量し，12日後に経皮的腎針生検を施行された．

既往歴・家族歴　特記事項なし．

生活歴　喫煙：10本/日×10年(30歳まで)，アルコール：ビール中瓶1本/日を週2〜3日，事務職．

入院時現症　身長157.4 cm，体重47.2 kg(体重の増減なし)，体温36.9℃，脈拍78/分・整，血圧109/78 mmHg．眼瞼結膜に貧血はなく，眼球結膜に黄疸はない．口腔内に潰瘍はない．表在リンパ節は触知せず，皮膚に頬部紅斑，円板状皮疹，光線過敏，脱毛などの異常所見を認めない．呼吸音，心音に異常はない．腹部は軟らかく，肝臓・脾臓を触知しない．両下腿に浮腫を認めない．関節に腫脹・圧痛はない．

入院時検査所見
〔尿検査〕　蛋白(3+)，潜血(−)，円柱(−)，蛋白2.0 g/日(アルブミン79.8%)，Selectivity Index 0.077.

〔末梢血〕 赤血球 506 万/μL，Hb 14.9 g/dL，白血球 7,200/μL（リンパ球 612/μL），血小板 39.7 万/μL．

〔生化学〕 TP 6.5 g/dL，Alb 3.6 g/dL，IgG 731 mg/dL，IgA 257 mg/dL，IgM 88 mg/dL，AST 19 IU/L，ALT 22 IU/L，LD 197 IU/L，UN 11.1 mg/dL，Cr 0.64 mg/dL，尿酸 5.2 mg/dL，血糖 95 mg/dL，HbA1c 5.5%，総コレステロール 315 mg/dL，トリグリセリド 134 mg/dL，LDL-C 169 mg/dL，HDL-C 118 mg/dL，Na 137 mEq/L，K 3.9 mEq/L，Cl 99 mEq/L．

〔免疫〕 CRP 0.02 mg/dL，ESR 15 mm，CH-50＞60.0 U/mL，C3 93 mg/dL，C4 19 mg/dL，ANA 80 倍，抗 ds-DNA 抗体 2.4 IU/mL，抗 RNP 抗体 29.6 U/mL，抗 Sm 抗体 13.7 U/mL，抗 SS-A 抗体 40.5 U/mL，抗 SS-B 抗体＜1.0 U/mL，抗リン脂質抗体＜8.0 U/mL．

〔胸部 X 線〕 肺野に異常影はなく，心拡大はない．肋骨横隔膜角は鋭．

〔心電図〕 異常所見はない．

〔腹部エコー〕 腎臓は右 90 mm，左 100 mm で形態異常はない．

プロブレムリスト

#1 ▶ **ステロイド依存性ネフローゼ症候群**
#2 ▶ **全身性エリテマトーデス（SLE）**

　　　　PSL 増量により，腎生検時にネフローゼ症候群は不完全寛解 II 型に達していた．これまでのネフローゼ症候群再発時には低補体血症を認めていたが，今回は認めず，SLE-DAI スコア 4 点（蛋白尿のみ）で全身性エリテマトーデス（SLE）の活動性が乏しいことから，ループス腎炎以外の疾患の可能性も考慮に入れ，ネフローゼ症候群の病理組織学的診断のため腎生検を施行した．

腎生検所見

1）光顕所見

　皮質：髄質＝8：2．糸球体は 47 個認められ，4 個が全節性硬化，3 個が高度の虚脱を呈する．

①尿細管・間質・血管：尿細管間質は保たれ，細動脈に硝子様硬化を認めず，小葉間動脈に線維性内膜肥厚はみられない（図 1）．

②糸球体：PAS 染色にて巣状にメサンギウム基質が軽度拡大してみえるが，明らかな分節性病変は認めない（図 2A）．PAM 染色では糸球体基底膜にやや分節性にスパイクや

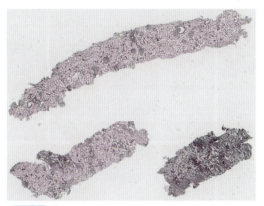

図1 光顕所見
皮質：髄質＝8：2．全節性硬化を呈する糸球体は10%以下で，尿細管間質は保たれている．

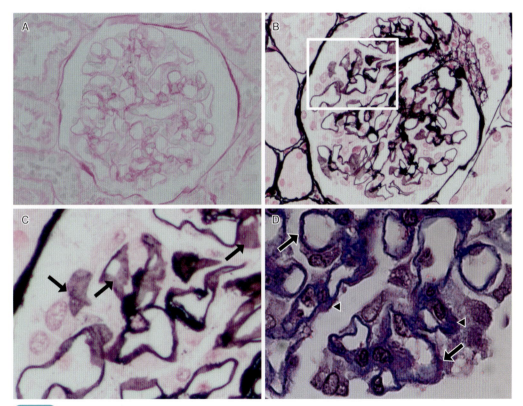

図2 糸球体の光顕所見
A：PAS染色．PAS染色では基底膜の変化は明らかでなく，分節性病変は認めない．
B，C：PAM染色．糸球体基底膜に分節性にbubblingの形成を認める(矢印)．呈示した糸球体ではスパイク形成は明らかでない．
D：Masson-trichrome染色．上皮下(矢印)および傍メサンギウム領域(矢頭)に酸フクシン好染の沈着物が散見される．

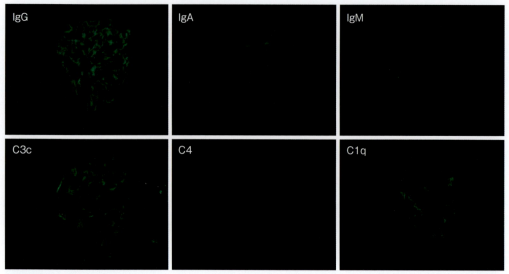

図 3 蛍光抗体所見

IgG(1+)，IgA(±)，C3c(1+)，C1q(1+)：係蹄壁に沿って顆粒状に陽性を示し，一部でメサンギウム領域に弱陽性を示す．IgM(−)，C4(−)．

bubbling の形成を認め(図 2B，C)，Masson-trichrome 染色で上皮下および傍メサンギウム領域に酸フクシン好染の沈着物が散見される(図 2D)．

2) 蛍光抗体所見(図 3)

　IgG(1+)，IgA(±)，C3c(1+)，C1q(1+)，フィブリノゲン(±)：係蹄壁に沿って顆粒状に陽性を示し，一部でメサンギウム領域にも弱陽性を示す．IgM(−)，C4(−)．

3) 電顕所見

　糸球体には基底膜の凹凸が目立ち，比較的小型で大小不同の高電子密度沈着物(EDD)が上皮下および膜内にみられ，足突起はやや広範に癒合している(図 4A)．メサンギウム基質から傍メサンギウム領域にかけても EDD が散見され，基質の軽度拡大を伴う(図 4B)．沈着物に明らかな構造はみられない．内皮下に沈着物はみられないが，内皮下腔はところどころで軽度開大している．内皮細胞には reticulation がやや目立つが，tubuloreticular inclusion は認めない(図 4B)．

プロブレムリストに関する考察

　本症例は，以前にループス腎炎V型と診断されたステロイド依存性ネフローゼ症候群の再発症例であるが，臨床的には補体低下などの SLE の活動性を示唆する所見を認めず，病理組織学的な検討が必要と考えた．光顕所見では尿細管間質と血管に病変はみら

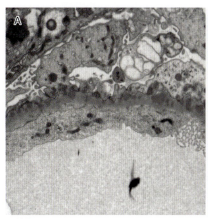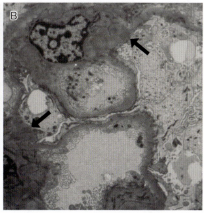

図4 電顕所見
A：基底膜の凹凸が目立ち，比較的小型で大小不同のEDDが上皮下および膜内にみられ，足突起はやや広範に癒合している．
B：上皮下およびメサンギウム基質から傍メサンギウム領域（矢印）にかけてEDDが散見され，基質の軽度拡大を伴う．内皮下腔は軽度開大し，内皮細胞のreticulationがやや目立つ．

れず，糸球体には膜性腎症の所見を認め，臨床所見（腎機能障害を伴わないネフローゼ症候群）に合致した．原発性膜性腎症とループス腎炎Ⅴ型の鑑別に関しては，①光学顕微鏡で基底膜の変化がやや分節性であり，Masson-trichrome染色にて傍メサンギウム領域にも沈着物が散見された，②蛍光免疫染色でIgGに加えてIgAやC1qの顆粒状陽性像が係蹄壁および一部のメサンギウム領域に観察された，③電子顕微鏡では上皮下，膜内，メサンギウム基質，傍メサンギウム領域と広範にEDDを認めたことから，ループス腎炎Ⅴ型を示唆する所見であった．以上より，ループス腎炎Ⅴ型によるネフローゼ症候群と診断した．

最終診断

ループス腎炎Ⅴ型（ISN/RPS）．

臨床医として考察を要するポイント

- 1 ▶ 多彩な病理像を呈するループス腎炎
- 2 ▶ ループス腎炎の治療

1 多彩な病理像を呈するループス腎炎

　ループス腎炎の組織所見は，ISN/RPS（International Society of Nephrology/Renal Pathology Society）分類[1,2]により整理されるが（表1），多彩な病理像を呈するため，しばしば他疾患との鑑別や診断に苦慮する．

　Ⅱ型では光学顕微鏡所見上，病変がメサンギウム領域に留まり，メサンギウム基質の拡大やメサンギウム細胞増殖を呈する．この場合，IgA腎症などのメサンギウム増殖性糸球体腎炎を呈する疾患との鑑別が必要であり，蛍光免疫染色や電顕所見を参考にして診断する．

　Ⅲ/Ⅳ型では，病変はメサンギウム領域に留まらず，係蹄内では内皮細胞の腫大と炎症細胞浸潤による管腔の狭小化がみられ，管腔内に免疫複合体が形成されると硝子塞栓（hyaline thrombi）を呈する．時に，アポトーシスにより断片化した好中球の核が核崩壊

表1　ループス腎炎の組織分類（International Society of Nephrology/Renal Pathology Society 分類）

Class Ⅰ	Minimal mesangial LN LMでは正常糸球体であるが，IFにてメサンギウム域に免疫沈着物を認める．
Class Ⅱ	Mesangial proliferative LN LMにてメサンギウム細胞増殖あるいはメサンギウム基質拡大を呈し，IFにてメサンギウム域に免疫沈着物を認める． IFあるいはEMにて上皮下あるいは内皮下に少量の沈着物を認めることがあるが，LMでは認めない．
Class Ⅲ	Focal LN 巣状（全糸球体の50%未満）に，管内あるいは管外性の細胞増多を認める． 典型的には，巣状に内皮下の免疫沈着物を認め，メサンギウムの変化は問わない．
Class Ⅳ	Diffuse LN びまん性（全糸球体の50%以上）に，管内あるいは管外性の細胞増多を認める． 典型的には，びまん性に内皮下の免疫沈着物を認め，メサンギウムの変化は問わない．
Class Ⅴ	Membranous LN LNおよびIF/EMにてびまん性または巣状に上皮下免疫沈着物あるいは形態学的痕跡を認める．メサンギウムの変化は問わない． classⅢ/Ⅳと同時にみられることがある．
Class Ⅵ	Advanced sclerosing LN 90%以上の糸球体が全節性硬化を呈し，活動性は見られない．

EM：電子顕微鏡，IF：蛍光免疫染色，LM：光学顕微鏡，LN：ループス腎炎．

像として観察される．炎症が内皮に進展すると，ワイヤーループ病変や内皮細胞障害を生じ，しばしば膜性増殖性糸球体腎炎（MPGN）パターンを呈する．炎症が係蹄壁に波及すると，フィブリノイド壊死，細胞性/線維細胞性半月体を形成する．また，活動期にはしばしば間質にリンパ球浸潤がみられる．疾患活動性が低下すると，これらの病変は糸球体硬化，線維性半月体，間質線維化，尿細管萎縮に収束する．

　Ⅴ型では，光顕所見にてびまん性に膜性病変を認め，しばしばⅡ，Ⅲ，Ⅳ型で観察される組織所見を伴う．蛍光免疫染色では多彩な免疫グロブリンや補体の沈着を認め，電顕では電子密度の高い大小不同の沈着物がみられ，しばしば指紋様の特徴的な構造（finger print sign）を示し，分布は上皮下に留まらない．時に沈着物が糸球体基底膜を貫通するが，原発性膜性腎症では稀な所見である[3]．また，IgGのsubclassも原発性膜性腎症との鑑別に有用である．原発性膜性腎症はIgG4およびIgG1が係蹄壁のみに顆粒状陽性像を示すが，ループス腎炎Ⅴ型ではIgG1，IgG2，IgG3が係蹄壁に染まり，しばしばメサンギウム領域にも陽性となる[4]．

　ループス腎炎では，上記のような所見が，さまざまな組み合わせで観察され，病変は分節性あるいは全節性に，巣状あるいはびまん性に出現することが特徴である．

2 ループス腎炎の治療

　ループス腎炎の治療に関して，ACR（American College of Rheumatology）[5]，EULAR/ERA-EDTA（European League Against Rheumatism/European Renal Association-European Dialysis and Transplant Association）[6]，KDIGO（Kidney Disease Improving Global Outcomes）[7]の各ガイドラインを参考に，免疫抑制療法を中心に概説する（表2）．

　Ⅰ/Ⅱ型に関しては，ACRでは免疫抑制療法の適応とはならず，ヒドロキシクロロキンと尿蛋白0.5 g/日の場合にはレニン-アンジオテンシン系抑制薬による支持療法が推奨されている．一方で，EULAR/ERA-EDTAでは，Ⅰ型に対しては電子顕微鏡にてpodocytopathy（すなわち足突起の広範な癒合）を認めるか間質性腎炎を呈する場合に免疫抑制療法を考慮し，Ⅱ型に対しては尿蛋白が1 g/日を超えて特に糸球体性血尿を伴う場合には少量のPSLを投薬し，必要に応じてアザチオプリン（AZA）を併用する．KDIGOでは，Ⅰ型は治療対象とならず，Ⅱ型においては尿蛋白が3 g/日を超える場合にPSLあるいはカルシニューリン阻害薬が使用される．

　Ⅲ/Ⅳ型に関しては，いずれのガイドラインも同じようなスタンスをとっており，6か月間の寛解導入療法とその後の維持療法が行われる．寛解導入では，ミコフェノール酸モフェチル（MMF）あるいはシクロホスファミド（CYC）とmPSLパルスおよび後療法PSLを組み合わせて使用する．寛解導入療法に十分に反応しなかった場合には，MMFをCYCに，CYCをMMFに変更するが，EULAR/ERA-EDTA，KDIGOでは，リツキシマブも選択肢にあげられている．寛解が得られた場合は，MMFあるいはAZAを用

表2 ループス腎炎の免疫抑制療法

	ACR		EULAR/ERA-EDTA		KDIGO	
I型	推奨なし		podocytopathy あるいは間質性腎炎を認める場合 PSL 0.25〜0.5 mg/kg/日（必要に応じて AZA 1〜2 mg/kg/日を併用）		推奨なし	
II型	推奨なし		尿蛋白＞1 g/日で，特に糸球体性血尿を認める場合 PSL 0.25〜0.5 mg/kg/日（必要に応じて AZA 1〜2 mg/kg/日を併用）		尿蛋白＞3 g/日を認める場合 PSL または CNI を推奨	
III/IV型 寛解導入	MMF	CYC	MMF	CYC	MMF	CYC
	2〜3 g/日，6か月	低用量：500 mg 静注，2週ごと，計6回 その後，経口 MMF/AZA 高用量：500〜1,000 mg/m² 静注，毎月，計6回	3 g/日，6か月	500 mg 静注，2週ごと，計6回（重症は 750〜1,000 mg/m² 静注，月1回，計6回，あるいは 2〜2.5 mg/kg/日，3か月を内服でも可）	3 g/日，6か月	低用量：500 mg 静注，2週ごと，計6回 その後，経口 MMF/AZA 高用量：500〜1,000 mg/m² 静注，毎月，計6回 経口：1.0〜1.5 mg/kg/日，2〜4か月
	ステロイド		ステロイド		ステロイド	
	mPSL パルス，3日間＋PSL 0.5〜1 mg/kg/日（半月体形成を認める場合には 1 mg/kg/日）		mPSL 500〜750 mg，3日間＋PSL 0.5 mg/kg/日（PSL は4〜6か月で 10 mg/日未満に減量）		PSL 最大で 1 mg/kg/日（重症例には mPSL 静注）（6〜12か月かけて漸減）	
維持療法	寛解導入が有効	寛解導入が無効	寛解導入が有効	寛解導入が無効	寛解導入が有効	寛解導入が無効
	MMF 1〜2 g/日±PSL あるいは AZA 2 mg/kg/日±PSL	MMF 無効の場合は，CYC CYC 無効の場合は，MMF	MMF 2 g/日＋PSL 5〜7.5 mg/日 あるいは AZA 2 mg/kg/日＋PSL 5〜7.5 mg/日	MMF 無効の場合は，CYC CYC 無効の場合は，MMF あるいは，リツキシマブを使用	MMF 1〜2 g/日＋PSL 10 mg/日以下 あるいは AZA 1.5〜2.5 mg/kg/日＋PSL	まずは生検を再評価 MMF 無効の場合は，CYC CYC 無効の場合は，MMF あるいは，リツキシマブを使用
V型 寛解導入	ネフローゼ域の蛋白尿を認める場合		ネフローゼ域の蛋白尿を認める場合		ネフローゼ域の蛋白尿がない場合	ネフローゼ域の蛋白尿を認める場合
	MMF 2〜3 g/日＋PSL 0.5 mg/kg/日，6か月		MMF 3 g/日＋PSL 0.5 mg/kg/日，6か月（代替として CYC, CNI, リツキシマブも可）		腎外病変があれば，PSL と免疫抑制薬	PSL＋CYC/CNI/MMF/AZA
維持療法	寛解導入が有効	寛解導入が無効	寛解導入が有効	寛解導入が無効		
	MMF 1〜2 g/日±PSL あるいは AZA 2 mg/kg/日±PSL	CYC 500〜1,000 mg/m² 静注，毎月，計6回＋mPSL パルス，3日間＋PSL 0.5〜1mg/kg/日	MMF 2 g/日＋PSL 5〜7.5 mg/日 あるいは AZA 2 mg/kg/日＋PSL 5〜7.5 mg/日（CNI も可）	MMF 無効の場合は，CYC CYC 無効の場合は，MMF あるいは，リツキシマブを使用		
VI型	推奨なし		推奨なし（腎外病変がなければ）		腎外病変がある場合に，PSL と免疫抑制薬	

ACR：American College of Rheumatology，AZA：アザチオプリン，CNI：カルシニューリン阻害薬，CYC：シクロホスファミド，EULAR/ERA-EDTA：European League Against Rheumatism/European Renal Association-European Dialysis and Transplant Association，KDIGO：Kidney Disease Improving Global Outcomes，MMF：ミコフェノール酸モフェチル．

いた維持療法に移行するが，MMFにて寛解が得られた症例はMMFにて維持療法を行う．

Ⅴ型においては，ネフローゼ域の蛋白尿を認める場合に，免疫抑制療法の適応となる．寛解導入はⅢ/Ⅵ型に準ずるが，MMFとPSLの併用が基本となる．一方，Ⅵ型においては，腎病変のみでは治療対象とならず，腎外病変を評価したうえで治療方針を決定する．

本症例のまとめ

本症例は，以前にループス腎炎Ⅴ型と診断されたステロイド依存性ネフローゼ症候群の再発症例である．臨床的には補体低下などのSLEの活動性を示唆する所見を認めず，ネフローゼ症候群の病理組織学的診断のため，腎生検を施行した．光顕所見では膜性腎症であり，沈着物の分布や免疫グロブリンの沈着パターンから，ループス腎炎Ⅴ型と診断した．ループス腎炎は多彩な病理組織像を呈するため，しばしば原発性糸球体腎炎との鑑別に苦慮することがあり，光顕所見のみならず，蛍光免疫染色や電顕所見の詳細な検討が必要となる．本症例が診断，治療された時期は，わが国ではMMFのループス腎炎に対する効果・効能が承認されておらず，本症例においてはネフローゼ症候群に対して，組織診断に先立ちPSLを増量して対応した．PSLに対する感受性がよく，半年以内に完全寛解に至り，その後PSLは速やかに減量することができた．

引用・参考文献
本項の文献は左のQRコードを読み取るか，下記URLよりご覧いただけます
http://www.igaku-shoin.co.jp/prd/03850/Case17.html
コンテンツは予告なしに変更・修正したり，また配信を停止する場合もございます．

〔畔上 達彦〕

Case 18 二次性腎疾患・膠原病

シェーグレン症候群による二次性膜性腎症

● Headline

- シェーグレン症候群による腎症＝間質性病変でよいか？
- シェーグレン症候群による腎症で留意すべき点は？

患者データ

症例 43歳，女性．

現病歴 X－6年11月に検診で蛋白尿を指摘された．近医で内服治療が開始されるも改善を認めず，X－5年1月に当院当科を紹介受診し，ネフローゼ症候群と診断された．入院後に腎生検を施行し，膜性腎症（MN）を疑わせる所見を認めた．同年当院歯科口腔外科にてシェーグレン症候群（Sjögren's syndrome；SS）と診断されており，総合的にシェーグレン症候群による二次性のMNと診断した．ステロイドパルス療法を施行し，後療法としてプレドニゾロン（PSL）とシクロスポリンA（CyA）の内服加療にてX－3年には完全寛解した．しかし，X年2月に蛋白尿が再検出され，8g/日まで増加，浮腫と全身倦怠感も認めたため，精査加療目的に入院した．

既往歴 X－13年，X－9年：妊娠高血圧症．

家族歴 父方祖母：腎盂炎，高血圧．母方祖父：尿毒症（50代）．父：腎結石，痛風．母：一過性脳虚血発作，糖尿病，高血圧．

アレルギー なし．

内服薬 ロスバスタチン2.5 mg/日，カンデサルタン2 mg/日，レバミピド300 mg/日100 mg，ピロカルピン15 mg/日，白虎加人参湯6 g/日．

生活歴 喫煙なし，飲酒なし，食事：3食/日，自炊，間食はクッキー2〜3枚/日．

入院時現症 身長156.7 cm，体重51.35 kg，体温36.6℃，血圧121/79 mmHg，心拍数79/分．頭髪：脱毛などの異常所見なし，眼瞼結膜：貧血なし，眼球結膜：黄染なし，口腔：乾燥あり，白苔なし，潰瘍を認めない．頸部リンパ節：右顎下リンパ節軽度腫大，圧痛あり．胸部：両側肺野清，心音：S1〜S2〜S3（－）S4（－），心雑音なし，腹部：平坦軟，腸蠕動音（＋），疼痛なし，四肢：炎症所見なし，両下肢に圧痕を伴う浮腫あり．

〔入院時検査所見〕

〔尿検査〕 pH 6.0，尿糖（−），尿蛋白（3＋），尿潜血（1＋），尿中ケトン（−），亜硝酸塩（−），白血球（−），ビリルビン（−），ウロビリノゲン（±），赤血球6〜10個/HPF，白血球3〜5個/HPF，硝子円柱2＋個/HPF．

〔蓄尿24時間〕 尿量1,300 mL，Na 74.4 mEq/日，K 32.1 mEq/日，UN 3.79 g/日，Cr 0.83 g/日，TP 6.175 g/日，NAG 12.3 U/L，β_2ミクログリブリン138 U/L，Selectivity Index 0.09．

〔生化学〕 TP 5.1 g/dL，Alb 1.3 g/dL，UN 9.6 mg/dL，Cr 0.69 mg/dL，UA 4.5 mg/dL，Na 140.8 mEq/L，K 4.1 mEq/L，Cl 109 mEq/L，Ca 7.4 mg/dL，IP 4.1 mg/dL，eGFR 74 mL/分/1.73 m^2，TC 230 mg/dL，TG 193 mg/dL，HDL-C 39 mg/dL，HDL-C 29.2 mg/dL，LDH 171 U/L，AST 19 U/L，ALT 8 U/L，γ-GTP 16 U/L，Ch-E 316 U/L，AMY 38 U/L，CK 54 U/L，Mg 2.0 mg/dL，HCO_3^- 23.8 mEq/L，Zn 40 μg/dL，TIBC 146 μg/dL，UIBC 102 μg/dL，Fe 44 μg/dL．

〔内分泌〕 free T3 2.2 pg/mL，free T4 0.8 ng/dL，TSH 8.17 μIU，TGAB 25 IU/mL，TPOAB＜5 IU/mL，BNP 8.7 pg/mL．

〔免疫〕 CRP 0.06 mg/dL，IgG 1,870 mg/dL，IgA 241 mg/dL，IgM 152 mg/dL，C3 71 mg/dL，C4 13 mg/dL，CH-50 33.6 U/mL，抗SM抗体12.4 U/mL，RF 17 IU/mL，MPO-ANCA＜1.0 U/mL，抗GBM抗体＜2.0 U/mL，PR3-ANCA＜1.0 U/mL，ANA≧2,560倍，SPECKL（＋），抗ss-DNA＜17 IU/mL，抗ds-DNA＜7 IU/mL，クリオグロブリン（−），ミトコンドリア抗体（−），抗SS-A抗体38.2倍，抗SS-B抗体199.7倍．

〔感染症〕 TP-Ab（−），HBsAg（−），HBsAg量0.00，HBsAb（−），HBsAb量0.29，HCV-Ab（−），(1-3)-β-Dグルカン＜3.0 pg/mL，エンドトキシン＜2.0 pg/mL，プロカルシトニン0.05 ng/mL．

〔便検査〕 便ヒトHb（−）．

〔口唇生検〕 Greenspan's grade 4，シルマーテスト：5/7 mm，ガムテスト：2.48 mL/10分，フルオレセイン染色：1/9点，唾液腺シンチグラフィ：高度唾液腺機能低下，摂取率：右0.09％，左0.06％，排泄率：右34.09％，左28.19％．

〔腎ドップラーエコー〕 腎の長径は右96 mm大，左101 mm大．B mode，Doppler study上明らかな異常を認めない．

プロブレムリスト

#1 ▶ シェーグレン症候群
#2 ▶ ネフローゼ症候群

腎生検所見

1) 光顕所見

14個認められた糸球体のうち，2個は被膜下で全節性硬化に陥っていた．メサンギウム基質の増生(図1A黒矢印)，基底膜の二重化がfocal segmentalに観察され(図1A赤矢印)，細胞性半月体形成(図1B黒矢印)，粗大な沈着物，スパイクの形成(図1C黄矢印)がみられた．尿細管の萎縮，線維化は軽度で5%未満であった．

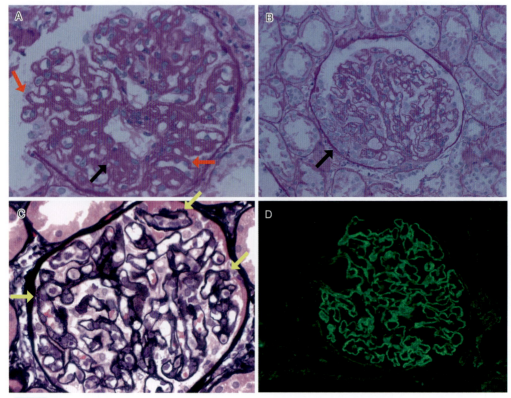

図1　腎生検所見
A：メサンギウム基質の増生(黒矢印)，基底膜の二重化がfocal segmentalに観察される(赤矢印)．
B：細胞性半月体形成(黒矢印)．
C：粗大な沈着物，スパイクの形成がみられた(黄矢印)．
D：蛍光抗体所見でIgGが有意に顆粒状に陽性であった．

2) 蛍光抗体所見

IgG が有意に顆粒状に陽性であった(図1D).

IgG(2+), IgA(1+), IgM(±), C3c(2+), C1q(2+), C4(1+).

プロブレムリストに関する考察

ネフローゼ症候群の完全寛解後の再発かその他の型の初発かの診断のために,再度腎生検を施行した.基底膜の二重化,半月体形成,スパイク形成を認め,蛍光抗体所見ではIgGのみならず,C3,C1qが染色され,ループス腎炎を否定する必要があった.しかし,全身性エリテマトーデス(SLE)の診断基準のうち補体低下,抗核抗体(ANA)持続陽性,リンパ球減少の3点のみ満たし,抗RNP抗体,dsDNA抗体は陰性で抗Sm抗体は陽性から陰転化しており,積極的にSLEを示唆する身体所見も認めなかった.抗SS抗体高値,病理所見から総合的に判断しシェーグレン症候群による二次性の膜性腎症の再発と考え加療を行った.

今回の症例では尿蛋白が増加し,ミゾリビン(MZB)150 mg/日の内服でも改善を認めなかったため,腎生検にてシェーグレン症候群による二次性膜性腎症の再発と診断し,ステロイドパルス療法とPSL 0.8 mg/kg/日の内服を開始した.改善が乏しいため,CyA 2.0 mg/kg/日の追加治療にて完全寛解に至った(図2).

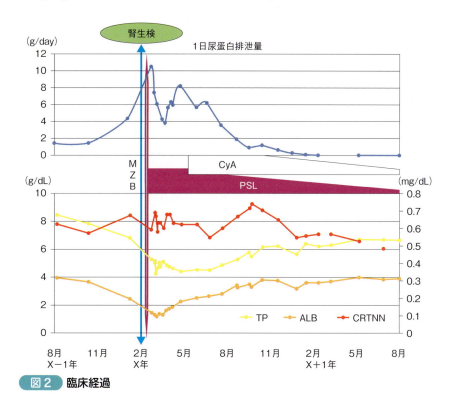

図2 臨床経過

MZB:ミゾリビン　PSL:プレドニゾロン　CyA:シクロスポリンA.

最終診断

シェーグレン症候群による二次性膜性腎症．

臨床医として考察を要するポイント

- 1 ▶ シェーグレン症候群における腎病変の鑑別
- 2 ▶ シェーグレン症候群関連腎症＝間質性腎炎か？
- 3 ▶ シェーグレン症候群に付随する腎症で留意すべき点
- 4 ▶ シェーグレン症候群による二次性膜性腎症

1 シェーグレン症候群における腎病変の鑑別

　シェーグレン症候群は，主に涙腺と唾液腺の外分泌機能異常をおこす自己免疫性疾患である．腺組織が障害される腺症状は，上皮細胞に細胞性の自己免疫応答がみられ，慢性のリンパ球浸潤を特徴とする．それ以外の臓器が障害される腺外症状は，腎症を含めて多彩な所見を呈する．慢性の経過で腎症を生じるリウマチ性疾患としてはループス腎炎，関節リウマチ，シェーグレン症候群などがあり，シェーグレン症候群に特徴的な腎病変としては間質性腎炎，尿細管性アシドーシス（RTA）と糸球体腎炎があげられる．腎疾患の合併頻度は約25％とされており，間質性腎炎が最も多く，糸球体障害は少ないとされている[1]．

　実際に臨床でよく経験する病態としては，遠位型RTAが多い．遠位尿細管における水素イオンの排出障害により，尿の酸性化障害を呈し，アニオンギャップ正常の高クロール性代謝性アシドーシスとなる．腎組織には間質性腎炎像がみられ，細胞浸潤の程度とRTAの重症度が比例する．頻度は低いが，遠位尿細管障害に合併し近位型RTAも発症することがある．また，重症化してファンコニ症候群を呈した症例も報告されている[2]．そのほか，尿所見異常として遠位尿細管における水再吸収障害による尿濃縮力障害を起こすことがある．多飲，多尿，口渇などの症状を呈し，バソプレシン不応性で尿崩症に進行するケースもある[3]．

　一方，糸球体病変の有病率は約2～4％と少なく，膜性増殖性糸球体腎炎（MPGN）と膜性腎症の報告例が比較的多いが，その他のメサンギウム増殖性腎炎，半月体形成性糸球体腎炎，糸球体硬化症などは散見される程度である[4]．

2 シェーグレン症候群関連腎症＝間質性腎炎か？

　間質性腎炎は，外分泌腺と同様の細胞性免疫異常が腎臓でも生じていると考えられている．尿細管上皮に浸潤し尿細管炎が生じている部位にはCD8陽性T細胞を認める．尿細管上皮や間質に炎症細胞浸潤がおこり，尿細管上皮の変性と萎縮，間質線維化や尿細管腔拡大，管腔内に硝子様円柱が認められる．浸潤細胞は形質細胞とCD4陽性T細胞を主体とするリンパ球からなる．また，尿細管基底膜や上皮に対する免疫グロブリンやC3の沈着が認められる[5]．

　一方，糸球体腎炎は，免疫複合体が関与すると考えられている．現在は，糸球体に沈着した免疫複合体やクリオグロブリンの存在は，浸潤Bリンパ球が関連していると考えられている．そして，シェーグレン症候群には特異抗体として抗SS-A抗体，抗SS-B抗体の存在が知られており，これらが免疫複合体を形成する可能性があるとも考えられている[6]．

　間質病変と糸球体病変の両者ともシェーグレン症候群の特異的な病態によるものであり，シェーグレン症候群関連腎症といえると思われる．しかし，機序は全く異なり，シェーグレン症候群関連腎症＝間質性腎炎という定義は成立しないと考えられる．

3 シェーグレン症候群に付随する腎症で留意すべき点

　シェーグレン症候群に付随する腎症ではその病型により治療方法と予後は変わってくる．

　一次性シェーグレン症候群では糸球体障害は稀であるため，糸球体病変が疑われた際にはSLE，関節リウマチなどの基礎疾患の有無の検索は必須である．高率に腺外症状を合併し，間質性腎炎例と比較してクリオグロブリン血症も多く認める．発症時期にも差があり，間質病変ではシェーグレン症候群と診断されてから平均2年での発症であったのに対し，糸球体病変では平均8年であった[7]．本症例では，尿所見を呈した後，口腔外科にてシェーグレン症候群と診断を受けており，糸球体病変形成とシェーグレン症候群発症の時間的経過がこれまでの報告と異なる．

　糸球体腎炎を呈した場合の治療は，積極的にステロイド療法や免疫抑制薬の投与を検討する[8]．一方で，間質性腎炎の治療は，アシドーシスや骨病変に対しての補充療法のみが行われることが多い．活動性が強い場合にはステロイド療法の有効性も報告されているが，十分な投与量と期間は不明である．また，生命予後に影響はしないとされているが，進行例では悪性リンパ腫を合併する危険性が高くなるために注意が必要である[9]．

4 シェーグレン症候群による二次性膜性腎症

　膜性腎症の原因としては，膠原病の他にB型肝炎ウイルス，梅毒などの感染症，薬剤，悪性腫瘍などが知られている．前述のようにシェーグレン症候群による腎障害は，尿細管を中心とした間質性病変が大部分であり，糸球体病変の合併は少ない．特に膜性腎症が発症したケースは多くなく，再発例はわが国では報告されていない．

　しかし，補体の低下，抗SS抗体が高値であり，シェーグレン症候群の特異抗体による免疫複合体が糸球体係蹄に存在する可能性が考えられ，腎臓病理所見でも粗大な沈着物の形成（図1C）がみられた．シェーグレン症候群による二次性膜性腎症発症のメカニズムには免疫複合体の関与が考えられる．

　治療はこれまでの報告ではPSL単剤，あるいはPSLとCyAを併用している症例もある．期間や投与量に関しては大規模な検討がされておらず，施設間での差が多い．しかし，ほとんどのケースでは治療に対する反応性は良好であり，生命予後には直接関係ないといわれている．しかし，SLEなどのオーバーラップにより予後が増悪することがある[10]．

本症例のまとめ

　ネフローゼ症候群に対して腎生検を施行し，シェーグレン症候群による二次性の膜性腎症と診断され加療を開始，完全寛解後に再発した症例である．シェーグレン症候群は一般的には間質性腎炎が多いといわれているが，糸球体病変を呈することも念頭におかなければならない．その他の膠原病疾患を合併することもあり，糸球体病変の原疾患の鑑別は治療方針の決定とともに，予後を左右するために大変重要である．シェーグレン症候群の糸球体病変は病理像のみで診断にたどりつくことは困難で，臨床所見を含めて総合的に判断する必要がある．

引用・参考文献　　本項の文献は左のQRコードを読み取るか，下記URLよりご覧いただけます
http://www.igaku-shoin.co.jp/prd/03850/Case18.html
コンテンツは予告なしに変更・修正したり，また配信を停止する場合もございます．

〔浦井 秀徳〕

Case 19 二次性腎疾患・消化器疾患

潰瘍性大腸炎に伴う間質性腎炎

● Headline

- まさに腸腎連関．炎症性腸疾患と腎臓は密接にかかわっている．
- 炎症性腸疾患において生じた腎症の成因をどのように考えるべきか？

患者データ

症例 20歳，男性．

主訴 腎機能障害．

現病歴 X−4年下痢・発熱の症状が続くため某大学病院を受診し，潰瘍性大腸炎（UC）と診断された．メサラジン（ペンタサ®），レボフロキサシン（クラビット®）により加療されたが，腎機能障害のため中止された．同時期施行されたガリウムシンチグラフィでは腎臓に集積を認めた．X−3年2月再度UCが増悪したため，他院を受診した．同院にてメサラジン750 mg/日を投与されたが，血清Cr値の上昇（2.7 mg/dL）があり中止された．同年3月サラゾピリン®を投与されたが，再度腎機能障害をきたし中止された．以降メサラジン，サラゾピリン®は使用していない．X−3年3月白血球除去療法（leukocytapheresis；LCAP）が10回施行された．同年10月のガリウムシンチグラフィでは腎臓に異常集積は認めなかった．その後はフェロミア®，ビオフェルミン®の内服のみで経過観察され，白血球10,000/μL，軟便2〜3回/日とUCの活動性は落ちついていた．X年2月当院での加療を希望され，紹介受診した．当院受診時腎機能障害（Cr 4.7 mg/dL）を認めた．4月8日Cr 7.2 mg/dLと腎機能の急性増悪を認め精査加療目的にて入院となった．

既往歴 X−4年UC，X−1年双極性障害（入院歴あり）．

家族歴 特記事項なし．

生活歴 喫煙歴：5本/日，飲酒歴：機会飲酒．

入院時現症 身長168 cm，体重64 kg，BMI 22.7，血圧120/59 mmHg，脈拍70/分・整，体温37.0℃，眼瞼結膜貧血なし，眼球結膜黄疸なし，頸部リンパ節触知せず，甲状腺腫大なし，頸動脈雑音なし，肺野：清，心音：整，Ⅲ音なし，Ⅳ音なし，腹部：平坦・軟，筋性防御なし，CVA tendernessなし，肝脾腫なし，下腿浮腫なし，足背

動脈触知，皮疹なし．

〔入院時検査所見〕

〔尿検査〕 pH 5.5，尿糖(−)，尿蛋白(1+)，尿潜血(−)，尿中ケトン(−)，亜硝酸塩(±)，赤血球<2個/HPF，白血球6〜10個/HPF，硝子円柱(−)，顆粒円柱(1+)，白血球円柱(−)，細菌(1+)．

〔血沈〕 82 mm/時．

〔便検査〕 便潜血(−)．

〔末梢血〕 白血球 8,800/μL(BAND＋SEG 71.1%，LYMPH 19.5%，EOSINO 6.7%，MONO 6.7%，BASO 0.2%)，赤血球 298万/μL，Hgb 8.5 g/dL，Hct 27.2%，MCV 91 fL，Plt 38.3万/μL．

〔生化学〕 TP 8.0 g/dL，Alb 4.0 g/dL，AST 8 IU/L，ALT 6 IU/L，LDH 128 IU/L，ALP 198 IU/L，BUN 35.4 mg/dL，Cr 7.2 mg/dL，UA 6.7 mg/dL，Na 141.8 mEq/L，K 4.1 mEq/L，Cl 105 mEq/L，Ca 9.4 mg/dL，IP 4.0 mg/dL，Fe 39 μg/dL，TIBC 302 μg/dL，UIBC 263 μg/dl，フェリチン 129 ng/mL，TC 152 mg/dL，TG 187 mg/dL，CRP 1.69 mg/dL，Glu 98 mg/dL．

〔内分泌〕 ARC 16.8 pg/mL，Ald 451 pg/mL，ANP 12.5 pg/dL，BNP 18.4 pg/dL．

〔免疫〕 IgG 2,060 mg/dL，IgA 370 mg/dL，IgM 73 mg/dL，C3 136 U/mL，C4 44 U/mL，CH-50>60 U/mL，HP 264 mg/dL，ANA<40倍，抗dsDNA抗体 13 U/mL，C-ANCA<10 EU，MPO-ANCA<10 EU，抗基底膜抗体(−)，クリオグロブリン(−)，抗SS-A抗体(−)，抗SS-B抗体(−)．

〔その他〕 メサラジン，サラゾピリン®：DLST(−)．

〔蓄尿24時間〕 蛋白 0.2 g/日，Na 159 mEq/日，K 34.8 mEq/日，NAG 5.2 U/gCr，β_2ミクログロブリン 56,680 mg/日，α_1ミクログロブリン 51.0 mg/日．

〔尿細胞診〕 好酸球少量．

〔入院後検査所見〕

〔胸部X線〕 心拡大なし，肺浸潤影なし．

〔腹部エコー〕 腎辺縁の不整，輝度の亢進を認める．

〔大腸鏡検査〕 大腸粘膜に血管を透見し，UCとしては軽度から中等度の粘膜所見(図1)．

〔ガリウムシンチグラフィ〕 両側の腎臓に著明な取り込みを認め，activeな腎間質病変を示唆する所見(図2)．

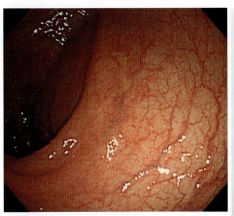

図1　大腸内視鏡検査
大腸粘膜に血管を透見し，潰瘍性大腸炎としては軽度から中等度の粘膜所見がみられる．

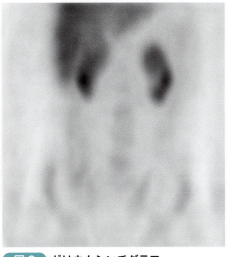

図2　ガリウムシンチグラフィ
両側腎に著明な取り込みを認め，active な腎間質病変が示唆される．

プロブレムリスト

#1 ▶ **慢性腎臓病（CKDG5A1）の急性増悪**
#2 ▶ **潰瘍性大腸炎（UC）**

　4年の経過をたどる UC の患者．これまで主にメサラジン，サラゾピリン®の薬剤性間質性腎炎による急性腎障害（AKI）を繰り返し，慢性腎臓病（CKD）をきたしていた．今回急性増悪を認めたため精査を行った．腎所見の特徴として尿蛋白は軽微でありながら，腎障害が重度であり，間質性腎炎が強く疑われた．尿中好酸球も陽性であり，ガリウムシンチの腎臓における取り込みも有意であることも間質性腎炎の存在を支持する．腎障害の程度が強く，可逆性があるかどうか，副腎皮質ステロイド投与の適応があるかどうかを明らかにする目的で腎生検を施行した．

腎生検所見

1）光顕所見

　糸球体は血管腔が保たれメサンギウム基質およびメサンギウム細胞の増生は認められなかった（図3A）．その一方で著明なリンパ球の浸潤を認め，一部，尿細管細胞基底膜を越えての浸潤も認められ，尿細管炎の所見を示した（図3A 黒矢印）．さらに尿細管細胞増殖（図3B 赤矢印），尿細管細胞の脱落（図3B 黒矢印）も認められた．尿細管線維化の割合は10％程度であった．

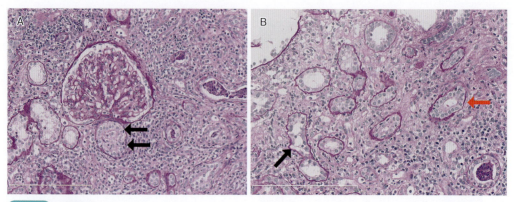

図3 光顕所見
A：著明なリンパ球の浸潤を認め，一部，尿細管細胞基底膜を越えての浸潤も認められ，尿細管炎の所見を示した（黒矢印）．
B：尿細管細胞増殖（赤矢印），尿細管細胞の脱落（黒矢印）も認められた．

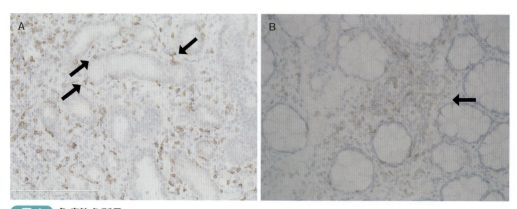

図4 免疫染色所見
A：CD3陽性細胞が尿細管基底膜を越え尿細管へ浸潤していた（矢印）．
B：大腸粘膜に軽度から中等度の炎症細胞の浸潤を認め，腎組織同様CD3陽性のTリンパ球の浸潤を認めた．

2）免疫染色所見

CD3陽性細胞が尿細管基底膜を越え尿細管へ浸潤していた（図4A）．大腸粘膜に軽度から中等度の炎症細胞の浸潤を認め，腎組織同様CD3陽性のTリンパ球の浸潤を認めた（図4B）．

プロブレムリストに関する考察

メサラジン，サラゾピリン®による腎障害を認めていたが，両剤ともX−3年3月を最後に使用していない．UCの腎病変として間質性腎炎，IgA腎症，アミロイドーシスの報告がみられる．メサラジン，サラゾピリン®中止後も腎障害が進行するとする報告があり，これら薬剤による腎障害を完全には否定できないが，本症例では，メサラジン，

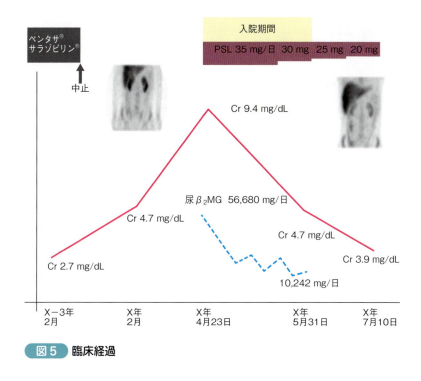

図5 臨床経過

　サラゾピリン®中止後3年を経過していること，大腸鏡検査からUCの活動性がみられたこと，腎，大腸鏡組織所見ともCD3陽性Tリンパ球が浸潤していたことから，UC関連の進行性間質性腎炎と考えプレドニゾロン（PSL）35 mg/日の投与を開始した．PSL開始後尿細管マーカーおよび血清Crの著明な低下を認めた．ガリウムシンチグラフィ再検を行い，両腎への取り込みの減少が示された．PSL 35 mg/日を1か月投与し，その後2週間ごとに5 mg/日ずつ減量し，PSL 25 mg/日の投与で退院し，外来経過観察とした．血清Crは増悪前の値まで改善している（図5）．

最終診断

　UCに伴う間質性腎炎．

臨床医として考察を要するポイント

- **1** ▶ 炎症性腸疾患における腎病変の存在
- **2** ▶ 炎症性腸疾患における腎病変の原因
- **3** ▶ 炎症性腸疾患における腎病変の種類
- **4** ▶ 炎症性腸疾患における腎病変の予後と注意すべき点

1 炎症性腸疾患における腎病変の存在

　UC，クローン病（CD）といった炎症性腸疾患（IBD）は腸管の免疫異常にもとづく排便の異常である．UC は主に 20 歳から 30 歳以下の若年成人の大腸にびまん性のびらんや潰瘍を発症させる非特異的慢性炎症性腸疾患である．UC は小腸病変がないのに対し CD は回盲部を中心に非特異的慢性的炎症を惹起する炎症性腸疾患であり，病変は線維化や潰瘍を伴う肉芽腫性炎症性病変である．潰瘍は小腸や大腸にみられ口腔から肛門までの全腸管のどの部分にもおこりうる．これらの疾患には腸管外合併症（extraintestinal manifestation；EIM）が認められる．有名なものとしては皮膚合併症の結節性紅斑，肝臓，胆嚢合併症として硬化性胆管炎などが知られている（表1）．そのなかで腎臓の合併症も以前より指摘されている．そしてその頻度は IBD の 4〜47％に認められる[1]．

表1 IBD の腸管外合併症

部位	合併症
神経筋疾患	末梢関節炎，強直性脊椎炎，仙腸関節炎，仙腸骨炎
皮膚病変	結節性紅斑，壊死性膿皮症（pyoderma gangraenosum），アフタ性口内炎，口腔内潰瘍，強直性脊椎炎，乾癬，表皮水疱症，スウィート病
眼疾患	前部ブドウ膜炎，結膜炎，虹彩炎，強膜炎，上強膜炎
肝胆道系疾患	原発性硬化性胆嚢炎，肉芽腫性クローン病性肝炎，自己免疫性肝炎，胆汁性肝硬変
膵臓疾患	急性膵炎，慢性膵炎
血液疾患	血栓性疾患，自己免疫性溶血性貧血，血小板減少性紫斑病（モシュウィック症候群）
腎疾患	尿細管障害，糸球体腎炎，間質性腎炎
呼吸器系疾患	慢性気管支炎，慢性細気管支炎，気管支拡張症，喉頭気管炎，気管閉塞，器質化肺炎を伴う閉塞性細気管支炎（BOOP），胸膜炎
心疾患	心外膜炎，心筋炎
神経疾患	脱髄性疾患（MS など），視神経炎，感音性難聴，重症筋無力症

2 炎症性腸疾患における腎病変の原因

腎泌尿器合併症の発症機序は大きく分けて以下の4つに分類される．1つは腸管の炎症の波及としての腎症状で，腸管症状と並行して腎障害が認められる．2つは腸管症状と独立して生じる腎障害である．3つはIBDに伴う吸収不良，腸切除に伴う短腸症候群などにより代謝異常がきたされるため生じる腎障害である．最後はIBDの治療薬による腎障害である．IBD患者に腎障害が認めた場合，腸管症状の寛解期にあり，薬剤を用いていない状況でもおこりうることを留意すべきである．また，後述のように薬剤性の腎障害は間質性腎炎が主体であり，尿細管間質を主体としたIBD固有の腎障害との鑑別が困難である．稀ではあるが薬剤休薬期に晩発性に生じる腎障害も認められた報告がある[2]が，一般的には開始1年以内に発症する．服用歴の詳細な聴取が重要である．

3 炎症性腸疾患における腎病変の種類

1) 尿路結石

IBDに尿路結石が生じる頻度は12～28%であり，一般人口の罹患率の5%と比べ有意に高率である．結石の種類は尿酸，シュウ酸Ca両方ともありうる．尿酸結石においては下痢による尿pHの低下と尿量の減少が結石形成に重要である．予防のためには尿のアルカリ化が重要であり，pHを6～6.5までにする．シュウ酸Ca結石は腸管におけるシュウ酸の吸収亢進による血中，尿中シュウ酸の上昇が発症に重要である．この現象はEHO(enteric hyperoxaluria)といわれている．そしてEHOの発症には以下のさまざまな機序が関連する．

①胆汁酸吸収阻害により脂肪が腸管内Caと結合しそのため遊離のシュウ酸が増える．
②シュウ酸を分解する *Oxalobacter formigenes* という腸内細菌が減少する．
③低マグネシウム尿症および低クエン酸尿症がシュウ酸Caの濃度を上昇させる．

高シュウ酸尿症，高尿酸尿症は尿細管間質障害を引きおこし，以下に述べる尿細管間質性腎炎との関連も示唆される．

2) 尿細管間質異常

IBD患者に尿細管性の蛋白尿を認めることが多い．以前，多くは以下に取り上げるサリチル酸による腎障害と考えられていたが，サリチル酸を投与されていないIBD患者にもこの異常が認められることより，IBDに伴う尿細管間質障害の存在が指摘されている．CDでの肉芽腫性間質性腎炎の報告があり[3]，この場合はIBDとの関連が強く疑われる．多くの臨床試験において近位尿細管機能障害がIBD患者において尿中尿細管性蛋白の出現より指摘されている[4]．α_1ミクログロブリンやNAG，β_2ミクログロブリンといった蛋白の尿中排泄が腸管症状と一致していることが指摘されている．尿細管障害の機序は

これまで薬剤との関連で論じられていたため，あまりはっきりしていない．本症のように，UC患者において薬剤休薬3年後に発症した間質性腎炎もありうる．腸管および尿細管間質にCD3陽性のT細胞の浸潤を認め，腸管と腎臓における共通の病態を示唆するものであった[5]．IBD患者の多くに尿細管障害マーカー陽性の患者を認めることより，腎機能障害や顕性の尿蛋白が認められる以前より尿細管間質異常が認められる可能性が示唆される．

3）糸球体腎炎

糸球体腎炎の合併もIBDでは報告されており，近年その存在が注目されている．表2に示すようにUC，CDともに糸球体腎炎の合併が報告され，その組織はIgA腎症から半月体形成性糸球体腎炎まで幅広いものである[6]．近年注目されているのはIgG4との関連である．IgG4はアルブミン同様陰性荷電の蛋白であり，腸粘膜および糸球体基底膜のglycosaminoglycanにより形成される陰性荷電のチャージバリアーにより腎よりの排泄，腸管よりの吸収が調節されている．このglycosaminoglycanの異常がIBDおよび糸球体腎炎共通の異常となり，血液中のIgG4濃度が上昇しIgG4の沈着が糸球体腎炎を引きおこすという機序である[7]．さらにIBDと糸球体腎炎，特にIgA腎症の発症に共通の遺伝的背景が存在するということも指摘されている[8]．IgA腎症におけるHLA-DR1とCDにおけるHLA-DR1/DQw5が共通のHLAとして指摘されている．

4）二次性アミロイドーシス

二次性アミロイドーシス，AAアミロイドーシスは稀ではあるが，IBDの重篤な腎合併症として報告されている．CDで0.3〜10.9%，UCで0〜0.7%と報告されている[9]．Greensteinらの報告によればアミロイドーシスを有するIBDの2/3では瘻孔および膿瘍が認められ，IBDの重症度とアミロイドーシスのそれとは一致していることが指摘されている[10]．二次性アミロイドーシスの原因であるserum amyloid A蛋白（SAA）はβ-sheet構造を有するアミロイド蛋白を形成し細胞外に沈着する．糸球体に沈着する場合は蛋白尿およびネフローゼ症候群を呈するものの，間質，尿細管への沈着では蛋白尿所見に乏しいものの腎機能障害は進行する．

二次性アミロイドーシスの治療には確立したものは存在していない．副腎皮質ステロイドやアザチオプリン，メトトレキサート，シクロスポリンといった免疫抑制薬の有効性は一定していない．近年CD関連の二次性アミロイドーシスの治療におけるTNFα阻害薬，特にインフリキシマブが腎機能，蛋白尿の改善およびSAAの低下をもたらすことが明らかにされている[11]．しかしこの治療も腎機能の寛解は達成されず，機能障害の進行の抑制もたらすのみであり，最終的には腎臓移植への橋渡しの意味でしかないと考えられている．Serraらの2010年のスペインでの1施設での検討では，1,006名の患者では5名の二次性アミロイドーシスが記録されており，2名が腎不全で死亡しており，2

表2 UCとCDの糸球体腎炎合併例

年齢性	疾患と期間	腎組織型と蛍光免疫所見	想定抗原	C3値/C4値	尿蛋白と腎機能	治療	転帰
14歳男	CD	膜性増殖性糸球体腎炎（MPGN）			4 g/day Ccr=103		
5歳女	UC	MPGN Ig, C3	腸管の抗原	低値/低値	ネフローゼ	ステロイド反応なし	3歳時にHD 消化管出血で死亡
49歳女	CD 3か月	メサンギウム増殖性糸球体腎炎（MesPGN）糸球体硬化 IgG, IgM, フィブリノゲン（FNG）, IgAなし, C3, C1q	C3およびC1q	正常/正常	3.4 g/日 Cr=2.3	手術	手術後蛋白尿2 g/日 1年，後Cr=2
22歳女	CD 3か月	IgA腎症 IgA, C3, FNG	なし	正常/正常	1.5 g/日 Cr=0.9	ステロイド SZA	完全寛解
43歳男	UC 3年	IgA腎症 IgA, IgM, C3, FNG	なし	正常/正常	7 g/日 Cr=1.07	ステロイド SZA	完全寛解
12歳女	CD 発症時	膜性腎症（MN） IgG, C3	なし	正常/正常	540 mg/日 Ccr=78	ステロイド SZA	血尿なし，Ccr=正常化，3年で蛋白尿54 mg/日
13歳女	CD 発症時	MPGN C3, IgG, IgM	あり	正常/報告なし	12.7 g/日 Ccr=70	ステロイド	1か月で蛋白尿が625 mg/日
18歳男	UC 7年	MesPGN C3	なし	低値/正常	8.3 g/日 Cr=2.0	ステロイド	Cr=1.5
60歳男	UC 12年	MPGN 報告なし	報告なし	報告なし	報告なし	報告なし	慢性腎不全
36歳男	UC 25年	IgA腎症 IgA, IgM, C3	報告なし	報告なし	Cr=1.2	報告なし	報告なし
35歳男	IBD 19年	IgA腎症 報告なし	IgA	報告なし	0.6 g/日 Cr=1.05	SZA	LCVが改善 間欠性の血尿
50歳男	IBD 20年	IgA腎症 報告なし	IgA	報告なし	0.6 g/日 Cr=0.8	ステロイド SZA	LCVが改善 顕微鏡的血尿
26歳男	CD 発症時	IgA腎症 報告なし	IgA	報告なし	報告なし Cr値正常	ステロイド 手術, SZA	6年後尿所見および腎機能正常化
49歳女	UC 19年	MesPGN C3	なし	正常/正常	ネフローゼ	ステロイド CP	血液透析
31歳男	CD 8年	IgA腎症 IgA, C3, C5	なし	正常/正常	尿蛋白4+ Cr=11.3	ステロイド	3か月でCr=2.2
21歳男	CD 2か月	IgA腎症 IgA, C3	報告なし	報告なし	1.07 g/日	ステロイド	2年で尿蛋白0.24 g/日
30歳女	CD 2か月	MPGN IgAなし, IgM, IgG	なし	報告なし	3.6 g/日	ステロイド CP	15か月で腎機能正常化し，回復
45歳男	UC 5年	MPGN 陽性	報告なし	低値/低値	3.2 g/日 Cr=5.0	ステロイドに反応なし	1年で血液透析導入となり腸炎は軽快
63歳男	UC 4か月	MPGN 陽性	報告なし	正常/正常	4.32 g/日 Cr=2.5	ステロイドに反応なし	5か月で血液透析導入となり腸炎は軽快
12歳女	CD 1.5年	IgA腎症 報告なし	報告なし	正常/正常	2 g/日 Cr=5.0	手術	2.5年で血尿，蛋白尿消失し，腎機能正常化
30歳男	CD 発症時	MPGN IgG, C3	なし	正常/正常	13 g/日 Cr=2.3	ステロイド SZA	3か月で蛋白尿消失
11歳女	CD 発症4年前	IgA腎症 IgA, IgM, C3	報告なし	報告なし	尿蛋白3+ 腎機能正常	ステロイド	6年後尿蛋白正常化するも血尿持続
45歳男	UC 9か月	MN 報告なし	報告なし	報告なし	6 g/日 腎機能正常	ステロイド	2年後蛋白尿消失
14歳女	UC 発症時	IgM腎症 IgM, IgA, IgG, C3	報告なし	報告なし	報告なし Cr=0.4	ステロイド SZA	血尿消失

名は TNFα 阻害薬で治療して軽快している．症例は少ないが予後は悪いといえる[12]．

5) 薬剤性腎症

IBD の治療に用いられる 5-アミノサリチル酸製剤(5-SAS またはサラゾピリン® SASP)，免疫抑制薬シクロスポリン A(Cyc-A)，TNF の阻害薬において副作用として腎障害が認められる．したがって，IBD の治療中に出現した腎障害は薬剤性のものか原疾患によるものかの鑑別は困難である．

● 5-アミノサリチル酸(5-ASA)

IBD の治療の初期に用いられる 5-ASA 製剤には抗菌薬として分類されている持続性サルファ剤であるサラゾスルファピリジン(SASP，サラゾピリン®)およびメサラジン(mesalazine, ペンタサ®，アサコール®)がわが国で用いられている．SASP は 5-ASA がサルファ剤(サルファピリジン, sulfapyridine)に結合しており，メサラジンは 5-ASA をエチルセルロースでコーティングし，徐放製剤としたものである．SASP の腎障害は稀であり，用量非依存的なアレルギー反応の一部として認められるものである．一方，メサラジンによる腎障害は注意を要し，頻度は 100 名に 1 名で認められるが，臨床的に問題になる症例は 500 例に 1 例程度であり男性に多いことが知られている[13]．5-ASA による腎障害の組織は糸球体腎炎，微小変化群，間質性腎炎などが報告されている．間質性腎炎では腎性尿崩症の存在も報告されている．間質性腎炎については投与量や総投与量，投与期間に関係がないことも報告されている[14]．5-ASA はサリチル酸やフェナセチンに構造が類似しており，したがって analgestic nephropathy と同じ作用機序で発症する．乳頭壊死の報告もある．サリチル酸は腎臓内のプロスタグランジンの産生を抑制し，腎臓の血流を低下させ虚血および虚血再灌流に伴う腎障害を引きおこす．直接の尿細管に対する障害も想定されている．

● シクロスポリン A(CyA)

CyA による腎障害は投与患者の 20％に生じることが知られている．間質線維化が 15％，細小動脈硬化が 2％に認められる．腎臓内のレニン・アンジオテンシン系の活性化が原因と考えられているが，詳細は不明である．またエンドセリン，トロンボキサン A_2 などの産生が亢進し，血管収縮による急性の腎前性の腎障害が認められることもある．IBD では腎障害があらかじめ認められれば CyA の投与は避けたほうがよいとされている．

● TNFα 阻害薬

TNFα は炎症性サイトカインであり，CD の腸管の炎症の発症に重要であるとされている．TNFα の阻害薬としては，インフリキシマブ(TNFα のモノクローナル抗体，レミケード®)がわが国で中等度から重症の CD あるいは外瘻を有する症例で使用可能である．ある種の腎炎で TNFα 阻害薬の治療効果が報告されているが，その一方で腎炎やその他の腎障害を引きおこすことも知られている．その機序として，ポドサイトに存在す

るTNFαレセプターに作用して障害を引きおこすことが想定されている．また，TNFα阻害薬によりリンパ球が死滅し，それが抗DNA抗体，抗核抗体，ANCAなどの産生を誘発しそれらが壊死性血管炎，ループス腎炎様の腎炎を引きおこすことも知られている．

4 炎症性腸疾患における腎病変の予後と注意すべき点

IBD発症とともに生じる腎病変に注意すべきであるが，IBD発症前から存在することがあること，IBDの活動性に必ずしも一致しないこと，薬剤性腎障害に関しても薬剤投与中止後の存在が報告されていることから，診断や鑑別が困難であることがある．薬剤投与継続の可否の面からも積極的な腎生検による腎病変の解析が望ましく思われる．

糸球体腎炎は表2で示すようにステロイドに対する反応はよい．また，間質尿細管腎炎に関しても，ステロイドに対する反応はよい．また，表2でわかるように，IBDの治療とともに寛解する例もある．特に，IBDに対する手術により重篤な腎障害が解除されることもある[15]．しかし，二次性アミロイドーシスについては確立した治療がなく予後が不良であるので，早めの診断と治療が必要である．基盤に全身の炎症状態の関与が考えられ，積極的な治療が望ましいと思われる．

本症例のまとめ

4年の経過をたどるUCの患者に腎機能の急性増悪がみられ，腎臓生検を施行した患者である．IBD治療経過中の腎症では鑑別すべき点が多いが，特にIBDの活動性に必ずしも一致しないこと，薬剤性腎障害に関しても薬剤投与中止後の存在が報告されていることから診断や鑑別が困難であることがある．本症例では，メサラジン，サラゾピリン®中止後3年を経過していること，大腸鏡検査からUCの活動性がみられたこと，腎，大腸鏡組織所見ともCD3陽性Tリンパ球が浸潤していたことから，UCの進行性間質性腎炎と考え副腎皮質ステロイド投与が奏効した．

引用・参考文献

本項の文献は左のQRコードを読み取るか，下記URLよりご覧いただけます
http://www.igaku-shoin.co.jp/prd/03850/Case19.html
コンテンツは予告なしに変更・修正したり，また配信を停止する場合もございます．

〔脇野 修，金子 友香〕

Case 20 二次性腎疾患・消化器疾患

クローン病による腎症（アミロイドーシス，IgA 腎症）

> ● Headline
> - 炎症性腸疾患に腎症を合併したとき，どのように鑑別すべきか．
> - 炎症性腸疾患による二次性アミロイドーシスのなかで，尿蛋白が多いもの，腎臓機能が悪くなるものさまざまである．この違いはどこからきているのか？

症例❶ 患者データ

症例 51歳，女性．

現病歴 X−15年，クローン病（CD）を指摘され，以来サラゾスルファピリジン，メサラジン，プレドニゾロン，メルカプトプリンで治療されていた．X−3年2月からインフリキシマブ治療が導入となり計8回施行されたが効果は部分的であった．途中でインフリキシマブに伴うループス様症状を呈し，治療を中断された．この頃より蛋白尿を認めていた．X−2年8月，腹腔内膿瘍で右半結腸切除術を施行され，この際に腸管アミロイドーシスを指摘された．数か月前より腎不全の進行を指摘，増悪を認めたため，精査目的に入院となった．

既往歴 CD．

家族歴 父：糖尿病，脳梗塞，心筋梗塞，腎臓病，肝臓病．

生活歴 喫煙なし，飲酒なし．

入院時現症 身長148 cm，体重36.2 kg，BMI 16.5 kg/m^2，血圧91/60 mmHg，心拍数62/分，体温36.2℃，眼瞼結膜貧血あり，眼球結膜黄染なし，心音純，肺野清，腹部平坦かつ軟，下腹部に軽度圧痛あり，下腿浮腫なし，皮疹なし．

入院時検査所見

〔尿検査〕pH 5.0，尿蛋白（1+），尿潜血（−），赤血球3〜5個/HPF，顆粒円柱（1+）．

〔蓄尿24時間〕TP 0.657 g/日，Na 73.8 mEq/L，K 8.7 mEq/L，$β_2$ミクログロブリン 939 mg/L，NAG 5.3 IU/L，蛋白分画異常なし．

〔末梢血〕 白血球 8,300/μL，Hb 8.7 g/dL，Plt 17.5万/μL．
〔生化学〕 TP 5.8 g/dL，Alb 2.3 g/dL，BUN 54.1 mg/dL，Cr 6.1 mg/dL，尿酸 10.1 mg/dL，Na 138.6 mEq/L，K 4.2 mEq/L，Cl 112 mEq/L，Ca 7.7 mg/dL，iP 5.3 mg/dL，ALT 10 U/L，AST 12 U/L，Glu 125 mg/dL，HbA1c(JDS)4.4％，GA 11.4％，LDL-C 51 mg/dL，HDL-C 29 mg/dL，TG 96 mg/dL．
〔免疫〕 血清アミロイドA 25 μg/mL，RF 11 IU/mL，ANA 80倍，PR3-ANCA＜10 U/mL，MPO-ANCA＜10 U/mL，クリオグロブリン(－)，C3 82 mg/dL，C4 30 mg/dL，CH-50 44.2 U/mL，IgG 1,398 mg/dL，IgA 229 mg/dL，IgM 195 mg/dL，BNP 149.2 pg/mL，蛋白分画異常なし．
〔腎エコー〕 腎の長径は右87.3 mm，左87.9 mmで実質エコーレベルは上昇．血流に異常なし．脂肪肝，胆嚢腺筋腫症あり．

プロブレムリスト

#1 ▶ CD
#2 ▶ 慢性腎不全増悪

背景にCDがあり，また腸管アミロイドーシスを指摘されていた(図1)．腎臓機能の持続的な増悪傾向を認め，腎症の鑑別のため，腎生検が施行された．

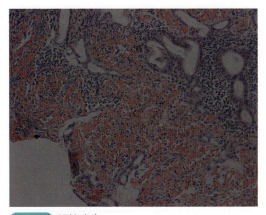

図1 腸管病変
Congo red陽性で腸管アミロイドーシスが指摘された．

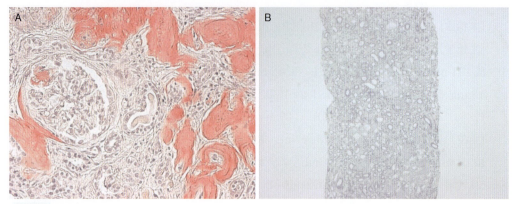

図2 腎生検所見
A：腎臓の沈着物もCongo red陽性であった．
B：過マンガン酸処理でCongo redの染色性は失われた．

腎生検所見

1）光顕所見

　全体にわたって，高度の小結節状エオジン好性無構造物の沈着がみられる．沈着部位は糸球体，血管壁あるいは尿細管基底膜と考えられる．大半の糸球体は沈着物を伴いglobal sclerosisに陥っている．1糸球体でsegmentalな沈着物を認める．明らかなメサンギウム基質の増生や細胞増殖を認めない．間質の線維化，尿細管萎縮を高度に認める．腎臓における沈着物は腸管病変と同様にCongo red陽性であり（図2A），偏光下で緑色を呈する．過マンガン酸処理にて，Congo redの染色性は失われる（図2B）．

プロブレムリストに関する考察

　持続する蛋白尿および腎臓機能の進行性の増悪を認め，診断確定のため腎生検が施行された．病理所見では，全体に高度のエオジン好性無構造物の沈着を認め，Congo red陽性，偏光下で緑色を呈し，過マンガン酸処理にて染色性は失われた．15年前にCDと診断され加療下，2年前には腸管アミロイドーシスを指摘されており，高度のアミロイド沈着や荒廃糸球体の多さからCD関連の腎アミロイドーシスと診断した．

最終診断

　CDによる腎アミロイドーシス．

症例❷ 患者データ

症例 34歳，男性．

現病歴 X−13年にCDと診断されメサラジンで加療されていた．小学生時に蛋白尿を指摘され，その後自然軽快していたが，X−3年時の健診より蛋白尿，血尿を指摘され以降持続し，精査目的に入院となった．

既往歴 CD．

家族歴 父：糖尿病，祖母：胃癌．

生活歴 喫煙なし，飲酒なし．

入院時現症 身長165 cm，体重53.0 kg，BMI 19.5 kg/m^2，血圧96/55 mmHg，心拍数66/分，体温37.0℃．眼瞼結膜貧血なし，眼球結膜黄染なし，心音純，肺野清，腹部平坦かつ軟，圧痛なし，下腿浮腫なし，皮疹なし．

入院時検査所見

〔尿検査〕 pH 6.0，(P)蛋白尿（3＋），(P)潜血反応（3＋），(P)赤血球51～100個/HPF，円柱（−）．

〔蓄尿24時間〕 (P)TP 2.079 g/日，Na 174.5 mEq/L，K 71.3 mEq/L，β_2ミクログロブリン107 mg/L，NAG 9.9 IU/L，蛋白分画異常なし．

〔末梢血〕 白血球9,700/μL，Hb 13.7 g/dL，Plt 21.7万/μL．

〔生化学〕 TP 6.4 g/dL，(P)Alb 3.5 g/dL，BUN 12.3 mg/dL，Cr 0.74 mg/dL，尿酸5.6 mg/dL，Na 139.4 mEq/L，K 4.0 mEq/L，Cl 104 mEq/L，Ca 8.3 mg/dL，(P)iP 2.2 mg/dL，ALT 8 U/L，AST 15 U/L，Glu 86 mg/dL，HbA1c（NGSP）5.3％，LDL-C 90 mg/dL，HDL-C 38 mg/dL，TG 56 mg/dL．

〔免疫〕 (P)血清アミロイドA 78 μg/mL，RF 7 IU/mL，ANA＜40倍，PR3-ANCA＜10 U/mL，MPO-ANCA＜10 U/mL，クリオグロブリン（−），C3 106 mg/dL，C4 30 mg/dL，CH-50＞60.0 U/mL，IgG 1,114 mg/dL，(P)IgA 519 mg/dL，IgM 96 mg/dL，BNP 8.6 pg/mL，蛋白分画異常なし．

〔腎エコー〕 腎の長径は右99.7 mm，左102.3 mmで実質エコーレベルはわずかに上昇．血流はほぼ正常範囲．

プロブレムリスト

#1 ▶ **CD**

#2 ▶ **持続する蛋白尿および血尿**

CD加療下，3年前から蛋白尿および血尿が持続していた．腎症の鑑別のため，腎生検

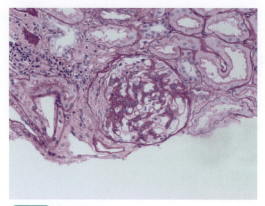

図3 腎生検所見

分節状・軽度のメサンギウム領域の拡大，軽度の細胞増多，半月体形成，毛細血管係蹄壁の壊死を疑う所見を認める．

が施行された．

腎生検所見

1）光顕所見

一部に分節状・軽度のメサンギウム領域の拡大，軽度の細胞増多，半月体形成，毛細血管係蹄壁の壊死を疑う所見を認める（図3）．尿細管萎縮および間質線維化は軽度で5％未満である．小葉間動脈レベルの血管に軽度内膜肥厚，一部の細動脈に硝子化を認める．

2）蛍光抗体所見

IgG（1＋），IgA（2＋），IgM（±），C1q（−），C3c（1＋），C4（−）（図4）．

プロブレムリストに関する考察

数年間持続する蛋白尿および血尿に対して，診断確定のため腎生検が施行された．病理所見では，光顕にてメサンギウム増殖性腎炎の可能性が考えられ，免疫染色にてIgA優位な免疫グロブリンおよび補体のメサンギウムへの顆粒状沈着を認めた．CDによる二次性IgA腎症と診断した．

最終診断

CDによる二次性IgA腎症．

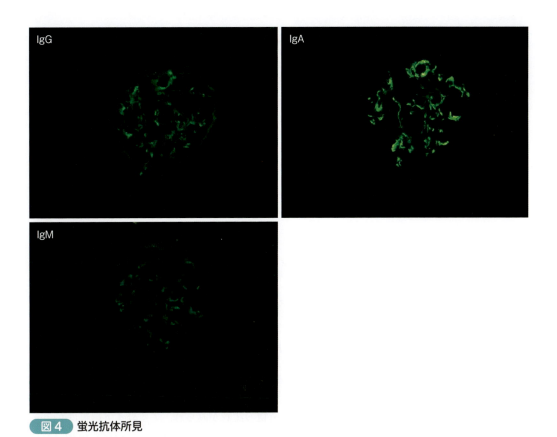

図4 蛍光抗体所見

臨床医として考察を要するポイント

- 1 ▶ 炎症性腸疾患（IBD）と腎症が合併したとき，どのように鑑別，診断，治療していくべきか？
- 2 ▶ IBDに合併した腎アミロイドーシス
- 3 ▶ IBDに合併した二次性IgA腎症

1 IBDと腎症が合併したとき，どのように鑑別，診断，治療していくべきか？

　炎症性腸疾患（IBD）は腸管以外のさまざまな臓器障害が出現しうることが知られており，その頻度は6～46％と報告されている[1]．関節や皮膚，眼，肝臓や胆管の合併症が多いものの，腎泌尿器系の合併症も多く報告されていることは前述のCase 19（p.173）でも述べた[2]．

二次性腎疾患・消化器疾患

主に鑑別しなくてはならないものとして，①尿路結石，②尿細管間質異常（CDでの肉芽腫性間質性腎炎など），③糸球体腎炎（IgA腎症，半月体形成性腎炎，IgG4関連腎症など），④アミロイドーシス，⑤薬剤性，がある．

IBDに尿路結石が生じる頻度は12〜28%であり，一般人口の罹患率の5%と比べ有意に高率である．また，腸膀胱瘻といった瘻孔の形成が多い点も注意を要する[3]．原疾患の治療に伴う薬剤性間質性腎炎が強く疑われる場合には現行治療の中止，あるいはIBDの活動性が高い場合は薬剤の変更を検討しなくてはならない．上記合併症の他に，IBDに単に別の腎炎が並存しているだけという症例もあり，IBDに腎臓機能障害，尿検査異常がみられた場合，原因検索のためには腎生検が必須である．

2 IBDに合併した腎アミロイドーシス

【症例①】で提示したアミロイドーシスはIBDの合併症として最もよく知られている疾患の1つであり，AAアミロイドーシスはCDで0.3〜10.9%，潰瘍性大腸炎（UC）で0〜0.7%と報告されている[4]．アミロイドーシスは不溶性の線維状の構造をもった蛋白が種々の臓器の細胞外領域に沈着する．さまざまな疾患と関連し，沈着した部位における臓器障害を引きおこす[5]．腎臓はアミロイドーシスにおける主要な罹患臓器の1つである．光学顕微鏡下にエオジン好性無構造物の沈着がみられ，アミロイド線維はCongo red陽性を示し，偏光下で緑色〜橙色の複屈折を示す．沈着部位としては糸球体が主なことが多いが，本症例のようにさまざまな部位にまたがって沈着しうる．過マンガン酸処理によりCongo redの染色性が失われることは，AAアミロイドーシスの存在を示唆する．その一方で，染色性が保たれれば免疫グロブリンの異常によるALアミロイドーシスが示唆される．

アミロイドーシスの罹患率は研究により大きく異なるが，その一因として診断されていないアミロイドーシスの存在が示唆される[6]．腎アミロイドーシスでは，進行性の腎臓機能障害により腎代替療法や腎移植を要する例も多く，疑って精査することが重要である[7]．アミロイド線維が糸球体に沈着する場合は蛋白尿およびネフローゼ症候群を呈し，間質，尿細管への沈着では蛋白尿所見に乏しく，腎臓機能障害が進行することが多い．本症例ではアミロイドの糸球体への沈着が比較的軽度で，尿細管・間質への沈着が著明であり（図2A），蛋白尿0.657 g/日とそれほど高度ではなく，血清Cr 6.1 mg/dLと高度の腎障害を呈していたことと矛盾しない．原疾患の活動性をコントロールしつつ治療を行っていくが，エビデンスが確立されたものはなく，副腎皮質ステロイド，アザチオプリン，メトトレキサート，シクロスポリンなど免疫抑制薬の有効性は一定していない．CD関連の二次性アミロイドーシスにTNFα阻害薬インフリキシマブが腎臓機能，蛋白尿の改善および血清アミロイドA（SAA）の低下をもたらしたとする報告がある[8]．

3 IBDに合併した二次性IgA腎症

二次性IgA腎症の原因疾患として，IBDは極めて重要である[9]．当院での経験例を【症例②】で提示したが，13年来のCD治療下に発症したIgA腎症であった．近年報告された，腎生検を施行したIBD患者83例を後方視的に検討したケースシリーズでも，IgA腎症が最多であった[10]．IBDとIgA腎症の発症に共通の遺伝的背景が存在するということも報告されている[11]．IgA腎症におけるHLA-DR1とCDにおけるHLA-DR1/DQw5が，共通のHLAとして指摘されている．

IBDの疾患活動性と腎炎の活動性は一致している傾向にあり[12]，IBDの病勢コントロールが腎症発症，進行抑制の観点からも重要であることが示唆される．

本症例のまとめ

長期罹患のCD治療下に進行する腎臓機能障害や持続する尿検査異常を認め腎生検を施行し，アミロイドーシス，IgA腎症と診断した症例である．IBDはさまざまな腸管外の疾患を合併する可能性があるが，腎臓も例外ではない．泌尿器科疾患や薬剤による間質性腎炎の可能性を考慮しつつ，二次性のアミロイドーシスや糸球体腎炎を念頭に鑑別を進め，腎生検にて確定診断する．腎炎が並存しているだけの可能性も十分に考慮する必要があり，幅広い鑑別を要するとともに腎生検を施行しないとわからないケースも多い．

IBDの合併症として二次性の腎症をきたした場合に，治療としては原疾患の病勢コントロールが重要となる．IBDにおける腎症の合併は報告がまだ少なく，不明な部分も大きい．今後さらなる報告の蓄積，解析が待たれる．

引用・参考文献

本項の文献は左のQRコードを読み取るか，下記URLよりご覧いただけます
http://www.igaku-shoin.co.jp/prd/03850/Case20.html
コンテンツは予告なしに変更・修正したり，また配信を停止する場合もございます．

〔高畑 尚〕

Column 5

慢性腎臓病と腸内細菌

はじめに

近年，腸内細菌の遺伝子および腸管内代謝産物の網羅的解析が可能となり，腸内細菌がモデル動物やヒトの疾病おいて，病態に大きな影響を与えていることが明らかとなってきた[1]．また腸内細菌は腸管内代謝産物，腸管細胞と相互に影響を与え合いながら，個人のなかで動的平衡を保っていることも明らかとなり，これを腸内環境（gut environment）として包括的に理解することが試みられている．これらの知見の集積により，これまで腸内細菌や腸管の関与が考えられていなかった生活習慣病などにおいても，腸内環境からの理解と治療が模索されている．慢性腎臓病（CKD）においても，腸内細菌叢の構成が健常個体と異なり，そのため腸管の機能低下が生じていること，さらにその変化が CKD の病態を修飾していることが，モデル動物および患者において報告され，注目を集めている．

CKD における腸内細菌と腸内環境

これまでも，末期腎不全患者では便秘などの消化管症状が認められることが知られていたが，飲水や食事制限の影響と考えられ，腸内細菌の観点からは検討がなされていなかった．しかし培養や鏡検によらない細菌の遺伝情報を利用した手法を用いて，CKD モデルラットおよび腎不全患者において，*Lactobacillaceae* 科と *Prevotellaceae* 科の腸内細菌が減じていることが報告された[2]．本報告以降 CKD における腸内細菌の検討が進み，さらに腸内細菌叢の変化が腸管機能ならびに腎機能に与える影響も明らかとなってきた．吉藤らは CKD モデルラットにおいて，腸内細菌において乳酸菌が減少し，腸管のバリア機能をつかさどるタイトジャンクション蛋白の occludin, claudin-1, zo-1 の発現が低下していることを見出した．これらの変化が腸管透過性の亢進をもたらし，尿毒症を悪化させている可能性が考えられている．また抗菌薬の投与により CKD の増悪が抑制可能であったことから，CKD に生じている腸内細菌の変化が能動的に病態の増悪に関与していることも想定されている．腎機能障害が体液量や電解質などの変化を介して，腸管に影響を与える可能性を除外すべく，eGFR が 80 mL/分/1.73 m^2 以上の腎機能障害が軽度の者を対象に行った検討においても，腸内細菌叢と血中尿毒素濃度が健常対照者と異なることが報告されている[3]．

CKD の治療と腸内環境

CKD の治療においても腸内環境が治療標的として注目を集めている．

末期腎不全患者では，尿毒素が蓄積し尿毒症を呈することがあるが，尿毒素は食物ならびに腸内細菌の代謝産物由来であることが知られている．低蛋白食は CKD 進行抑制に推奨されている食事療法であるが，その理論的根拠は，蛋白質の摂取を制限することにより，尿毒素の産生を抑制することである．たとえば，尿毒素の 1 つであるインドキシル硫酸はトリプトファンから産生されるが，ヒトはトリプトファンをインドールに変換する酵素を有していないため，インドキシル硫酸は腸内細菌の作用を介して産生されている．し

たがって，腸内細菌が有する変換酵素を減少させるなどの，腸内細菌の機能に照準をあわせた治療戦略が今後期待されている．

プロバイオティクスは"適切な量を摂取したときに，宿主に健康上有益な効果をもたらす生きた微生物"と定義され，*Lactobacillus* 属や *Bifidobacterium* 属に属する乳酸菌などが臨床で多く使用されている．筆者らは，CKDにおける腸管バリア機能が乳酸菌の1種である *Lactobacillus acidophilus* の経口投与により回復すること，さらには腎機能障害の増悪が抑制できることを報告している[4]．同菌はインスリン抵抗性を有する糖尿病患者に対しても検討が行われており，投与群では対照群に比較してインスリン感受性の改善が認められている[5]．プロバイオティクスは新たなCKDの治療選択となる可能性がある．

これまでCKDの臨床において用いられてきた薬物に，球形吸着炭があるが，同剤は尿毒素を消化管内で吸着し，尿毒症を改善し，さらにはCKDの増悪を抑制することが期待されている薬剤である．吸着炭は非吸収性薬物であることから，筆者らは腸内細菌叢と腸内環境への同剤の影響を検討した．吸着炭は腎不全によって減じた腸内細菌の乳酸菌を増加させ，腸管バリア機能を回復し，CKDの進行を遅らせることを見出した[6]．既存のCKD治療薬にも，新たな作用点として腸内環境が存在することを示したものであった．

他にもCKDや透析患者の便通異常に対して用いられる小腸クロライドチャネル活性化剤ルビプロストンが，モデル動物において腸内環境を改善し，CKD進行を遅らせることも報告されている[7]．また，筆者らは透析患者に対して行われるカルニチンの補充が，患者の腸内細菌叢と便通を改善することを報告しており，CKD患者における腸内環境整備の重要性が示されている[8]．

おわりに

これまで述べたように，腎機能と腸内環境は相互に大きく影響を与えていると考えられ，腸腎連関(gut-kidney axis)の概念が現在提唱されている．腎疾患を診るうえで，腸内環境の理解がますます重要になると考えられる．

引用・参考文献

本項の文献は上記QRコードを読み取るか，下記URLよりご覧いただけます
http://www.igaku-shoin.co.jp/prd/03850/Column5.html
コンテンツは予告なしに変更・修正したり，また配信を停止する場合もございます．

〔入江 潤一郎〕

Case 21 二次性腎疾患・消化器疾患

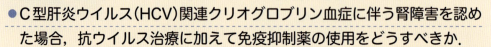

C型肝炎ウイルス陽性，クリオグロブリン血症を伴う膜性増殖性腎炎

● Headline

- C型肝炎ウイルス（HCV）関連クリオグロブリン血症に伴う腎障害を認めた場合，抗ウイルス治療に加えて免疫抑制薬の使用をどうすべきか．
- C型肝炎に対する新規の抗ウイルス治療（インターフェロンフリーの直接作用型抗ウイルス薬）は，腎障害例に効果を発揮するか．

患者データ

症例 53歳，男性．

現病歴 35歳時の検診でC型肝炎を指摘されたが医療機関を受診しなかった．X−1年9月より下腿など全身紫斑を認め，出現と消退を繰り返した．X年1月になり発熱，腹痛，浮腫，関節痛が出現し，近医で抗菌薬を処方され経過観察された．しかし2月に腹痛増悪を認めたため前医救急外来を受診したところ，腎機能障害（BUN 107 mg/dL，Cr 3.78 mg/dL），尿蛋白（3＋），尿潜血（3＋）を認めたため緊急入院となった．血液検査でC型肝炎ウイルス（hepatitis C virus；HCV）抗体（＋），クリオグロブリン（＋），C4優位の補体低下を認めた．クリオグロブリン血症性糸球体腎炎もしくはIgA血管炎が鑑別にあがり，急速進行性の腎機能増悪を認めたことから2月13日よりステロイドパルス療法および後療法プレドニゾロン（PSL）60 mg（＝1.0 mg/kg/日）で治療開始となった．今後の精査加療目的に3月当院転院搬送となった．

既往歴 十二指腸潰瘍（20歳），輸血歴なし．

家族歴 父：膵癌，母：C型肝炎，乳癌，子宮癌．

生活歴 喫煙歴：3本/日×20年，飲酒歴：なし．

アレルギー 特記すべき事項なし．

入院時現症 身長167.3 cm，体重69.7 kg，BMI 24.9 kg/m²，血圧147/106 mmHg，脈拍103/分・整，呼吸数16/分，SpO₂ 100％（室内気），体温37.7℃，JCS 1，E4V5M6，眼瞼結膜貧血あり，眼球結膜黄染なし，口腔内異常なし，頸部リンパ節触知せず，心音：純，肺野：清，腹部：軽度膨隆・軟，腸蠕動音正常，血管雑音なし，肝脾触知せ

ず，圧痛なし．両側に圧痕性下腿浮腫あり．両側下肢に紫斑散在を認める．明らかな神経学的異常所見なし．

（入院時検査所見）

〔尿検査〕 pH 5.5，尿糖（−），尿蛋白（2＋），尿潜血（3＋），尿中ケトン（−），亜硝酸塩（−），白血球（±），ビリルビン（−），ウロビリノーゲン（±），尿比重 1.015，赤血球 多数/HPF，白血球 6〜10個/HPF，硝子円柱（−），顆粒円柱（1＋）．

〔蓄尿24時間〕 尿量 1,100 mL/日，TP 1.276 g/日，Na 36.7 mEq/日，UN 12.92 g/日，Cr 1.01 g/日，β_2ミクログロブリン 286 μg/L，NAG 17.9 U/L．

〔末梢血〕 白血球 9,200/μL（SEG 95.0％，LYMPH 2.5％，MONO 2.5％），赤血球 2.62×10^6/μL，Hb 9.5 g/dL，Hct 30.0％，MCV 115 fL，Plt 71×10^3/μL，Ret 2.8％，Fragmentation 1.0％（基準 0.8％以下）．

〔生化学〕 TP 5.1 g/dL（Alb 63.8％，α_1 4.2％，α_2 9.1％，β 8.2％，γ 14.7％），Alb 2.9 g/dL，T.Bil 1.3 mg/dL，BUN 79.0 mg/dL，Cr 1.76 mg/dL，UA 11.9 mg/dL，Na 157.5 mEq/L，K 4.3 mEq/L，Cl 125 mEq/L，Ca 8.6 mg/dL，IP 4.1 mg/dL，eGFR 34 mL/分/1.73 m^2，Glu 185 mg/dL，HbA1c（NGSP）3.9％，GA 13.3％，TG 233 mg/dL，HDL-C 37 mg/dL，LDL-C 151 mg/dL，LDH 465 U/L，AST 43 U/L，ALT 39 U/L，ALP 248 U/L，γ-GTP 192 U/L，CK 152 U/L，Fe 143 μg/dL，TIBC 250 μg/dL，UIBC 107 μg/dL，クリオグロブリン定性 弱陽性．

〔凝固〕 APTT 24.0秒，PT 85％，PT-INR 1.09，FDP-P 20.5 μg/mL，D-ダイマー 8.6 μg/mL，凝固活性XIII因子 54.0％（基準：70〜140）．

〔内分泌〕 BNP 35.3 pg/mL．

〔感染症〕 HBsAg（−），HBsAb（−），HCV-Ab（＋），HCV-RNA定量リアルタイム PCR 6.8 Log IU/mL，HCV群別（グルーピング）判定不能．

〔免疫〕 CRP 0.02 mg/dL，IgG 702 mg/dL，IgA 79 mg/dL，IgM 223 mg/dL，C3 44 mg/dL，C4 5 mg/dL，CH-50 18.0 U/mL，フェリチン 744 ng/mL，TF 193 mg/dL，ASO 20 IU/mL，ASK 160倍，RF 48 IU/mL（基準 0〜15），ANA＜40倍，抗 ds-DNA＜1.2 IU/mL，MPO-ANCA＜1.0 U/mL，PR3-ANCA＜1.0 U/mL，抗 GBM抗体＜2.0 U/mL．

〔血清免疫固定法〕 fast-γ位に IgM（λ）型 M蛋白を認める．冷蔵保存血清検体で白色沈殿を認め，蛋白分画結果はモノクローナル（約70％）＋ポリクローナル（約30％）のパターンであり，モノクローナルな成分は免疫固定法上の IgM（λ）と一致する．

〔腹部CT〕 肝表面の凹凸不整，肝萎縮，大量腹水貯留，胃壁の全体的肥厚性変化を認める．明らかな肝腫瘍性病変なし．脾腫なし．肺野病変なし．

プロブレムリスト

#1 ▶ 急速進行性糸球体腎炎
#2 ▶ クリオグロブリン血症
#3 ▶ C 型肝炎

　本症例は検尿異常を伴う腎機能障害に加え，HCV 抗体陽性，クリオグロブリン陽性，M 蛋白血症，C4 優位の補体低下，RF 陽性を認め，HCV 関連のクリオグロブリン血症性糸球体腎炎が最も疑われた．しかし，紫斑，腹痛，関節痛，凝固第XIII因子低下は IgA 血管炎を想起させる所見でもある．両者を含めた急速進行性糸球体腎炎（rapidly progressive glomerulonephritis；RPGN）を呈する疾患（その他に血栓性微小血管症，ループス腎炎，ANCA 関連血管炎など）が鑑別にあがり，確定診断および疾患の活動性評価を目的として前医にて腎生検が施行された．

腎生検所見

1）光顕所見

　Diffuse endocapillary proliferative glomerulonephritis with hyaline deposits.
　糸球体は PAS 染色で 34 個確認でき，1 個は全節性硬化（global sclerosis），4 個は虚脱している．びまん性にメサンギウム増殖および管内細胞増多を認め，ところどころ粗大な沈着物（ヒアリン血栓）を伴う（図 1A，B の赤矢印）．クリオグロブリン血症に伴う膜性増殖性糸球体腎炎（MPGN）の典型像に比較すると管内増殖が非常に強い．感染後急性糸球体腎炎などでみられる好中球の浸潤は少ない．一部泡沫細胞を認める（図 1C の黒矢印）．基底膜の二重化を認める（図 1D の青矢印）．半月体形成を認めない．
　血管系は小葉間動脈レベルの血管の内膜肥厚，細動脈硝子化（arteriolar hyalinosis），一部に脂肪組織内の細動脈に血管炎の像を認める．

2）蛍光抗体所見（図 2）

　IgG（1＋）：starry sky pattern，IgA（±）：non-specific，IgM（1＋）：starry sky pattern，C3（1＋）：starry sky pattern，C1q（1＋）：starry sky pattern，フィブリノゲン（−），κ 鎖（±）：non-specific，λ 鎖（1＋）．
　IgM，IgG，C3，C1q，λ 鎖はいずれも微小血栓にも陽性である．

3）電顕所見

　観察した糸球体は 1 個．基底膜に融解状変化，断裂像は観察されない．係蹄内腔では内皮側の著明な浮腫性拡大，内皮細胞の腫大，遊走細胞の出現を認める．足突起の消失は局所的で，上皮細胞の腫大は軽度である．メサンギウムでは基質の増生があり，細胞

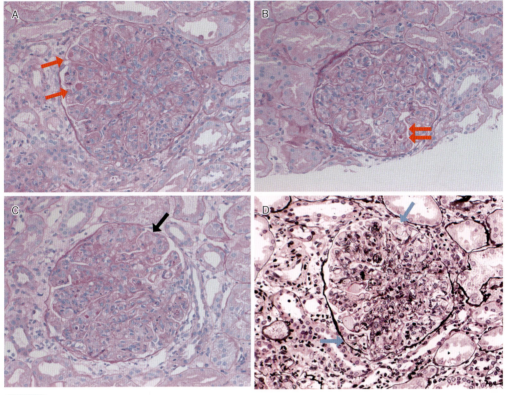

図1 光顕所見

A，B：びまん性にメサンギウム増殖および管内細胞増多を認め，ところどころ粗大な沈着物（ヒアリン血栓）を伴う（赤矢印）．
C：一部泡沫細胞を認める（矢印）．
D：基底膜の二重化を認める（青矢印）．

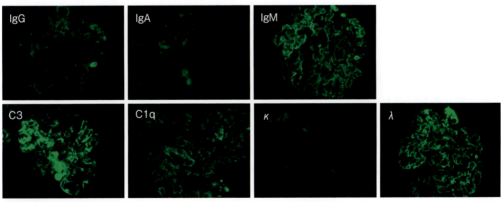

図2 蛍光抗体所見

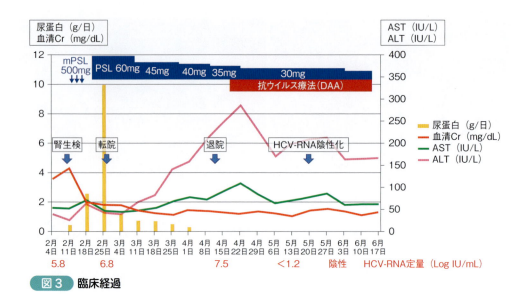

図3 臨床経過

成分の増加は認めない．メサンギウム領域，糸球体基底膜に明らかな高電子密度沈着物（EDD）は観察されない．尿細管上皮の変性を認める．

プロブレムリストに関する考察

　臨床経過よりクリオグロブリン血症性糸球体腎炎もしくはIgA血管炎が疑われ，急速進行性の腎機能増悪を認めたことから2月13日よりステロイドパルス療法（mPSL 500 mg/日×3日間），2月16日より後療法（PSL 60 mg＝1.0 mg/kg/日）で前医にて加療開始となった．後日判明した腎病理で，管内にPAS陽性のヒアリン血栓を認め，免疫蛍光所見ではIgM，IgG，C3，C1qが微小血栓に一致して陽性を示した．典型的なMPGN Ⅰ型の像を示さなかったものの，血液検査所見（HCV抗体陽性，クリオグロブリン陽性，M蛋白血症，C4優位の補体低下，RF陽性）と併せて，混合型（Ⅱ型）クリオグロブリン血症に伴う糸球体腎炎と診断した．なお，免疫蛍光所見でIgA沈着を認めず，IgA血管炎は否定的であった．

　C型肝炎に関しては，入院時に高度腎障害の合併を認めたことから，抗ウイルス治療は待機的に開始する方針とした．急速進行性の経過からもステロイド治療は妥当と考えられ，その後順調に後療法のステロイドを漸減したところ，4月上旬にはCr 4.27 mg/dL→1.20 mg/dL，尿蛋白9.94 g/日→0.278 g/日に改善し，ステロイドへの反応は良好であった．4月21日よりC型肝炎に対してダクラタスビル＋アスナプレビルによる2剤内服治療（直接作用型抗ウイルス剤）を外来で開始し，その後ウイルス学的著効（sustained virological response；SVR）達成を確認した（図3）．

最終診断

クリオグロブリン血症性糸球体腎炎.

臨床医として考察を要するポイント

- 1 ▶ HCV感染とクリオグロブリン血症
- 2 ▶ クリオグロブリン血症と腎障害
- 3 ▶ クリオグロブリン血症性血管炎の治療法

1 HCV感染とクリオグロブリン血症[1-4]

クリオグロブリンとは，37℃以下の温度で沈殿し，37℃に加温すると再溶解する性質をもつ異常蛋白と定義され，構成成分の大部分が免疫グロブリンである．血中にクリオグロブリンを認める状態をクリオグロブリン血症(cryoglobulinemia)と呼び，血管内での凝固や免疫機序による血管炎からさまざまな臓器障害を引きおこす．以前は基礎疾患のないものを本態性と分類していたが，1989年にHCVが同定されて以降，クリオグロブリン血症の大部分はC型肝炎に関連することが判明している．

Brouetらは，クリオグロブリンを構成する免疫グロブリンによってクリオグロブリン血症を3タイプ(Ⅰ～Ⅲ型)に分類し，1974年以来現在でも頻用されている(表)．

①Ⅰ型は，モノクローナルIg自体が寒冷沈殿するもので，背景疾患としてBリンパ球系の血液悪性腫瘍が多い．②Ⅱ型はモノクローナルIg(多くはIgMκ型)とポリクローナルIgGの混合型で，モノクローナルIgMはIgGのFc部分に結合し，RF活性を有する．③Ⅲ型はポリクローナルIgが混在し，主にIgMとIgGで構成される．Ⅱ型と同様にRF活性をもち，自己免疫性疾患や慢性感染症などが原因疾患にあげられる．Ⅱ型とⅢ型を併せて混合型クリオグロブリン血症(mixed cryoglobulinemia)と呼び，血管炎の原因となりやすい．C型肝炎に関連するクリオグロブリン血症では，特にⅡ型が多いとされている．現在，混合型クリオグロブリン血症の90％以上にHCV感染を認め，HCV感染者の25～30％にクリオグロブリン陽性を認めると報告されている．

C型肝炎でクリオグロブリン血症を発症する機序としては，HCVのE2蛋白(エンベロープ蛋白)が，Bリンパ球表面に発現しているCD81受容体に結合することでBリンパ球増殖の持続的な抗原刺激となり，モノクローナルIgM型グロブリンを産生することに始まる．このモノクローナルIgMはHCVコア蛋白と反応し，また各種のHCV由来

表 クリオグロブリン血症の分類

タイプ		頻度	構成	基礎疾患
Ⅰ型		10〜15%	モノクローナルIg自体が寒冷沈殿(大半はIgG or IgM)	・血液悪性腫瘍(多発性骨髄腫,マクログロブリン血症など)
Ⅱ型	混合型	50〜60%	モノクローナルIg(多くはIgMκ型)＋ポリクローナルIg(多くはIgG)	・HCV感染 ・HBV,EBV感染など
Ⅲ型		30〜40%	2種類のポリクローナルIg	・自己免疫性疾患(全身性エリテマトーデス,シェーグレン症候群など) ・慢性炎症性疾患 ・リンパ増殖性疾患 ・HCV感染

蛋白に対するIgG抗体と結合する．これらの免疫複合体が血管壁に沈着し，局所での補体活性化を介して血管炎を発症する．このような機序から，HCV感染はB細胞性リンパ腫発症のリスク因子でもあることが知られている．

2 クリオグロブリン血症と腎障害[5-8]

　クリオグロブリン血症の多くは無症状だが，血管炎症状を呈する場合にはクリオグロブリン血症性血管炎(cryoglobulinemic vasculitis；CV)と呼ばれる．CVは，CHCC2012(Chapel Hill Consensus Conference 2012)で小型血管炎に分類され，クリオグロブリンが小血管内で凝集・沈殿して閉塞症状をきたすことに加え，クリオグロブリンが血管壁に沈着することで補体が活性化され血管炎を引きおこす．CVの症状として古くから有名なMeltzerの三徴は，①紫斑，②筋力低下，③関節痛であるが，その他にも多彩な症状が出現することが知られている．CVの診断は，典型的な臓器障害(主に皮膚，腎，末梢神経障害)や血清クリオグロブリンによってなされる．Ⅰ型ではクリオグロブリンが多量のため検出しやすいが，特に混合型では検出されないことも多いため，検体採取にも注意を要する．Lamprechtらは，空腹時に20 mL以上の末梢血採取を推奨している．血液検査では低補体血症，RF陽性(クリオグロブリンのIgMがRF活性を有するため)などが参考所見となる．特に，混合型では低補体血症を約80％で認めるが，C4，CH-50，C1qは高度低下するのに対して，C3は軽度低下〜基準範囲内との特徴がある(古典的経路もしくはレクチン経路を介するためと考えられる)．皮膚病理所見としては，紫斑の皮膚生検を行うと，白血球破砕性血管炎(leukocytoclastic vasculitis)の所見を認め，免疫染色でIgM，IgGや補体の沈着を認める．

　CVは小血管を標的とすることから腎病変の合併も多く，Ⅱ型クリオグロブリン血症では約30〜50％に腎障害が合併することが知られている．一般的に，腎症の発症は，クリオグロブリン血症の発症から2〜3年の経過を経ることが多く，無症候性蛋白尿・血尿が約50％，約20％がネフローゼ症候群，20〜30％は急性腎炎症候群に至ると報告されて

いる．腎生検の病理所見としては，光顕では免疫複合体沈着型の糸球体病変が中心であり，ほとんどの場合は膜性増殖性糸球体腎炎（MPGN I 型）の形態をとるといわれ，基底膜二重化，内皮下沈着物などが観察される．また，免疫染色では IgM，IgG，C3 の糸球体基底膜への沈着を認め，沈着する免疫グロブリンはクリオグロブリンを構成する免疫グロブリンと同一である．沈着したクリオグロブリンは小血管を閉塞するようなヒアリン血栓として認めることもある（図 1A，B）．さらに，電顕では上記の沈着が糸球体基底膜の内皮下における EDD として捉えられ，時に線維構造を有する organized deposit を形成する．病理学的には MPGN を呈することが多いが，その他に膜性腎症が 10％程度，メサンギウム増殖性糸球体腎炎や急性管内増殖性糸球体腎炎が 5％未満との報告もある．クリオグロブリン血症に伴う腎障害の鑑別としては，ループス腎炎，肝性糸球体硬化症，アミロイドーシス，線維性糸球体腎炎，ANCA 関連血管炎，IgA 血管炎，血栓性微小血管症（TMA），抗リン脂質抗体症候群などの血栓症，クリオフィブリノゲン血症などがあげられる．

3 クリオグロブリン血症性血管炎の治療法[9-14]

CV の治療は，基礎疾患および臨床的な重症度によって方針が異なる．クリオグロブリン血症の 90％以上が基礎疾患を認めるため，まずは基礎疾患の検索が肝腎である．I 型クリオグロブリン血症の治療は，基礎にある血液疾患の治療が優先される．一方，混合型（II 型，III 型）では，①原疾患の治療（ここでは HCV 感染症）に加えて，重症例ではクリオグロブリン産生抑制もしくは血管炎治療を目的とした②免疫抑制薬が治療選択肢にあがる．

1）原疾患（HCV 感染症）の治療

HCV 感染に伴う混合型クリオグロブリン血症では，抗ウイルス療法によって HCV-RNA 陰性化が達成されれば，尿蛋白および腎機能をはじめとする肝外症状の改善も期待できると報告されている．C 型肝炎に対しては，以前はインターフェロン（IFN）をベースとした治療レジメンが組まれていたが，SVR 率が低く，治療終了後にほとんどの症例で再発する問題点が存在した．その後，IFN にポリエチレングリコール（Peg）を結合させ，半減期が長く治療効果が持続するペグインターフェロン（Peg-IFN）およびリバビリンの併用療法が広く行われてきた．Mazzaro らは，Peg-IFN ＋リバビリン併用療法にて HCV 関連混合型クリオグロブリン血症患者 18 例のうちほぼ全例で臨床症状の改善がみられ，治療中止後に 8 例（44％）が再発したと報告している．また Saddoun らは，Peg-IFN ＋リバビリンにプロテアーゼ阻害薬（テラプレビルもしくはボセプレビル）を加えた 3 剤併用療法にて HCV 関連クリオグロブリン血管炎患者を治療することで SVR 率は 67％であり，Peg-IFN ＋リバビリン併用療法より SVR 率が高かったが，一方で血

液毒性や皮膚障害，腎機能障害（薬剤性）などの副作用が強く出現したことを報告している．このようにSVR率は改善しつつあるものの，Peg-IFNとリバビリンは両剤とも腎排泄であり，特にリバビリンは原則eGFR 50 mL/分/1.73 m^{2}以下の症例では禁忌とされている．これまで腎障害例に対する治療選択肢は少なかったが，2014年にIFNフリーの直接作用型抗ウイルス薬（direct acting antivirals；DAA）として，ダクラタスビル＋アスナプレビルが保険適用となり，その後も次々とC型肝炎に対する新たな治療法が生まれている．2018年『C型肝炎治療ガイドライン』では抗ウイルス治療として，ゲノタイプを問わず，初回治療・再治療ともDAA併用によるIFNフリー治療が推奨されている．VASCUVALDIC studyはクリオグロブリン血管炎を合併したHCV患者24例にソホスブビル＋リバビリンで治療を行った前向き研究で，12か月後のSVR率が74％，有害事象による治療中断は8％にしか認められなかった．SVRを達成できた患者では腎機能の改善と蛋白尿の減少を認めたことから，HCV関連腎症にもDAAの効果が期待される．

　KDIGO（Kidney Disease Improving Global Outcomes）の慢性腎臓病患者のC型肝炎の予防，診断，評価と治療のためのガイドラインが2018年秋に改訂された．DAAによる治療の標準化が示されている（Case 11参照, p.97）．

2) 免疫抑制薬

　原疾患の治療に加えて，急速進行性糸球体腎炎や重症のCVをきたした場合には，ステロイド，シクロホスファミド，リツキシマブなど免疫抑制薬の併用が考慮される．この際，HBV感染症において免疫抑制薬がウイルス感染を増悪させるのと同様，HCV感染症の増悪に注意が必要である．近年は，持続的なウイルス感染に由来するB細胞のクローン性増殖に対しての効果を期待して，抗CD20モノクローナル抗体であるリツキシマブの有用性が多数報告されている．Cacoubらは，抗ウイルス療法や免疫抑制療法が無効な57例のクリオグロブリン血症患者に対してリツキシマブは約85％において臨床的に有効であり，治療終了後の再発は約40％で，副作用も少数のみであったと報告している．また，De Vita SらはHCV関連混合型CVの57例を対象として，リツキシマブと従来の免疫抑制療法（ステロイド，アザチオプリン，シクロホスファミド，血漿交換など）を比較した無作為比較試験を行い，リツキシマブ群で有意に有効性が高く，忍容性も高かったと報告している．DAAにより早期の抗ウイルス治療が可能となったことで免疫抑制薬の使用量は減っているが，SVR達成後に増悪する治療不応性のHCV関連腎炎に対しても免疫抑制薬が有効であったとする報告があり，抗ウイルス療法と免疫抑制薬が今後も治療の中心となると考えられる．そのほか，クリオグロブリンを除去して症状改善を図る血漿交換も，RPGNを呈する重症例に有効なことがある．

　HCV関連混合型クリオグロブリン血症に伴う糸球体腎炎の治療を考える場合，まず臨床所見から重症度を判断することが重要である．軽度の蛋白尿と緩徐に進行する腎障

害に対しては抗ウイルス治療および対症的治療〔アンジオテンシン変換酵素(ACE)阻害薬，アンジオテンシンⅡ受容体拮抗薬(ARB)，利尿薬など〕が選択される．また，ネフローゼ症候群や皮膚潰瘍，神経炎などに対してはリツキシマブやステロイドの使用を考慮する．さらには，進行性の腎障害や肺胞出血，中枢神経症状，腸管虚血など緊急かつ重篤な経過の場合には，ステロイド(パルス療法を含む)，免疫抑制薬，リツキシマブ，血漿交換などが選択肢にあがり，血管炎の症状のコントロールがついたところで抗ウイルス療法を併用することを考慮する．

本症例のまとめ

　本症例は，臨床経過および腎病理結果からHCV関連混合型クリオグロブリン血症に伴う糸球体腎炎と診断し，急速進行性の腎機能増悪の経過をたどったことから，抗ウイルス治療に加えてステロイド治療を併用した一例である．クリオグロブリン血症は非常に多彩な血管炎症状を引きおこし，そのなかに腎障害も含まれる．クリオグロブリン血症のなかでも，特に混合型(Ⅱ型，Ⅲ型)ではHCVが原因であることが非常に多いため，HCV感染者の腎障害においては，クリオグロブリン測定に加えて，C4優位の補体低下，RF陽性も参考にしながら診断を進める必要がある．身体診察上触知できる紫斑があれば，皮膚生検で白血球破砕性血管炎を証明することも重要な診断方法である．また，本症例のように腎障害を認める場合には腎生検が考慮され，一般には腎病理でMPGNの形態を呈することが最も多いとされる．本症例は，腎生検で管内増殖性変化を主体とする所見であったが，腎生検でクリオグロブリンを示唆するヒアリン血栓を認め，検査データ(クリオグロブリン陽性低補体血症，RF陽性)などとあわせてクリオグロブリン血症性糸球体腎炎と診断した．

　また，クリオグロブリン血症性糸球体腎炎に対する治療は，軽症〜中等症では抗ウイルス薬＋IFN治療を主体とし，重症や難治例ではステロイド治療，リツキシマブ，時には血漿交換療法の使用が考慮される．本症例は，特に腎機能において急速進行性の経過をたどったことから，抗ウイルス治療に加えてステロイド治療を併用し，腎予後も改善することができた．また，抗ウイルス療法としては，DAAのなかでも，肝排泄薬剤であるダクラタスビル＋アスナプレビルを使用し，安全かつ有効に使用することができた．2014年以降，腎機能正常例の慢性C型肝炎に対してはDAAが治療の主体となっており，そのなかには肝排泄の薬物も多く存在する．近年になり腎障害症例への使用例も増えており，今後の実臨床データに注目したいところである．

引用・参考文献 本項の文献は左のQRコードを読み取るか,下記URLよりご覧いただけます
http://www.igaku-shoin.co.jp/prd/03850/Case21.html
コンテンツは予告なしに変更・修正したり,また配信を停止する場合もございます.

〔伊藤 智章〕

Case 22 二次性腎疾患・循環器疾患

経カテーテル的大動脈弁植込み術後に発症したコレステロール結晶塞栓症

● Headline

- 心血管イベントに対するインターベンションが盛んに行われている．現在，それに関連する腎症を見逃してはならない．
- コレステロール塞栓症に最も適切な治療法は？

患者データ

症例 82歳, 男性.

主訴 腎機能障害の増悪.

現病歴 冠動脈3枝病変（post-PCI）や大動脈弁狭窄症などで当院循環器内科，原疾患不明の慢性腎臓病（CKD）にて当院腎臓内科通院中であった．X年3月21日に当院循環器内科で経カテーテル的大動脈弁植え込み術（transcatheter aortic valve implantation；TAVI）を施行された（左鼠径から穿刺）．3月29日に退院したが，3月31日から左下腿に強い疼痛を自覚するようになった．また，同時期より左足趾の色調不良を自覚するようになった．4月5日に当院循環器内科を予約外受診し，腎機能悪化および血清K値およびPT-INRの上昇を認めたため，アンジオテンシン変換酵素（ACE）阻害薬中止，ワルファリン減量を指示され，腎機能障害の悪化に関して当科にコンサルトとなった．TAVI後の腎機能障害の進行であり，コレステロール塞栓症が否定できず，入院での精査を勧めたが本人が入院を希望しなかったこともあり外来でのフォローとなった．しかし，同日夜に心窩部痛が出現し，当院救急外来を受診した．循環器内科の診察では冠動脈疾患は否定的であったが，左下腿の疼痛が辛いため精査加療目的の入院を希望され，同日緊急入院となった．

既往歴 CKD G4A2，発作性心房細動，重度大動脈弁狭窄症（post-TAVI），慢性心不全，冠動脈3枝病変（X-22年：LAD#6にDCA，X-13年：RCA#1-3にCypher，LCX#12にCypher），左肺膿胸術後，十二指腸憩室出血（X-4年 当院消化器内科），睡眠時無呼吸症候群〔夜間のみ在宅酸素療法（HOT）2 L〕，腰部脊柱管狭窄症，両側頸

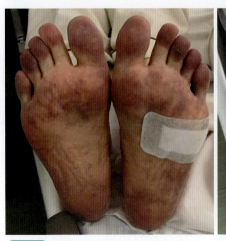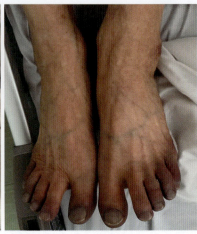

図1 両足趾，足底の blue toe sign

動脈狭窄症（左は X−2 年当院で左頸動脈内膜剥離術），本態性高血圧.

(家族歴) 心疾患・突然死の家族歴なし，腎臓病・透析の家族歴なし，その他特記すべき事項なし.

(生活歴) 喫煙：20 本（20〜40 歳），飲酒：ビール 350 mL or 日本酒 2 合/日.

(内服薬) ❶当院循環器内科：ワルファリン(1)3T1x 夕食後，クロピドグレル硫酸塩(75)1T1x 朝食後，リマプロスト(5)2T2x 朝・夕食後，エナラプリル(5)1T1x 朝食後，メチルドパ(250)1T1x 朝食後，アムロジピン(2.5)2T1x 朝食後，フロセミド(20)1T1x 朝食後，ラベプラゾール(10)1T1x 朝食後，フェブキソスタット(20)0.5T1x 朝食後. ❷当院腎臓内科：クレメジン(2)2P2x 朝食 2 時間後・眠前，クエン酸第一鉄ナトリウム(50)1T1x 夕食後. ❸他院：ポリカルボフィル(500)2T2x 朝・夕食後，ジメチコン(80)2T2x 朝・夕食後，トリアゾラム(0.25)0.5T1x 眠前.

(アレルギー) ピリン系，ピペラシリンで蕁麻疹（詳細不明）.

(入院時現症) 身長：166.0 cm，体重：56.5 kg，BMI 20.5 kg/m^2，脈拍 75/分，血圧 159/65 mmHg，体温 36.7℃，SpO$_2$ 94%（室内気），眼球結膜黄染なし，眼瞼結膜貧血あり・出血斑なし，口腔内湿潤，明らかな出血斑なし，頭頸部リンパ節腫脹なし，呼吸音：清・左右差なし，心音：純・心雑音なし，大動脈弁領域に最強点を有する収縮期雑音あり（Levine Ⅳ），心尖部に最強点を有する拡張期雑音あり（Levine Ⅰ−Ⅱ），腹壁：平坦・軟，右上腹部・左下腹部に圧痛あるが反跳痛・筋性防御なし，腸蠕動音やや亢進．下腿浮腫なし，両側足趾すべて blue toe あり，一部足背に網状皮斑(livedo)あり（図1），両側足背動脈触知可能，左下腿の把握痛あり（正確には足関節の底屈・背屈や圧迫した際の痛み），明らかな Osler 結節や Janeway 病変はなし，神経学的所見に異常なし.

🔵 入院時検査所見

〔尿検査〕 pH 8.0，尿糖（−），尿蛋白（±），尿潜血（±），尿中ケトン（−），亜硝酸塩（−），白血球（−），ビリルビン（−），ウロビリノーゲン（±），尿比重 1.010，赤血球 6〜10 個/HPF，白血球＜2 個/HPF，病的円柱（−），Na 55.2 mEq/L，Cr 36.3 mg/dL，TP 29 mg/dL（Alb 37.7%，α1 4.4%，α2 16.4%，β 13.0%，γ 28.5%）．

〔尿細胞診〕 ₚEOSINO（1＋）．

〔末梢血〕 白血球 10,700/μL〔BAND＋SEG 58.3%，LYMPH 14.1%，MONO 5.4%，ₚEOSINO 21.7%（2,321/μL），BASO 0.5%〕，赤血球 2.53×10^6/μL，ₚHb 7.6 g/dL，Ht 23.0%，MCV 91 fL，MCH 30.0 pg，MCHC 33.0 g/dL，Plt 194×10^3/μL，RET% 2.0%．

〔生化学〕 ₚESR 110 mm/時，TP 6.9 g/dL，Alb 3.5 g/dL（蛋白分画：Alb 54.2%，α1 4.2%，α2 6.6%，β 8.9%，γ 26.1%，A/G 比 1.18），TB 0.5 mg/dL，ₚUN 51.1 mg/dL，ₚCr 3.96 mg/dL，UA 5.9 mg/dL，Na 135.8 mEq/L，ₚK 5.8 mEq/L，Cl 102 mEq/L，Ca 8.9 mg/dL，IP 2.9 mg/dL，ₚeGFR 12 mL/分/1.73 m²，Glu 93 mg/dL，HbA1c（NGSP）5.9%，TG 118 mg/dL，HDL-C 30 mg/dL，LDL-C 58 mg/dL，ₚLDH 504 U/L，AST 34 U/L，ALT 14 U/L，ALP 316 U/L，γ-GTP 19 U/L，ₚCK 685 U/L，CK-MB 7.1 ng/mL，Fe 48 μg/dL，TIBC 212 μg/dL，UIBC 164 μg/dL，HCO₃ 25.9 mEq/L，ハプトグロビン＜10 mg/dL，クリオグロブリン（−），TnT 0.072 ng/mL．

〔凝固〕 ₚAPTT 63.2 秒，ₚPT-% 21%，ₚPT-INR 3.30，ₚD-ダイマー 5.3 μg/mL．

〔免疫〕 ₚCRP 1.37 mg/dL，ₚIgG 2,028 mg/dL，IgA 225 mg/dL，IgM 57 mg/dL，C3 104 mg/dL，C4 23 mg/dL，CH-50＞60.0 U/mL，RF＜5 IU/mL，ANA 40 倍〔Homogenous（＋），Speckled（＋）〕，抗 Ds-DNA 抗体 7.6 IU/mL，抗リン脂質抗体（−），PR3-ANCA＜1.0，MPO-ANCA＜1.0，抗 GBM 抗体＜2.0，フェリチン 184 ng/mL．

〔内分泌〕 free T3 2.4 pg/mL，free T4 1.0 ng/dL，TSH 6.65 μIU/mL，AVP 0.7 pg/mL，ARC 121 pg/mL，PAC 79 pg/mL，ACTH 21.0 pg/mL，cortisol 16.6 μg/dL，ₚBNP 480.4 pg/mL．

〔感染症〕 RPR 定性（−），TP-Ab（−），HBsAg（−），HCV-Ab（−）．

〔血液培養〕 2 回採取した．いずれも陰性．

🔵 入院後検査所見

〔身体所見〕 両足趾，足底に blue toe sign がみられる（図 1）．

〔12 誘導心電図〕 洞調律，心拍数 64/分，不完全右脚ブロック．

〔胸部 X 線〕 心胸郭比 49%，両側肋骨横隔膜角鈍，両側とも軽度の胸水貯留あり．

〔ankle brachial index；ABI〕 右 ABI 1.09，baPVW 2.4 m/s，左 ABI 1.24，baPWV 2.2 m/s．

〔心エコー〕　post TAVI，bioprosthetic AV with paravalvular leak，大動脈弁に可動性3mm大のmassの疑い，moderate AR，LA dilatation．

〔腎エコー〕　右腎長径：68 mm，左腎長径：87 mm，両腎実質echo levelの上昇と両腎萎縮を認める．両腎腎内分枝カラーフローでは血管はほとんど描出されず，血流評価は困難，血栓の有無も評価不能．

〔胸部〜骨盤腔CT〕　大動脈は著明にshaggyであり，特に腹部大動脈では口径不整が目立つ．両腎とも萎縮しており，皮質は菲薄化している．左腎囊胞（＋），胆石（＋），十二指腸傍乳頭部憩室（＋）．

〔腹部MRI〕　両腎萎縮あり，両腎囊胞多発，FIESTA（fast imaging employing steady-state acquisition）で両側腎動脈の狭窄，口径不整が目立つ．腹部大動脈にも口径不整あり．腎梗塞は評価困難．

〔ガリウムシンチグラフィ〕　両腎に明らかな異常集積は認めず，明らかな炎症のfocusを指摘できず．

〔上部内視鏡検査〕　食道中部にカンジダが散発，慢性胃炎C-Ⅰ，十二指腸下行脚に発赤調のびらんあり．

〔皮膚生検〕　真皮浅層の血管周囲に赤血球の血管外漏出を伴い（図2B黒矢印），リンパ球を主体とした炎症細胞浸潤を認める（図2B赤矢印）．真皮深層に含まれる径100μm程度の動脈にコレステロール結晶塞栓を認める（図2A黒矢印，図2B）．

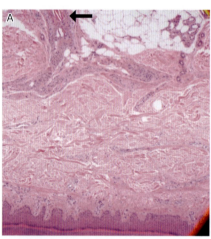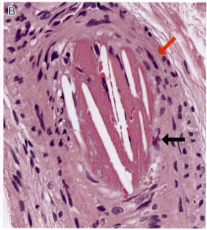

図2　皮膚生検所見
A：真皮深層に含まれる径100μm程度の動脈にコレステロール結晶塞栓を認める（矢印）．
B：真皮浅層の血管周囲に赤血球の血管外漏出を伴い（黒矢印），リンパ球を主体とした炎症細胞浸潤を認める（赤矢印）．

プロブレムリスト

#1 ▶ **コレステロール結晶塞栓症（CCE）**
  #1-1 acute kidney injurly on CKD G4A2
  #1-2 両側 blue toe syndrome，両側足背の網状皮斑（livedo）
  #1-3 十二指腸下行脚びらん
#2 ▶ **大動脈弁狭窄症（TAVI 後）**
  #2-1 感染性心内膜炎（疑い）
#3 ▶ **血小板減少症**
#4 ▶ **発作性心房細動**

プロブレムリストに関する考察

#1 ▶ **コレステロール結晶塞栓症（CCE）**
  大動脈弁狭窄症に対して左鼠径部から TAVI を施行し，その 10 日後から下肢の把握痛と両側 blue toes を認め始めた．TAVI 後 15 日後に循環器内科を予約外受診時，血液検査で腎機能障害の進行，好酸球の増加，赤沈亢進，CRP 上昇といった炎症反応の上昇を認め，同日夜間に緊急入院となった．カテーテル操作後におきた腎機能障害の増悪という病歴と足背動脈が触れる blue toes，炎症反応上昇ならびに好酸球増多から第一にコレステロール結晶塞栓症（cholesterol crystal embolization；CCE）を疑い，新たな塞栓症をきたす危険性がある破綻した粥腫部位の内膜修復を阻害するワルファリンは中止し，TAVI 後 17 日後に左足背から皮膚生検を施行した．TAVI 後 18 日後には眼科受診するも特にコレステロール塞栓症を示唆する所見は認めなかったが，腎機能が徐々に悪化したため，皮膚生検の病理結果を待たず，同日（TAVI 後 18 日後）からステロイド療法（PSL 30 mg/日）の治療を開始した．また，もともと心疾患で抗血小板薬およびスタチン系製剤を内服しており LDL コレステロール値は高値ではなく，潰瘍や壊疽といった皮膚病変ではなかったためプロスタグランジン製剤は使用しない方針とした．TAVI 後 24 日後，皮膚生検の結果，真皮深層に含まれる径 100 μm 程度の動脈にコレステロール結晶塞栓を認め，CCE の確定診断を得た．入院時の心窩部痛について上部内視鏡検査を TAVI 後 27 日後に行ったが，十二指腸下行脚に軽度のびらんを認め，CCE の消化管所見である可能性が示唆された．両足背の皮膚病変に関しては色調の変化という点で増悪・改善を繰り返してはいたが，徐々に赤みを帯びてきており，炎症反応改善・好酸球低下・尿中好酸球陰性化を確認し腎機能も改善傾向を示したため，外来フォローの方針で TAVI 後 32 日後退院となった（図 3）．

#2 ▶ **大動脈弁狭窄症（TAVI 後）**
  Osler 結節や Janeway 病変は認めなかったが，入院時の心エコーで TAVI を行った大

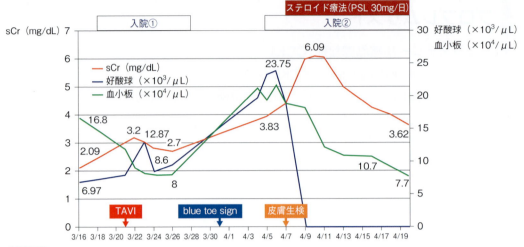

図3 治療経過

動脈弁に疣腫（vegetation）を思わせる mass を認めた．そのため，感染性心内膜炎を疑い血液培養2セットを採取したがいずれも陰性であった．

#3 ▶ 血小板減少症

　　TAVI 施行後に血小板減少を認めていたがその際に新規薬剤などの使用はなく，TAVI 後15日後の外来では正常範囲内に回復していた．しかし，TAVI 後22日後から徐々に血小板低下を認めた．今回の入院ではステロイド療法開始にあたり ST 合剤とプロトンポンプ阻害薬（タケキャブ®）を TAVI 後18日後から開始しており，薬剤性血小板減少症を疑い，TAVI 後28日後に ST 合剤は中止とした．しかし，血小板減少は進行しており TAVI 後31日後には7.7万にまで減少した．薬剤性血小板減少症かもしくは CCE による血小板減少かはその時点では判断できず，血小板の回復をみるまでは入院を継続が必要であったが，患者本人の退院希望が非常に強く，血小板の回復を待たずに4月 TAVI 後32日後退院となった．

#4 ▶ 発作性心房細動

　　発作性心房細動による塞栓症予防のためにワルファリンを内服していたが，CCE の悪化予防のために TAVI 後16日後から中止とした．入院中心電図モニター装着としていたが，心房細動を認めなかった．

最終診断

TAVI 後に発症したコレステロール結晶塞栓症．

臨床医として考察を要するポイント

- 1 ▶ CCE についてと本症例の特徴
- 2 ▶ 本症例の鑑別診断について
- 3 ▶ 本症例の治療法の検討

1 CCE についてと本症例の特徴

1) CCE の誘因

　Scolari らは，特発性 21％，医原性 79％，また，第一の危険因子は胸部および腹部大動脈の高度の動脈硬化病変であると報告した．動脈硬化の危険因子として高血圧，喫煙，糖尿病，脂質異常症，加齢，男性，そして動脈硬化による臓器障害の併存，すなわち冠動脈疾患，末梢動脈疾患，腹部大動脈瘤，高血圧性腎硬化症や虚血性腎症なども本疾患の危険因子としてあげられる．さらに，不安定なプラークの存在を示唆する CRP の上昇も危険因子にあげられている[1]．誘発因子としては，血管造影や血管形成術などのカテーテル操作，大血管手術，および抗凝固療法や血栓融解療法などがあり，Fukumoto らは 1,786 例の心臓カテーテル検査後の CCE の頻度を 1.4％と報告している[2]．本症例は 82 歳男性で高血圧・慢性腎不全・頸動脈狭窄症の既往があり，過去に喫煙した経緯もあり，動脈硬化のリスクは非常に高い患者である．また，発作性心房細動に対してワルファリンを内服しており，動脈硬化のリスクが非常に高いとされている状況下で，侵襲性が高い TAVI を行った後に CCE を発症した一例である．

2) CCE の臨床症状

　全身の臓器におけるコレステロール塞栓の程度により臨床症状はさまざまであるが，腎機能障害・高血圧・皮膚症状が高率に認められる．本疾患は手技後 1 週間以上，時には数か月してから発症し，2 週以上持続する．その他の疾患との鑑別には詳細な所見の観察と検査が重要である．

●腎臓機能障害

　3 つのタイプの発症形式が報告されており，急性発症し数日で腎不全に至る急性タイプ，発症から数週間かけて徐々に腎機能低下をきたす亜急性タイプ，慢性の経過で腎機能障害が進行する慢性タイプがある[1]．

　最近では，1 年死亡率が 20〜30％程度と改善傾向である．これはコレステロール塞栓症の認知度の増加とともに，より侵襲の少ない手技や装置が開発され，重篤な症例が低下してきていることと，軽症例での診断の増加が一因と思われる．しかし，もともとの

腎機能障害がある場合には生存率はこの半分といわれており，また心疾患，腹部大動脈瘤の併存，および敗血症合併時も予後は不良である．腎機能障害を生じた場合には30%程度が血液浄化療法を要し，このうち離脱できるのは30%程度と報告されている．腎予後を悪くするのは，もともとの腎機能障害，心不全，糖尿病の存在，高齢（70歳以上），医原性の場合，急性もしくは亜急性の発症（1〜6週以内の発症）もしくは消化管病変の合併といわれている．

● 皮膚症状

皮膚症状は35〜96%にみられ[1]，網状皮斑（livedo），壊疽，チアノーゼ，結節，紫斑などである．さらに，livedoの状態が進行すると足全体が紫色を帯びてblue toe syndromeとも呼ばれる状態になり，それがさらに進行すると潰瘍を生じ，巣状足趾潰瘍・壊死に進展することが報告されている．また，一般的に閉塞性動脈硬化症（arteriosclerosis obliterans；ASO）とは違い，足背動脈は通常触知良好であるとされている．

① blue toe syndrome：明らかな外傷，寒冷傷害，全身的なチアノーゼをきたす病態（低酸素やメトヘモグロビン血症など）がないにもかかわらず，1本もしくは複数本の足趾が青色〜紫色になった状態をいう．原因は酸素化の低下した血液のうっ滞で，圧迫や下肢挙上により色調変化は改善する．しかし，血管障害により皮下出血となった場合は非退色性となる．進行すると潰瘍形成から感染へと進むことが多い．変色した趾には疼痛があり，触診では冷たいが，末梢動脈で拍動を触知できることが特徴的である．blue toe syndromeはコレステロール塞栓症以外にもさまざまな疾患でみられる．

　本症例のblue toesは両側足趾に認めた．血管壁のアテローマ（粥腫）から抜け落ちるコレステロール結晶は55〜200 μmの直径といわれており，塞栓症を呈する動脈のサイズは特徴的に100〜200 μm程度であると記載した文献が多い[3]．しかし，剖検例を用いて解析した文献では外径55〜900 μmのサイズの血管に病変形成があったと報告されている[4]．塞栓源であるコレステロール結晶の発生部位が総腸骨動脈より中枢側であれば，血流に乗って両側にblue toesをおこしうる．塞栓源であるコレステロール結晶の発生部位は腹部大動脈が多いとされている．以上から足背動脈の触知は良好であることを考えると，それより末梢の動脈でのCCEであると考えられる．足趾の血流は背面が主に前脛骨動脈から分岐した足背動脈からなる弓状動脈からの血流で，底面は後脛骨動脈から分岐した内側・外側足底動脈からの血流で灌流している．後脛骨動脈・足背動脈の径は約2 mm程度とされており，より末梢の動脈はμmのサイズの血管であり，後脛骨動脈・足背動脈よりさらに末梢の動脈に比較的大きなコレステロール結晶が塞栓してしまい，同時期にすべての足趾がblue toesを呈したと考えられる（図1）．

② livedo reticularis：網状皮疹と呼ばれる網目状に連なった赤色，青色，または紫色の皮膚病変で，不飽和ヘモグロビンの増加や静脈拡張により皮下の静脈叢が可視できるようになった状態である．livedo reticularisは圧迫や下肢挙上により退色するため，立

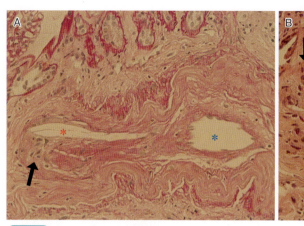 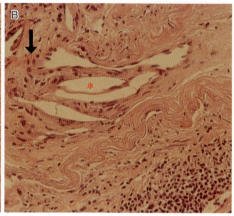

図4 コレステロール結晶
コレステロール結晶（＊）と血管内腔（＊）．
血栓形成とともに内皮細胞の増殖や線維化がおこり，内膜や中膜の肥厚が徐々に進行して内腔が閉塞するとともに周囲には単核球や巨細胞が浸潤する（矢印）．

位で最も観察しやすい．コレステロール塞栓症では約50％の症例に出現し，皮膚細小動脈の血流減少による灌流障害に伴う酸素飽和度の低下が原因である．livedo reticularis の原因疾患には抗リン脂質抗体症候群，膠原病，血管炎，血栓性血小板減少性紫斑病，溶血性尿毒症性症候群，過粘稠症候群，クリオグロブリン血症，心臓粘液腫，カルフィラキシスなど多数あり，blue toe syndrome と同様に急性腎不全の原因となりうる．

●その他の症状

消化器症状は10〜33％にみられ，粘膜の潰瘍やびらんによる消化管出血と腹痛が多く，そのほか下痢，嘔気，悪心，頻度は低いが予後が極めて悪い大腸・小腸の腸管梗塞や穿孔などの報告もある[1]．神経症状は4〜23％にみられ一過性脳虚血発作，脳梗塞，意識障害，黒内障，麻痺などの症状がある．眼症状は6〜25％にみられ，網膜再動脈内にコレステロール結晶（hollen-horst plaque）を認めることがあり，一般的には無症候性のことが多い．他には，発熱，体重減少，食欲不振，頭痛，筋炎，冠動脈塞栓，肺塞栓などがある．CCEの特異的な上部内視鏡検査所見は報告されてはないが，本症例で認めた十二指腸下行脚のびらんはCCEの消化器所見であった可能性が高いと考える．

3）CCEの病態，検査所見，診断

プラークは腹部大動脈由来であることが多く，塞栓は下肢，腎臓，そして腸管の動脈に生じることが多い．コレステロール結晶は針状の形をしているために引っかかっても完全閉塞とならないことが多いが（図4の赤星印がコレステロール結晶．Aの青星印は血管内腔），この機械的な狭窄とともに，段階的な局所炎症反応がおこる．すなわち，塞栓後24時間以内に多核白血球の浸潤がおこり，24〜48時間後にはコレステロール結晶

の周囲には好中球，マクロファージ，好酸球，血小板などによる免疫反応がおこる．2〜7日後には，血栓形成とともに内皮細胞の増殖や線維化がおこり，内膜や中膜の肥厚が徐々に進行して内腔が閉塞するとともに周囲には単核球や巨細胞が浸潤する（図4の黒矢印）．そして2〜4週後にはコレステロール結晶は巨細胞や血管平滑筋細胞に囲まれるようになる．これらの炎症反応と閉塞機転により虚血，壊死，梗塞がおこる．コレステロール塞栓症で急性腎不全を呈する場合は誘因後1〜2週経ってからおこってくるのはこのためである．コレステロール結晶は病理標本作成中に溶け出してしまうため，病理学的には，動脈内にコレステロールクレフト（cholesterol clefts）と呼ばれ，針状の裂隙として残ったものが観察される．

　CCEの病態は，コレステロール結晶の塞栓とそれに伴う閉塞によって生じる炎症反応や免疫学的機序を介した血管炎の一種であるともいわれている．好酸球増加が患者の80%に認められること[5]，血中IL-5の増加が認められること[6]，低補体血症が認められること[7]，さらに臨床的に誘因処置から症状発現まで時間的に遅れがあることなどからCCEに免疫学的機序が関与していると考えられている．HE染色標本で真皮内から脂肪層に存在する細小動脈の塞栓像と，その内部に紡錘形あるいは針状の結晶（cleft）として観察されるコレステロール結晶を確認すればCCEと診断できる．

　CCEにおける腎生検での診断率は皮膚生検と比較して極めて低い（7% vs 92%）．腎生検の病理所見は皮膚所見と同様ではあるが，Greeenbergらによると巣状糸球体硬化症が63%に見られ，その多くはネフローゼ症候群を呈しており，さらにcellular lesionを伴いやすいと報告されている[8]．蛋白尿が生じる原因としては，CCEによる局所的な虚血による糸球体の虚脱，高血圧や低酸素などによって虚脱していない糸球体の過剰濾過，さらに補体や凝固系活性化，サイトカイン放出などの要因が重なって糸球体透過性が亢進するためだとされている[9]．CCEの原因である大血管におけるアテローマ（粥腫）の崩壊と飛散（コレステロールシャワー）は，いったんCCEが発症すると断続的に発生する．したがって組織所見ではCCE発症後数か月たってもまだ比較的新しい塞栓像を見出すことがあり，新旧の病理変化が同時に混在する症例もある．そのため，CCEの発症時期と皮膚組織における塞栓所見は必ずしも相関せず，CCEの発症時期に関しては皮膚病理組織所見だけでなく個々の症例の臨床経過，検査所見を含めて総合的に判断することが肝要である．

　本症例ではTAVI施行直後から腎機能の悪化と好酸球増多，血小板低下を認めていた．この際の腎機能悪化は造影剤腎症でも説明は可能であるが，好酸球増多，血小板低下からTAVI施行直後からCCEを発症していた可能性も考えられる．TAVI後の急性腎障害（AKI）は24.3%と，他のカテーテル操作後のCCEと比較して発症率が高い．また，AKIを起こすリスクファクターとしてプラークの最大径と非石灰化の動脈硬化，ならびに大動脈弁よりも胸部大動脈のプラークであること，鼠径部からのアプローチより心尖部からアプローチが報告された[10]．さらにTAVR経カテーテル的大動脈弁置換術と

比較してTAVIのほうがよりAKI・死亡率が高いなどの報告もある．本症例は非常に動脈硬化のリスクが高く，AKI(CCEを含めて)を起こすリスクは高いと想定され，TAVI後は注意深く観察すべきである．血小板減少はTAVI施行ほぼ全例の患者に認められ，機械的な破壊によって起きるとされている．また血小板数はGFRとも相関しおり，血小板がより低くなればなるほどAKIをおこすリスクは高いと報告されている[11]．

本症例では血小板減少はTAVIでの入院中，CCEでの入院中と両者の期間で認めた．ST合剤など薬剤性血小板減少症である可能性もあるが，TAVI・CCEに機械的な血小板の破壊も原因かと考えられる．本症例の病理所見では血管内皮の腫大，血管壁の肥厚はなく，肉芽様組織に置換されていないため結晶塞栓期つまりは初期であり，TAVIが誘因であったと考える．

2 本症例の鑑別診断について

1) 鑑別疾患と鑑別のポイント

進行性の腎障害の鑑別診断としては，造影剤による腎障害，血管炎，間質性腎炎，亜急性の感染性心内膜炎，腎梗塞があげられる．造影剤による腎障害では投与後2, 3日で血清クレアチニンが上昇し，およそ1週間でピークに達する．その後10～14日でbaselineに戻る．血管炎では尿沈渣で通常腎炎の所見を呈する．ANCAテストは血管炎の活動性が高い場合，感度が95％と高く鑑別診断に有用である．急性間質性腎炎の多くは薬物により発症し，急な腎機能障害，発熱，発疹，好酸球増加，尿中好酸球増加を認め，しばしば鑑別が困難であり，腎生検が必要となることが多い．感染性心内膜炎でも疣贅による塞栓で神経，腎，皮膚に症状出現しCCEに類似するが，敗血症の徴候や血液培養，心臓エコーにより鑑別が可能である．腎梗塞は主または分枝腎動脈に塞栓性梗塞が生じる病態であり，外傷，動脈瘤，不整脈などに伴う血栓症，炎症性疾患，移植腎，動脈撮影などが原因とされており，急激な側腹部痛，背部痛，悪心嘔吐などを訴える場合から無症状までさまざまである．造影CT検査で楔状の造影不良，多発性の造影不良，特異的な所見として，cortical rim signが確認されれば腎梗塞と診断できるが，造影できない場合はMRI-DWI(DWIでは梗塞部位がHigh)が有用である．

2) CCEを見逃さないために

強い動脈硬化病変を有する症例で，病歴としてカテーテル操作や抗凝固療法などの既往があり，腎機能障害に加えて，皮膚症状があれば本疾患が強く疑われる．特に血管内手技後には強く示唆される．しかし，これらがそろわずに見逃している症例も多い．疑った場合には眼底を観察し，Hollenhorst斑と呼ばれる網膜動脈の分岐部に明るい黄色，橙色，もしくは銅色をした小片の有無を観察する．Hollenhorst斑の存在はコレステロール塞栓症を強く支持する．

確定診断は生検による動脈内のコレステロールクレフトの確認である．侵襲性の少ない皮膚生検が最も多用され，所見を有する部位の中央部と辺縁部を含めた複数の部位で皮下脂肪織まで含めて採取して観察する．反復して施行すると皮膚生検での感度は90％以上といわれている．

3 本症例の治療法の検討

現在CCEの確立した治療法はなく，誘因の除去が最も重要と考えられている．抗凝固薬の中止，カテーテル検査や治療，心血管手術の回避が基本である．しかし，発症したCCEに対しては，ステロイド療法，血漿交換，LDLアフェレシス，スタチン，プロスタグランジンなどの治療法が現在行われている．CCEの予後は不良で，これまで1年生存率64〜87％と報告されてきた．しかし近年，CCEの周知ならびに積極的な支持療法の甲斐があり，1年生存率が87％，4年生存率が52％まで改善している[4]．

1）CCEの治療法

●ステロイド

補体の活性化による多核白血球の遊走，凝集の抑制や，末梢血の好酸球増多や閉塞血管周囲のマクロファージなどの炎症反応を改善する目的で使用される．しかしランダム化比較試験（RCT）による検討はなく，CCEに対するステロイドの有用性を示唆する小規模な後方視的観察研究が散見されるのみであり，ステロイドの使用量も文献間の差が大きい．発症機序として炎症の関与が重要であることから，炎症反応がみられる時期には，副作用の少ない0.3〜0.5 mg/kgの少量が使用されている．免疫抑制薬との併用による有効性も報告されている．

●HMG-CoA還元酵素阻害薬

粥腫の安定化と退縮を期待でき，観察研究においてコレステロール塞栓症の患者のアウトカムと腎機能を改善させることが報告されている．

●プロスタサイクリン

血管拡張作用と血小板凝集抑制作用を有するプロスタサイクリンは，臓器への血流を増加させ，皮膚病変を有した患者の皮膚症状や腎障害などが改善したという報告がある．

●ワルファリン，ヘパリン

抗凝固療法によるCCEのリスクは高くないとする報告があるが，本症例では破綻した粥腫部位の内膜修復を阻害するワルファリン投与は中止した．

●LDLアフェレシス・血漿交換

LDLアフェレシス・血漿交換の有効性を示唆する報告も散見される．血漿交換が有効である機序としては，humoral mediatorなどの病因物質のみならず，血清脂質やフィブリノゲンなどを除去することによる血流改善効果が期待されている[12]．LDLアフェレシ

スでは単に血中LDLコレステロールレベルを低下させる効果のみならず，細胞接着因子の発現抑制，フィブリノゲンやPAI-1(plasma activator inhibitor-1)といった凝固線溶因子の除去などによる血栓形成の抑制，ブラジキニンや一酸化窒素の産出を通じて血管内皮機能が改善する効果が報告されている[13,14]．

2）治療まとめ

本疾患に十分対応するためには，まず本疾患を十分に理解することが重要である．

上記病態生理を十分理解し，次に予防について考える必要がある．危険因子の是正，血管内操作時の予防装置の利用，手技の回避や低侵襲性手技への変更が予防法としてあげられる．禁煙，血圧管理，血糖管理，スタチン系脂質異常症薬による脂質管理は本疾患の予防のみならず心血管系疾患発症リスクを低減する．予防処置としては末梢部で用いる塞栓防止フィルターやバルーンがあり，また侵襲性の少ないカテーテルやガイドワイヤも開発されている．血管操作時に抗凝固療法の使用により本疾患の頻度が増すかどうかは結論が出ていない．高度のアテローム巣を有する場合には，血管形成術や血管内ステント挿入，そして腎動脈下部の場合には外科的バイパス術や内皮剝離術が行われることもある．

発症してしまった場合，塞栓源における断続的なコレステロール結晶の飛散を抑制するために，lipid lowering therapyによる大動脈内プラークの安定化が最重要といえる．炎症・免疫反応の抑制にステロイド療法を行いつつ，lipid lowering therapyとしてはHMG-CoA阻害薬と，より積極的な治療としてLDLアフェレシスを行うことがCCEの治療成績を向上させると期待されており，リポソーバーLA-15を使用した6回の血液浄化療法の効果を調べる臨床試験「コレステロール塞栓症に対する血液浄化療法の有用性に関する臨床研究」が現在行われている．

本症例のまとめ

CCEに関する疾患概念の理解は昨今急速に高まり，積極的な支持療法の甲斐があり，生存率は著しく改善している．早期診断のためにCCEに関する十分な理解と，特徴的な皮膚所見を見逃さないことが重要である．治療は誘因の除去が最も大切であり，ステロイド療法，血漿交換，LDLアフェレシスなどによる治療成績の向上が期待される．しかし，一方でいまだCCEに対する有効な治療のエビデンスは少なく，さらなる症例の蓄積・研究が期待される．

引用・参考文献

本項の文献は左のQRコードを読み取るか，下記URLよりご覧いただけます
http://www.igaku-shoin.co.jp/prd/03850/Case22.html
コンテンツは予告なしに変更・修正したり，また配信を停止する場合もございます．

〔山木 謙太郎，吉本 憲史，森本 耕吉，徳山 博文〕

Case 23 二次性腎疾患・感染症

IgA-IRGN（感染関連糸球体腎炎）

● Headline

- 感染性心内膜炎の際におこる腎障害．どのように考え，鑑別すべきか？
- 感染関連糸球体腎炎にステロイド治療を行ってはだめ？　治療積極派・慎重派・中間派それぞれの言い分．

患者データ

症例　72歳，男性．

現病歴　X年4月下旬より咳嗽，喀痰が出現し，5月上旬より右肩の痛み，右頸部の痛みが出現した．疼痛は徐々に増悪しており，5月27日に意識障害が出現したため，当院救急外来へ搬送された．胸部CT検査で右肺膿瘍と診断され，同日呼吸器内科に緊急入院した．アンピシリン/スルバクタム（ABPC/SBT）を開始したが，血液培養でメチシリン感受性黄色ブドウ球菌（methicillin-sensitive *Staphylococcus aureus*；MSSA）が検出され，5月29日から抗菌薬をセファゾリン（CEZ）+クリンダマイシン（CLDM）に変更した．頭部MRI検査で脳梗塞が確認されたため5月30日からセフトリアキソン（CTRX）+CLDMに変更した．各種検査の結果，感染性心内膜炎，右胸鎖関節周囲骨髄炎，脾梗塞，腎梗塞を併発していることが確認された．6月1日からセフェピム（CFPM）+CLDMに変更し，6月1日の血液培養で陰性化を確認でき，6月5日頃から解熱した．

　6月9日に両側下腿内側に浸潤を触れる点状紫斑が出現し，翌日に施行した皮膚生検で白血球破砕性血管炎の所見および，免疫染色で血管壁にIgAの沈着を認め，IgA血管炎の診断となった．6月11日に尿蛋白（2+）となり，6月14日から浮腫が出現した．血清Cr濃度が6月18日に1.38 mg/dL，6月22日に2.57 mg/dLと上昇傾向であり，尿蛋白6.6 g/日であった．進行性の腎障害および高度蛋白尿を認めたため，腎生検施行前に6月23日からステロイド治療を開始した．メチルプレドニゾロン（mPSL）500 mg/日を3日間投与後，6月26日からプレドニゾロン（PSL）45 mg/日（0.7 mg/kg）で加療を開始した．精査加療目的で6月29日に当科に転科となった．

(既往歴)中等度僧帽弁閉鎖不全症，僧帽弁逸脱症，発作性心房細動，高血圧，高尿酸血症．

(家族歴)特記すべき事項なし．

(生活歴)飲酒：なし，喫煙歴：10年×20本（30歳から禁煙）．

(アレルギー)特記事項なし．

(入院時内服薬)カルベジロール10 mg 1T2x 朝夕食後，フロセミド20 mg 1T2x 朝昼食後，ジゴキシン0.125 mg 1T1x 朝食後，オルメサルタン20 mg 2T2x 朝夕食後．

(入院時現症)身長165.0 cm，体重63.2 kg，BMI 23.2 kg/m^2，血圧118/56 mmHg，脈拍99回/分・不整，体温38.6℃，SpO$_2$ 94％（室内気），呼吸数24/分，E4V5M6，眼瞼結膜貧血なし，眼球結膜黄染なし，胸骨付近に握雪感あり，肺野で雑音を聴取しない，心音はⅢ音を聴取せず，3LSBにLevine Ⅲ/Ⅳの拡張期雑音を聴取する，腹部平坦・軟，腸管蠕動音正常，圧痛なし，両側下腿に浮腫なし，手指，足趾に圧痛を伴わない扁平な発疹（Janeway発疹）を認める，明らかなOsler結節は認めない．

(入院時検査所見)

〔尿検査〕 pH 6.0，尿糖（±），尿蛋白（1＋），尿潜血（3＋），白血球（－），赤血球 多数/HPF，白血球6～10個/HPF，硝子円柱（－），顆粒円柱（1＋）．

〔生化学〕 TP 6.1 g/dL，Alb 2.3 g/dL，T. Bil 0.6 mg/dL，UN 35.6 mg/dL，Cr 1.24 mg/dL，eGFR 45 mL/分，Na 140.6 mEq/L，K 5.0 mEq/L，Cl 105 mEq/L，Ca 8.7 mg/dL，IP 4.6 mg/dL，LDH 351 U/L，AST 46 U/L，ALT 32 U/L，ALP 452 U/L，CK 25 U/L．

〔末梢血〕 白血球21,800/μL，Hb 12.3 g/dL，Plt 331,000/μL．

〔感染症〕 CRP 35.71 mg/dL，プロカルシトニン3.32 ng/mL，β-Dグルカン＜2.9 pg/mL，T-SPOT（－），HBsAg（－），HBsAb（－），HCV-Ab（－），HIV迅速（－）．

〔胸部X線〕 右上肺野に腫瘤影を認め，内部にニボーを伴う空洞を認める．

〔単純全身CT〕 右肺上葉に75 mm大の空洞影を認め，内部に液面形成を伴う．

(入院後検査所見)

〔尿検査〕 入院時から尿蛋白は（－）～（1＋）で推移しており，尿潜血は（2＋）～（3＋）で推移していた．6月11日から尿蛋白が（2＋），6月15日から（3＋）となった．

〔蓄尿24時間〕 Na 93.5 mEq/日，K 34.1 mEq/日，UN 4.29 g/日，Cr 0.92 g/日，FE$_{Na}$ 0.99％，FE$_{UN}$ 23.4％，TP 6.64 g/日，NAG 40.4 U/L，β$_2$ミクログロブリン25,771 μg/日，Selectivity Index 0.65．

〔尿細胞診〕 尿中好酸球（2＋）．

〔免疫〕 IgG 1,284 mg/dL，IgA 446 mg/dL，IgM 89 mg/dL，IgE 120 IU/mL，C3 116 mg/dL，C4 30 mg/dL，CH-50 56.4 U/mL，HP 264 mg/dL，β$_2$ミクログロブリン5.49 mg/L，HP 292 mg/dL，クリオグロブリン（－），ANA 40倍，抗ds-DNA抗体

9.8 IU/mL，抗 GBM 抗体＜2.0 U/mL，ASO 18 IU/mL，ASK 160 倍，PR3-ANCA＜1.0 U/mL，MPO-ANCA＜1.0 U/mL．
〔経胸壁心エコー〕 中等度僧帽弁閉鎖不全症，僧帽弁逸脱症，左房拡大，左室拡大，心駆出率 45％，明らかな疣贅を認めない．
〔経食道心エコー〕 ₚ僧帽弁と大動脈弁に疣贅が疑われる．
〔皮膚生検〕 真皮浅層の血管周囲に好中球主体の炎症細胞浸潤を認める．赤血球の血管外漏出と核塵を認め，浮腫を呈している．ₚ白血球破砕性血管炎の所見である．蛍光抗体直接法でₚIgA の血管壁への沈着を認める．

プロブレムリスト

#1 ▶ 急速進行性糸球体腎炎，ネフローゼ症候群
#2 ▶ ブドウ球菌感染症
　　#2-1　感染性心内膜炎（僧帽弁，大動脈弁）
　　#2-2　肺膿瘍
　　#2-3　脳梗塞（右前頭葉，小脳）
　　#2-4　左腎梗塞
　　#2-5　右胸鎖関節炎，右鎖骨近位骨髄炎
　　#2-6　脾梗塞

　入院中に認めた腎機能障害，蛋白尿が感染に関連するものか，薬剤投与に誘発されたものか，皮膚生検から認められた IgA 血管炎が感染によって増悪してきたものかを鑑別する必要があった．また，ANCA は陰性であったが，半月体形成性の激烈な病態を呈するものかの評価も必要であった．以上の理由から腎生検を施行し，腎臓病理の診断を行った．

腎臓病理所見

1）光顕所見（図 1）

　糸球体は 16 個採取でき，うち 1 つで全節性硬化，2 つで虚脱している．糸球体はやや腫大傾向で，軽度の管内細胞増多を認める．メサンギウム増殖や半月体形成は認めない．尿細管はところどころ扁平化しており，間質の拡大を認める．間質に中等度の炎症細胞浸潤を認めるが，尿細管炎の所見はない．一部の尿細管内に赤血球円柱が目立つ．小葉間動脈で軽度の内膜肥厚を認め，細動脈の一部に軽度の硝子化を認める．

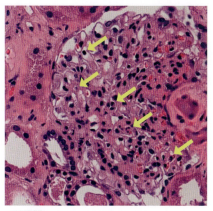

図1 光顕所見（HE染色）
管内細胞増多がみられ（矢印），一部好中球が散見される．感染関連糸球体腎炎として矛盾しない所見である．

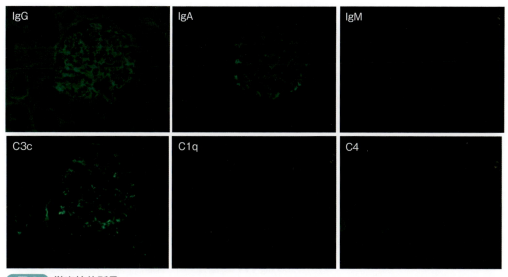

図2 蛍光抗体所見

2）蛍光抗体所見（図2）

IgG（±），IgA（1＋）：メサンギウムに顆粒状，IgM（−），C3c（2＋）：メサンギウムに顆粒状，C1q（−），C4（−），フィブリノゲン（−）．

プロブレムリストに関する考察

#1 ▶ 急速進行性糸球体腎炎，ネフローゼ症候群

　　感染性心内膜炎治療中の急速進行性糸球体腎炎であり，先行する皮疹を認め，感染関連糸球体腎炎，IgA血管炎，ANCA関連血管炎，薬剤性間質性腎炎などが考えられた．6月23日からmPSL 500 mgを3日間投与し，6月26日からPSL 45 mgの投与を開始し，精査加療目的に6月29日に当科に転科した．転科後の血清Cr濃度は6月29日の6.63 mg/dLをピークに低下傾向であった．7月7日に腎生検を施行し，光顕では管内細胞増殖性糸球体腎炎の所見であり，蛍光免疫染色でIgA, C3cで沈着を認めたことから，IgA-IRGN（IgA-dominant infection-related glomerulonephritis）と診断した．PSLは7月10日から35 mgに減量し，その後は3日ごとに5 mgずつ漸減していき7月31日に終了した．血清Cr濃度は退院後も徐々に低下し，その後外来では1.5 mg/dL前後で推移した（図3）．

#2 ▶ ブドウ球菌感染症

　　血液培養からMSSAが2セット検出され，感染臓器は心臓弁膜（僧帽弁，大動脈弁），肺，脳，左腎，脾臓，胸鎖関節，鎖骨骨髄に及んでいた．Entryは不明であるが，病歴から肺が疑われた．6月1日には血液培養の陰性化を確認でき，その後も感染のコントロールはついており，手術やドレナージを必要としなかった．骨髄炎を併発していたため，7月21日まで計8週間の抗菌薬投与を行った．治療完遂後は発熱なく経過しており，感染症の再燃は疑われなかった．

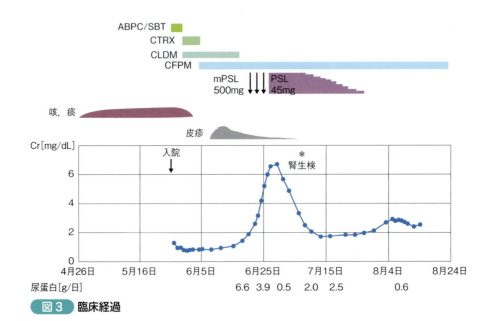

図3　臨床経過

最終診断

IgA-IRGN.

臨床医として考察を要するポイント

- **1** ▶ 感染性心内膜炎と腎障害
- **2** ▶ ブドウ球菌感染と糸球体腎炎（MRSA 腎炎，IgA-IRGN）
- **3** ▶ 本症例の鑑別と治療法について

1 感染性心内膜炎と腎障害

　本症例では感染性心内膜炎の経過中に急激な腎機能の増悪を認めた．感染性心内膜炎患者が腎機能障害をきたしたときの，鑑別疾患とその診断について述べる．

1）感染性心内膜炎における腎障害の一般的な鑑別疾患

　感染性心内膜炎の経過中にしばしば腎障害を合併するとされており，その頻度は 1/3 という報告がある[1]．原因としては，以下①〜④があげられる[2]．
　①免疫複合体による糸球体腎炎
　②塞栓症による腎梗塞，腎膿瘍
　③薬剤性腎障害
　④血行動態による腎前性腎障害
　これらの鑑別は臨床徴候や発症のタイミングである程度区別ができる．
　①免疫複合体による糸球体腎炎は，他の糸球体腎炎同様に血尿，蛋白尿，円柱（特に赤血球円柱），高血圧，腎障害をきたしたときに疑う．
　②腎梗塞は急な側腹部痛や他の末梢塞栓症状が出ることが多い．タイミングとしては，細菌感染が治って数か月後でもおこりうる．
　③薬剤性の腎障害は被疑薬があったときに疑う．薬剤性間質性腎炎はペニシリン系，セフェム系，キノロン系抗菌薬で生じることが多い．典型例では 2〜3 週間後に発熱，皮疹，関節痛，肝障害などのアレルギー症状を伴う．血尿，軽度の蛋白尿，腎機能障害を伴うことが多い．膿尿や白血球円柱，血液中好酸球増多，尿中好酸球がみられることもある．そのほか，アミノグリコシド系抗菌薬，バンコマイシンによる腎障害の頻度も高く，抗菌薬投与開始から 5 日以上経過して生じることが多い．治療薬物モニタリング

(TDM)によるトラフ値測定を行うことが望ましい[3]．

④血行動態による腎前性腎不全は循環血漿量が低下しているときや血圧が低下しているときにおこり，感染症発症早期や感染活動期に生じることが多い．

2) 本症例では？

上記を踏まえ，臨床徴候や発症のタイミングから本症例の腎障害の原因を考察する．血尿，蛋白尿，急速に進行する腎障害があり，糸球体腎炎発症の可能性が考えられた．腎梗塞については，背部痛やその他末梢塞栓症状もなく，今回新規の発症は考えにくかった．薬剤性間質性腎炎については尿蛋白が多い点は非典型的だが，被疑薬としてセフェム系抗菌薬の投与歴があり，尿中好酸球も認められたことから，薬剤性間質性腎炎の合併は否定できなかった．血行動態に関する腎障害に関しては，感染が落ち着いて数週間経過しており，身体所見をあわせても考えにくかった．よって，本症例は糸球体腎炎が最も疑われた．

2 ブドウ球菌感染と糸球体腎炎（MRSA腎炎，IgA-IRGN）

細菌感染が原因で生じる糸球体腎炎を，感染関連糸球体腎炎（IRGN）と呼ぶ．原因菌としては，溶連菌感染とブドウ球菌感染の頻度が高い．近年，特に先進国では，小児に多い溶連菌感染後腎炎の割合が減少し，高齢者に多いブドウ球菌感染後腎炎の割合が増加している[4]．

ブドウ球菌感染によって生じる糸球体腎炎は，1960年代，1970年代より古典的にはシャント腎炎，細菌性心内膜炎に関する腎炎，深部膿瘍関連腎炎などが知られていた．最近では1995年にメチシリン耐性黄色ブドウ球菌（methicillin-resistant *Staphylococcus aureus*；MRSA）腎炎[5]，2003年にIgA dominant APIGN（acute postinfectious glomerulonephritis）が提唱され[6]，近年では感染の進行中にも腎炎が発症することもしばしば存在するため，IgA-IRGN[4]と呼称されている．

1）MRSA腎炎とスーパー抗原

1995年にKoyamaらは，MRSA感染中または感染後にネフローゼレベルの蛋白尿を伴い急速進行性に腎機能低下を呈する感染後腎炎を報告した[5]．その後，同様の報告が散見されるに至り，持続的なMRSA感染症に起因するこの腎炎はMRSA腎炎と呼称されるようになった．

MRSA腎炎の病態として，MRSAのstaphylococcus enterotoxinがスーパー抗原として作用していると提唱された．スーパー抗原とは，実際の抗原なしにリンパ球が活性化することである．通常は図4Aのように，抗原提示細胞が抗原を提示して，T細胞の受容体に結合することでT細胞が活性化される．スーパー抗原は，図4Bのように，通常

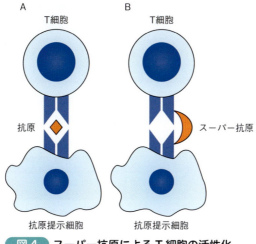

図4 スーパー抗原によるT細胞の活性化

の抗原結合部位ではない部分に結合することで，T細胞を活性化し，数多くのリンパ球を活性化する．それによって，全身がサイトカイン過剰状態になる．間接的にB細胞も活性化され，免疫複合体が糸球体に沈着して腎炎が発生するとされている[5]．

2) IgA-IRGN

その後の症例の蓄積に伴い，MRSA腎炎はMSSAでも生じる，蛍光免疫染色でIgAが沈着するものが多いことなどがわかってきた．そこで，感染関連糸球体腎炎のなかに，蛍光免疫染色でIgAが優位に沈着するIgA-IRGNという概念が提唱された[6]．

通常小児に認められる感染後糸球体腎炎と比べて，IgA-IRGNは高齢者に多くみられ，糖尿病や悪性腫瘍の合併頻度が高い．原因菌はブドウ球菌が多いが，溶連菌でも認められる．臨床病型としては，血尿と蛋白尿をきたし，ネフローゼ症候群や急速進行性糸球体腎炎（RPGN）を呈するものも多い．腎予後は悪く，腎機能が完全に回復するのは20％にとどまる．生検結果としては，光顕では管内増殖性糸球体腎炎像（図5）をとることが多く，免疫染色ではIgAがメサンギウム領域有意に沈着（図6）する．電顕では上皮下のhumpの沈着（図7）を認めることがある．病態としては，MRSA腎炎同様に，スーパー抗原などの関与が示唆されている．治療は抗菌薬が基本だが，時にステロイドを用いる[6]．

3) NAPlr

感染症を契機に発症する糸球体腎炎としては，溶連菌感染後急性糸球体腎炎（acute post-streptococcal glomerulonephritis；APSGN）が最も古くから知られている．NAPlr（nephritis-associated plasmin receptor）は溶連菌の菌体内成分から同定された腎炎惹起性因子で，IRGN，特に溶連菌感染に関連して発症する糸球体腎炎〔溶連菌感染関連腎

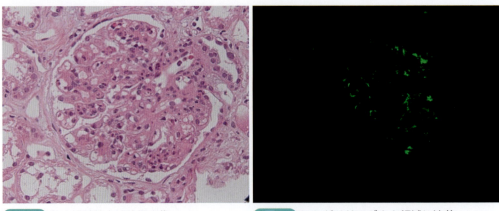

図5 管内増殖性糸球体腎炎像

図6 IgA がメサンギウム領域に沈着

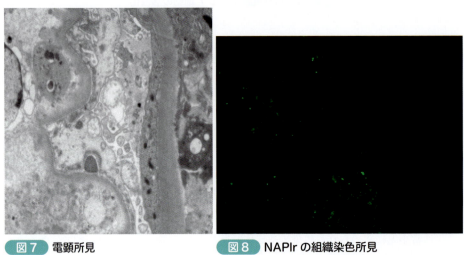

図7 電顕所見
上皮下の hump の沈着がみられる．

図8 NAPlr の組織染色所見
抗 NAPlr 抗体を用いた組織染色．

炎（streptococcal-infection related nephritis；SIRN）〕において，糸球体内に高率に検出され，感染症に関連のない腎炎では陰性である．このため，抗 NAPlr 抗体を用いた組織染色は IRGN および SIRN の検出に有用と報告されている（図8）．

3 本症例の鑑別と治療法について

1）IgA-IRGN の鑑別

● IgA-IRGN と IgA 腎症や IgA 血管炎の違い

・これらの鑑別は，腎予後と治療法が異なるため重要である．IgA 腎症や IgA 血管炎は IgA-IRGN と比較して腎予後もよく，ステロイド治療が重要である．

・IgA-IRGN と感染によって惹起された IgA 腎症や IgA 血管炎の鑑別は難しいことがある．IgA-IRGN の特徴として，①発症がより高齢である，②急性腎不全をきたしてい

る，③培養でブドウ球菌感染が証明されている，④低補体血症，⑤光顕での好中球優位のびまん性の管内細胞増多，⑥蛍光抗体所見でのIgAよりC3での染色が強い，⑦電顕での上皮下のhumpの存在があげられる．特に④⑤⑦の3つがあれば，IgA-IRGNの可能性が高い[4,7]．

・ブドウ球菌感染に続いて生じたIgA血管炎の症例報告が少数ながら存在するが，IgA-IRGNのサブグループの1つであると報告する論文もある[8]．

●その他疾患の鑑別

・ブドウ球菌後の糸球体腎炎でも，一般的なその他の糸球体腎炎の鑑別は必要である．
・ANCA関連血管炎が感染症に続発することがある．また，ブドウ球菌関連腎炎の22％でANCA陽性と報告されており[9]，ANCA抗体価の確認は必要である．また，C3腎炎もIRGNと組織学的に類似することがあり，注意が必要である[4]．

2）ステロイド治療の可否は？

IgA-IRGNの治療の基本は，感染症治療であり，抗菌薬および，必要に応じて外科的治療による感染巣の除去が必須となる．一方で，ステロイド治療の有効性は確立されていない．

●ステロイド治療慎重派の考え

ブドウ球菌関連糸球体腎炎に対するステロイド治療の有効性を示したランダム化比較試験（RCT）は存在しない．活動性のある感染症に高用量のステロイドを使うことは，感染の悪化リスクが増大する．IgA-IRGN症例へのステロイド投与において，敗血症や死亡の報告もある[10]．高齢者の感染後糸球体腎炎109例に対する後方視的な観察研究においても，ステロイド治療と腎予後の相関はなく，ステロイド治療のメリットは明らかになっていない[11]．基本的にはIgA-IRGNの患者にステロイドを使用するべきではない[4,7,10]と提唱しているグループがある．

●ステロイド治療積極派の考え

一方，数多くの症例報告で，IgA-IRGNにおけるステロイド治療の有効性が報告されている[12]．IgA-IRGNの病態は，スーパー抗原などの免疫が関与したものであり，免疫を抑制するステロイドは治療の1つになりうる[13]．ステロイド投与法の1つとして，ステロイドパルス（mPSL 500 mg/日）を3日間投与後，PSL 0.5 mg/kg/日を3週間かけて漸減する方法が提案されている[12]．

●中間派の考え

条件付きでステロイドの投与を考慮すると考えるグループも存在する．進行性の腎障害や高度蛋白尿が存在し，組織学的に，半月体形成，増殖性腎炎，急性間質性腎炎などの活動性腎炎の場合は，ステロイド治療を考慮する[12,13]．ただし，活動性の感染を否定することが必須である[12]．

本症例のまとめ

1）診断について

　本症例は，ブドウ球菌感染後の IgA の沈着を認める糸球体腎炎であり，IgA-IRGN と考えられた．光顕でびまん性の管内細胞増多を認め，蛍光抗体所見では IgA より C3 の沈着が強いことなどから，IgA 腎症より IgA-IRGN が考えられた．IgA-IRGN 自体，IgA 血管炎類似の皮疹が生じる症例もあり[4]，これも矛盾しない．

2）治療について

　まずは抗菌薬による感染症治療を行った．しかし，抗菌薬のみでは急速に腎機能が増悪しており，高度蛋白尿をきたした．臨床的に IgA-IRGN が強く疑われたことから，活動性の感染がないことを確認して，ステロイド治療を開始した．ステロイドパルス後，中等量の経口ステロイドを開始し，5 週間で漸減した．

　活動的な感染がないという条件のもとで，急速に進行する腎障害がある場合はステロイドの介入を考慮してもよいと考える．症例ごとの治療法選択が必要である．

引用・参考文献

本項の文献は左の QR コードを読み取るか，下記 URL よりご覧いただけます
http://www.igaku-shoin.co.jp/prd/03850/Case23.html
コンテンツは予告なしに変更・修正したり，また配信を停止する場合もございます．

〔川口 隆久，菱川 彰人〕

Case 24 二次性腎疾患・血液疾患，パラプロテイン血症

アポリポ蛋白質 AII 変異による腎アミロイドーシス

● Headline

- アミロイドーシスの診断は慎重に．AL？ AA？ それとも家族性？
- AL アミロイドーシスと診断した症例の 10％に実は家族性アミロイドーシスが隠れている．

患者データ

症例 69 歳，男性．

現病歴 67 歳時，蛋白尿を指摘され徐々に増加していった．68 歳時，1 日蛋白尿が 2.3 g へと増加したため，腎生検が施行された．腎生検では Congo red 染色陽性のアミロイドの沈着を糸球体に認め，過マンガン酸処理にて Congo red に対する染色性が失われたため，AA 蛋白由来のアミロイドーシスが示唆された．しかし，AA 蛋白に対する免疫染色は陰性であり，血清アミロイド A 蛋白（SAA）も検出されず，関節リウマチなどの炎症性疾患の既往もなかったため，AA アミロイドーシスの診断には至らなかった．一方，AL アミロイドーシスを示唆する血漿蛋白分画の異常も認めず，その後 1 日蛋白尿が 6 g 以上にまで増加したことから，精査加療のため入院となった．

既往歴 脂質異常症．

家族歴 特記すべき事項なし．

生活歴 喫煙なし，機会飲酒．

入院時現症 身長 171 cm，体重 74 kg，BMI 25.3，血圧 110/70 mmHg，心拍数 84/分，体温 36.0℃，眼瞼結膜貧血なし，眼球結膜黄染なし，心音：純，肺野：清，腹部：平坦かつ軟，下腿浮腫重度，振動覚低下なし．

入院時検査所見

〔尿検査〕 尿蛋白(3＋)，尿潜血(−)，円柱(−)．

〔蓄尿 24 時間〕 TP 6.12 g．

〔末梢血〕 白血球 4,800/μL，Hb 14.7 g/dL，Plt 154,000/μL．

〔生化学〕 TP 3.9 g/dL，Alb 1.5 g/dL，BUN 10.4 mg/dL，Cr 0.8 mg/dL，TC 273 mg/

dL，LDL-C 148 mg/dL，HDL-C 74 mg/dL，Na 141.1 mEq/L，K 4.1 mEq/L，Ca 7.4 mg/dL，P 3.5 mg/dL．
〔免疫〕 IgG 335 mg/dL，IgA 208 mg/dL，IgM 194 mg/dL，IgD 2.8 mg/dL，κ 鎖 3.11 mg/L（基準値 3.3〜19.4 mg/L），λ 鎖 12.1 mg/L（基準値 5.71〜26.3 mg/L），κ/λ 比 0.26（基準値 0.26〜1.62），C3，C4，CH-50 正常，RF 32 IU/mL，anti-cyclic citrullinated peptides antibody（−），SAA（−），ANA（−），HBV（−），HCV（−），Syphilis（−），QFT（＋），血清・尿中 Bence-Jones 蛋白（−）．
〔胸部 X 線〕 心胸郭比 44.4％，肺野および心陰影に異常なし．
〔胸部 CT〕 両側肺尖部に陳旧性炎症性変化を認め潜在結核の可能性を示唆．
〔腹部エコー〕 1 cm 大の肝囊胞，3 cm 大の腎囊胞を認める以外，肝臓，胆囊，腎臓，脾臓，膵臓に異常所見なし．腎長軸 11 cm と萎縮所見なし．
〔頭部 MRI〕 年齢相応の微小梗塞を大脳白質に認める以外異常所見なし．
〔心電図〕 正常洞調律．
〔経胸壁心エコー〕 壁運動に異常認めず，心アミロイドーシスの所見を認めない．
〔上部消化管内視鏡〕 慢性胃炎．胃・十二指腸生検にてアミロイドの沈着を認めず．
〔骨髄生検〕 形質細胞の異常なし．アミロイドの沈着を認めず．
〔皮下脂肪生検〕 アミロイドの沈着を認めず．

プロブレムリスト

#1 ▶ ネフローゼ症候群

持続する尿蛋白があり，血清蛋白 6.0 g/dL 以下とネフローゼ症候群を呈し，腎生検でアミロイドーシスと考えられたが，典型的な AA・AL アミロイドーシスの所見を示さなかった．蛋白尿以外に理学的所見，検査所見，家族歴など特記すべき事項なく，アミロイド腎症の鑑別診断のために腎生検を再度施行した．

腎臓病理所見

1）光顕所見

Congo red 染色にて，糸球体内に Congo red 陽性の沈着物がメサンギウムおよび血管壁に認められる（図 1）．

2）蛍光抗体所見

蛍光染色では，IgA（1＋），C3（2＋）のメサンギウムへの沈着を認める（図 2）．そのほ

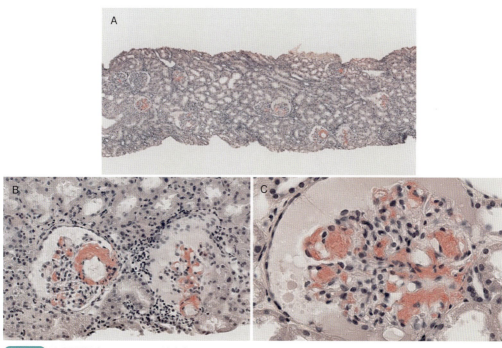

図1 光顕所見（Congo red 染色）
メサンギウムおよび血管壁に Congo red 陽性の沈着物が認められる.

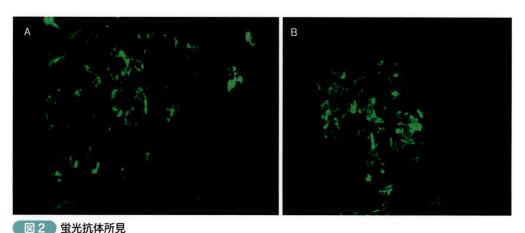

図2 蛍光抗体所見
IgA（A），C3（B）のメサンギウム沈着が認められる.

か，IgG，IgM，フィブリノゲン，C4，および C1q は明らかな沈着を認めない.

3）電顕所見

電子顕微鏡では，nonbranching fibril のメサンギウムおよび血管内皮下への沈着を認める（図3）．その他の高電子密度沈着物（EDD）は認めない.

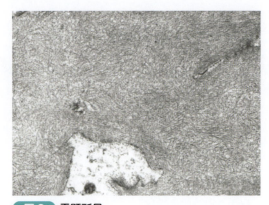

図3 電顕所見

nonbranching fibril のメサンギウムおよび血管内皮下への沈着を認める.

4）免疫組織化学

κ および λ 遊離軽鎖は同程度に弱陽性を示す（図 4A, B）．SAA は陰性（図 4C）．フィブリノゲン（図 4D），トランスサイレチン（図 4E），ライソゾーム（図 4F），アポリポ蛋白質 A I（図 4G）は，糸球体メサンギウム領域にてすべて陰性．アポリポ蛋白質 A II は，糸球体メサンギウムおよび糸球体血管領域にて陽性（図 4H, I）．

プロブレムリストに関する考察

持続する検尿異常，特に尿蛋白が持続し，6.0 g/日以上と多量のため，診断確定のため腎生検を再度行った．腎臓病理所見では，糸球体メサンギウムおよび血管壁に Congo red 陽性のアミロイド沈着を認めた．蛍光染色では，有意な抗体，補体の沈着を認めず，SAA も陰性であった．全身検索を行ったが，アミロイドの沈着は腎臓のみに認められ，家族性アミロイドーシスの鑑別のため各種免疫染色を行った．腎生検上，アポリポ蛋白質 A II がアミロイド沈着部位に一致して陽性であり，アポリポ蛋白質 A II によるアミロイドーシスと診断された．

最終診断

アポリポ蛋白質 A II 腎アミロイドーシス．

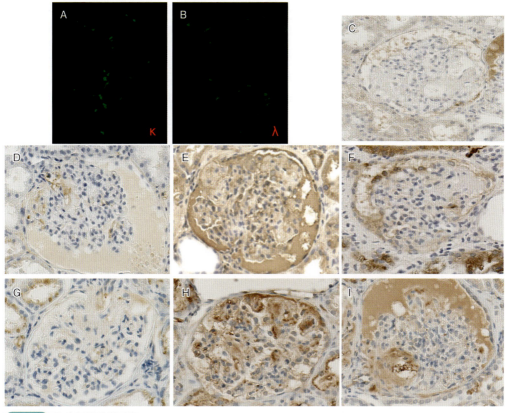

図4 免疫組織化学所見

A：κ遊離軽鎖，B：λ遊離軽鎖，C：SAA，D：フィブリノゲン，E：トランスサイレチン，F：ライソザイム，G：アポリポ蛋白質AⅠ，H, I：アポリポ蛋白質AⅡ．

臨床医として考察を要するポイント

1 ▶ AA/ALアミロイドーシス以外のアミロイドーシスの可能性

1 AA/ALアミロイドーシス以外のアミロイドーシスの可能性

　アミロイドーシスは，アミロイド線維の沈着から引きおこされる多様な疾患群の総称である．主に2つの原因疾患に大別される．1つ目は，AL（acquired monoclonal immunoglobulin light-chain）アミロイドーシスであり，アミロイドーシスのなかで最も頻度が高い．plasma cell dyscrasia（形質細胞増殖症）が原因となり，モノクローナル抗体の過剰産生からアミロイドの沈着が引き起こされる．2つ目は，AA（reactive systemic amyloid A）アミロイドーシスであり，関節リウマチなどの慢性炎症性疾患が原因となる．

通常，アミロイドーシスが疑われた際は，この2つのアミロイドーシスを疑い全身検索を行うが，本例では AL，AA アミロイドーシスを示唆する所見を認めず，家族性アミロイドーシスの可能性を検索した．

家族性アミロイドーシスは稀な疾患であると認識されているかもしれないが，実際には AL アミロイドーシスと診断された症例のうち，10％程度は家族性アミロイドーシスであったことが報告されている[1]．家族性アミロイドーシスのなかで，トランスサイレチン(transthyretin)，フィブリノゲン Aα，アポリポ蛋白質 AⅠ，アポリポ蛋白質 AⅡ，リゾチーム(lysozyme)，ゲルゾリン(gelsolin)，LECT2(leukocyte chemotactic factor 2)によるアミロイドーシスは，腎臓への病変が報告されている[2,3]．そのため，AL，AL アミロイドーシスの確定診断が難しい症例では，家族性アミロイドーシスの可能性を考慮し精査を行う必要がある．

本例では，慢性炎症性疾患を認めず，SAA が陰性であったことから，AA アミロイドーシスの可能性が低いと考えられ，当初 AL アミロイドーシスが疑われた．しかし，腎生検では過マンガン酸処理で Congo red 染色が陰性化し，形質細胞異常や M 蛋白も検出されなかったことから，AL アミロイドーシスの可能性も否定的であった．腎疾患の家族歴はなかったものの，AA，AL アミロイドーシスが否定的であったため家族性アミロイドーシスを疑いさらなる精査を行った．

家族性アミロイドーシスは，原因遺伝子によって影響する臓器が異なる．アポリポ蛋白質 AⅡは，他のアミロイドーシスと比較して腎臓への影響が強く，本例でも腎臓以外の皮下脂肪，骨髄，消化管生検からはアミロイドーシスは検出されなかった．心電図，心エコーからも，心アミロイドーシスを示唆する所見はみられず，腎臓以外の臓器へのアミロイド沈着を示唆する所見を認めなかった．LECT2 アミロイドーシスも主に腎臓に影響するが，腎生検上アミロイドの沈着は主に間質に認められるため，本例の糸球体を主体としたアミロイド沈着の腎病理所見とは合致しなかった．

アポリポ蛋白質 AⅡアミロイドーシスは，非常に稀な疾患であると考えられており，アミロイドーシスの症例で定期的に精査されることはない．そのため，アポリポ蛋白質 AⅡアミロイドーシスは，大規模研究でも評価されておらず，実際の罹患率はよくわかっていない[4]．また，疾患のメカニズムに関しても十分に研究されているとはいい難い．動物実験モデルでは，アポリポ蛋白質 AⅡアミロイドーシスが早老マウスにおいて認められることが報告され，いくつかの遺伝子多型がアミロイドーシスの原因になることが示されている．ヒトにおいては，アポリポ蛋白質 AⅡのストップコドンに変異があると，C 末端の延長がおき，アミロイドが形成されることが報告されている．本例では，アポリポ蛋白質 AⅡ遺伝子のコーディング領域をシーケンスしたが，遺伝子変異を検出することはできなかった[5]．また，患者血清の western blot および mass spectrometry を行ったが，蛋白レベルでの異常も検出することはできず，本例でのアミロイド形成のメカニズムについては解明することができなかった．新たな治療法の開発に向け，アポ

リポ蛋白質AIIアミロイドーシスのアミロイド形成メカニズムについて，さらなる症例の蓄積と研究が必要であると考えられた．

本症例のまとめ

　増悪する蛋白尿のため腎生検を施行し，糸球体へのアミロイド沈着からアミロイドーシスと診断されたが，AL，AAアミロイドーシスを示唆する所見を認めず，家族性アミロイドーシスが疑われた一例である．ALアミロイドーシスと診断された症例のうち，10％程度が実際には家族性アミロイドーシスであったという報告があり[1]，アミロイドーシスの原因診断の際には，家族性アミロイドーシスの可能性を考慮するべきであると考えられる．本例でも，AL，AAアミロイドーシスとしては非典型的な所見を認めたため，家族性アミロイドーシスの可能性を考え，さらなる精査を行った．免疫染色の結果，アポリポ蛋白質AIIがアミロイド沈着部位に一致して陽性であり，腎臓への臓器特異的なアミロイドの沈着から，臨床所見としてもアポリポ蛋白質AIIアミロイドーシスとして矛盾しない結果であった．現状では，アポリポ蛋白質AIIアミロイドーシスに対する特異的な治療法は確立されていないが，今後症例の蓄積とアミロイド形成のメカニズム解析を進めることで，新たな治療法の確立につながるかもしれない．

引用・参考文献 本項の文献は左のQRコードを読み取るか，下記URLよりご覧いただけます
http://www.igaku-shoin.co.jp/prd/03850/Case24.html
コンテンツは予告なしに変更・修正したり，また配信を停止する場合もございます．

〔森實 隆司〕

Case 25 二次性腎疾患・血液疾患，パラプロテイン血症

症候性多発性骨髄腫による AL アミロイドーシス

● Headline
- 時々遭遇する難解な疾患を診断し，治療する．
- パラプロテイン血症関連の腎症をどのように鑑別するか．

患者データ

症例 39歳，男性．

主訴 健診異常．

現病歴 X−3年までは健診で異常を指摘されたことはなかった．X−2年の健診で初めて尿蛋白を指摘されたが，医療機関を受診しなかった．X年の健診で，ネフローゼ症候群，腎機能障害(Cr 2.39 mg/dL)を指摘され，当院を受診し，腎生検目的で入院となった．

既往歴 顔面骨折(フットサルで転倒，輸血施行)．

家族歴 特記すべき事項なし．

生活歴 喫煙：なし，飲酒：ビール 1,000 mL/日，週2回程度．

内服薬 なし．

入院時現症 身長 176 cm，体重 64.0 kg，BMI 20.47 kg/m^2，血圧 122/83 mmHg，脈拍 94/分，体温 36.6℃．意識清明，眼球結膜黄染なし，眼瞼結膜貧血なし．頸部：リンパ節触知せず．胸部：肺音清，心音整，心雑音なし．腹部：平坦・軟，肝・脾触知せず．下腿浮腫なし．

入院時検査所見
〔尿検査〕尿蛋白(3+)，尿潜血(−)，尿糖(−)．赤血球3〜5個/HPF，白血球3〜5個/HPF，硝子円柱(1+)，顆粒円柱(1+)，蝋様円柱(1+)，上皮円柱(1+)．
〔蓄尿24時間〕TP 8.38 g，β$_2$ミクログロブリン 8,007 μg/L，NAG 14.9 U/L．尿蛋白分画：Alb 70.3%，α$_1$ 2.6%，α$_2$ 4.5%，β 8.1%，γ 14.5%．
〔末梢血〕赤血球 460万/μL，Hb 14.3 g/dL，白血球 9,600/μL(SEG 63%，LYMPH 28%，MONO 4.0%，EOSINO 4.0%，BASO 1.0%)，Plt 13.4万/μL．

〔生化学〕 TP 5.3 g/dL，Alb 2.1 g/dL，T-Bil 0.3 mg/dL，AST 16 IU/L，ALT 13 IU/L，ALP 363 U/L，LDH 191 U/L，CK 106 IU/L，UN 37.3 mg/dL，Cr 3.31 mg/dL，eGFR 18.3 mL/分/1.73 m^2，UA 10.1 mg/dL，Na 140.7 mEq/L，K 4.3 mEq/L，Cl 105 mEq/L，Ca 8.3 mg/dL，P 4.7 mg/dL，CRP 0.07 mg/dL，BS 94 mg/dL，HbA1c 5.1％，TC 245 mg/dL，TG 228 mg/dL，HDL-C 40 mg/dL，LDL-C 145 mg/dL，β_2ミクログロブリン 6.18 mg/L．

〔免疫〕 IgG 1,577 mg/dL，IgA 108 mg/dL，IgM 67 mg/dL，C3 116 mg/dL，C4 37 mg/dL，CH-50＞60 U/mL，SAA 4 μg/mL，クリオグロブリン（－），RF 3 IU/mL，ANA＜40倍，MPO-ANCA＜1.0 U/mL，PR3-ANCA＜1.0 U/mL，抗GBM抗体＜2.0 U/mL．

〔蛋白分画〕 血清・尿ともにγ分画に M peak を認める（図1）．

〔免疫固定法〕 血清・尿 IgG-λ型 M 蛋白．

〔Free light chain 解析〕 κ鎖 67.8 mg/dL，λ鎖 97.3 mg/dL，κ/λ比 0.697．

〔全身骨X線〕 明らかな骨病変なし．

〔CT〕 明らかな臓器腫大や腸管壁肥厚，溶骨性変化なし．

〔心エコー〕 EF 67.5％，左室肥大なし，拡張能正常．

〔FDG-PET〕 骨に明らかな集積なし．

〔骨髄穿刺〕 CD138 陽性の骨髄腫細胞が約30％を占めている．λ陽性細胞がκ陽性細胞よりも多数存在している．

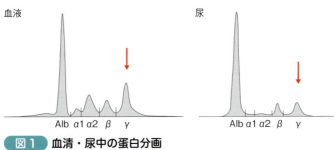

図1 血清・尿中の蛋白分画
γ分画に M peak を認める（矢印）．

プロブレムリスト

#1 ▶ 多発性骨髄腫(IgG-λ型，ISS 病期Ⅲ，D＆S 分類ⅠB)

血中と尿中に IgG-λ型の M 蛋白を認め，血液内科での骨髄穿刺では骨髄腫細胞が30％で多発性骨髄腫（IgG-λ型，ISS 病期Ⅲ，D＆S 分類ⅠB）と診断された．ネフローゼ

症候群と腎機能障害を呈しており，蛋白尿がアルブミン主体であることからは糸球体病変の存在，腎機能障害からは尿細管間質障害が示唆された．多発性骨髄腫に伴う腎病変は多彩であり，鑑別目的に腎生検を行った．

腎臓病理所見

1）光顕所見

糸球体は 21 個得られ，そのうち 1 個が全節性硬化糸球体である．糸球体には，HE 染色でエオジン好性（図 2A），PAS 染色で弱陽性の無構造な硝子様沈着物が，びまん性にメサンギウム領域から毛細血管壁にかけて観察される．PAM 染色では，一部の係蹄で spicula の形成を伴う（図 2B）．これらは Congo red 染色で陽性（図 2C）で，偏光顕微鏡下で緑色を呈し（図 2D），アミロイドの沈着と考えられる．

血管，間質にアミロイドの沈着を認める（図 3A）．近位尿細管上皮が泡沫状に腫大している（図 3B）．小葉間動脈から細動脈壁へのアミロイドの沈着を認める（図 3C）．

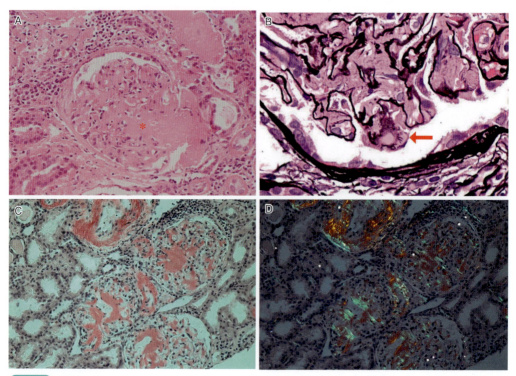

図 2　光顕所見

A：HE 染色でエオジン好性，PAS 染色で弱陽性の無構造な硝子様沈着物が，びまん性にメサンギウム領域から毛細血管壁にかけて観察される．
B：PAM 染色では，一部の係蹄で spicula の形成を伴う（矢印）．
C：Congo red 染色で陽性．
D：偏光顕微鏡下で緑色を呈する．

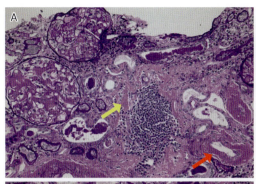
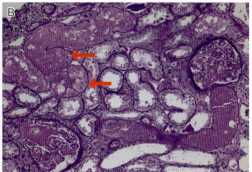
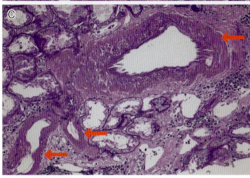

図3 光顕所見
A：血管(赤矢印)，間質(黄矢印)にアミロイドの沈着を認める．
B：近位尿細管上皮が泡沫状に腫大している(赤矢印)．
C：小葉間動脈から細動脈壁へのアミロイドの沈着を認める(赤矢印)．

2）蛍光抗体所見

　IgG(±)：メサンギウム主体に均質，IgA(±)：メサンギウム主体で均質，IgM(±)：メサンギウム主体で均質，C1q(±)：メサンギウム主体で均質，C3c(±)：メサンギウム主体で均質，C4(±)：メサンギウム主体で均質，フィブリノゲン(1+)：毛細血管壁の内腔に沿って均質，κ鎖(−)，λ鎖(−)(図4)．

プロブレムリストに関する考察

　本症例は，ネフローゼ症候群と発症時期不明の腎機能障害をきたし，尿蛋白はアルブミン主体の蛋白尿であった．血中・尿中にIgG-λ型のM蛋白，骨髄穿刺では30%の骨髄腫細胞を認め骨髄腫と診断されたが，κ鎖・λ鎖ともに絶対値は上昇し，遊離軽鎖(free light chain；FLC)比は正常範囲内であった．蛋白尿が高度で，アルブミン主体であることからは糸球体病変，腎機能障害を認めることからは尿細管間質障害が示唆された．腎生検では糸球体および動脈，血管間質にアミロイドの沈着を認めたが，軽鎖染色では陰性であった．血中・尿中にIgG-λ型のM蛋白を認めることからは，ALアミロイドーシスと考えられた．

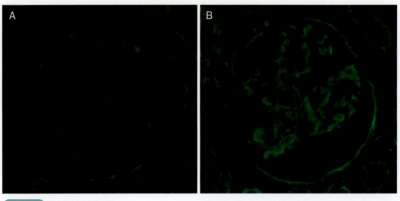

図4 蛍光抗体所見
A：κ鎖；陰性．
B：λ鎖；陰性．

最終診断

多発性骨髄腫による AL アミロイドーシス．

👆 臨床医として考察を要するポイント

- 1 ▶ パラプロテイン腎症の鑑別

1 パラプロテイン腎症の鑑別

　パラプロテイン血症とは，B細胞由来（多くは形質細胞）のクローンにより産生される単クローン性γグロブリン血症（またはその構成成分）が生じている状態である[1]．パラプロテイン血症によって生じる腎障害をパラプロテイン腎症と呼び，多彩な腎病変を呈するためにしばしば鑑別に苦慮する．

　多発性骨髄腫において腎障害は 20〜50％に合併し，予後不良因子である[2]．近年，単クローン性γグロブリン血症（monoclonal gammopathy of undetermined significance；MGUS）の段階でも M蛋白による腎障害が合併することに注目し，MGRS（monoclonal gammopathy of renal significance）という概念が提唱され，早期治療の必要性が提唱された[3]．

　多発性骨髄腫における腎障害では，臨床症状としては①アルブミン尿がメインのもの，②eGFR 低下がメインのものに分類される．①は主に糸球体障害がメイン，②は主

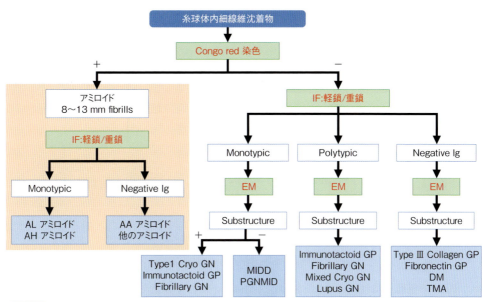

図5 パラプロテイン腎症の鑑別

〔Colvin R, et al：Diagnostic Pathology：Kidney Diseases 2nd Edition. Elsevier, 2015より改変して転載〕

に尿細管間質障害がメインだが，両者を合併することも多い．

1）アルブミン尿がメインである代表疾患の鑑別

アルブミン尿がメインである疾患の代表例としては，ALアミロイドーシス，単クローン性免疫グロブリン沈着症〔monoclonal immunoglobulin deposition disease；MIDD＝軽鎖沈着症（LCDD）＋重鎖沈着症（HCDD）＋軽鎖重鎖沈着症（LHCDD）〕，線維性腎炎（fibrillary glomerulopathy；FGN），イムノタクトイド糸球体症（immunoatctoid glomerulopathy；IT），クリオグロブリン性糸球体腎炎，単クローンIgG沈着を伴う増殖性糸球体腎炎（proliferative glomerulonephritis with monoclonal IgG deposits；PGNMID），C3腎症 with monoclonal gammopathyなどがあげられるが，これらはCongo red 染色や免疫グロブリン染色，電顕で図5，6[4]のように鑑別を行う．

2）eGFR低下がメインな代表疾患の鑑別

eGFR低下がメインな疾患の代表例として最も多いのが，骨髄腫腎（cast nephropathy；CN）で，急性腎障害（AKI）で発症することが多い．その他，ファンコニ症候群で発症することがある light chain proximal tubulopathy，結晶沈着性組織球症，脱水，高Ca血症，薬剤，感染などがあげられる．

ALアミロイドーシスにおいては，血清および尿の免疫電気泳動法（感度50％），免疫固定法（感度98％），FLC測定（感度98％）を組み合わせてM蛋白を同定する．LCDDでκアイソタイプが優勢なのに対して，ALアミロイドーシスではλアイソタイプが優勢である．確定診断はアミロイド沈着の病理学的証明によって行われる．

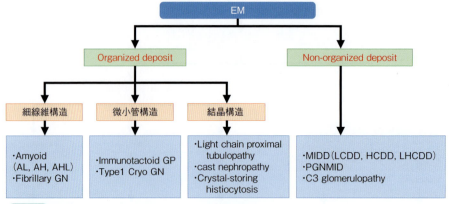

図6 電顕所見によるパラプロテイン腎症の鑑別
〔Colvin R, et al：Diagnostic Pathology：Kidney Diseases 2nd Edition. Elsevier, 2015 より改変して転載〕

腎アミロイドーシスにおいて，アミロイドは病理学的にはHE染色でエオジン好性，PAS染色軽度陽性，PAM染色陰性，Masson染色で青色や灰色に染色される無構造で不定形な沈着物として観察され，Congo red染色では橙赤色，偏光顕微鏡下で緑色の偏光を呈する物質として同定される．また，糸球体係蹄の沈着はspiculaとして観察され（図2B），膜性腎症のスパイクに比べて長く，その分布は限局するという特徴をもつ．さらに，抗L鎖抗体を用いた免疫染色により病型を確定するが，免疫染色で染色されない場合もあり，病型診断を困難にする．診断が困難な場合には，レーザーマイクロダイセクションを用いた質量分析法にてアミロイド前駆蛋白を同定することが可能である[5]．

腎におけるアミロイド沈着は糸球体，血管，間質など複数部位に認めることが多いが，ALアミロイドーシスの多くが糸球体に沈着を認める．アミロイド沈着の分布に関しては，今のところ標準化された分類はないが，Shiikiらはメサンギウム結節型，メサンギウム膜型，膜周囲型，糸球体門部型の4病型に分類している．特にメサンギウム結節型においては，糖尿病や上述のアルブミン尿がメインである疾患との鑑別が重要である．糖尿病ではメサンギウム基質が増生し，PAM染色で暗褐色ないし褐色に染色されるのに対して，ALアミロイドーシスではPAM染色陰性（図2B）である．また，アルブミン尿がメインである疾患との鑑別には，電顕において沈着物の構造を観察することで鑑別が可能であり（図6），アミロイド線維は枝分かれのない，直径8～12 mm程度の直線状の細線維で，無秩序に沈着する．

本症例のまとめ

症候性多発性骨髄腫によるALアミロイドーシスの一例であった．パラプロテイン腎症が予想される場合には，臨床的に①アルブミン尿がメインの糸球体障害型，②eGFR低下がメインの尿細管間質障害型（＋ファンコニ症候群）に分類し，組織像を予想する．腎生検ではCongo red染色や軽鎖染色を含む免疫染色，電顕での沈着物の構造で鑑別を

行うが，多彩な病理像を示すため，鑑別に苦慮することもある．本症例ではCongo red染色陽性，軽鎖染色は陰性であったが，IgG-λ型のM蛋白血症を認めたため，ALアミロイドーシスと診断した．

　治療としては，若年で重要臓器機能の保持されている初発骨髄腫患者ということで，ボルテゾミブとデキサメタゾン併用の導入療法を4コース施行後に，自家造血幹細胞移植を併用した大量メルファラン療法を施行した．一時，M peakの減少を認めたものの，化学療法による薬剤性の腎障害の合併もあり，血液透析導入となった．

引用・参考文献 本項の文献は左のQRコードを読み取るか，下記URLよりご覧いただけます
http://www.igaku-shoin.co.jp/prd/03850/Case25.html
コンテンツは予告なしに変更・修正したり，また配信を停止する場合もございます．

〔内藤 真規子〕

Case 26　二次性腎疾患・血液疾患，パラプロテイン血症

単クローン性γグロブリン血症による light chain proximal tubulopathy

● Headline

- 時々遭遇する難解な疾患を診断し，治療する．
- パラプロテイン血症関連の腎症をどのように鑑別するか．

患者データ

症例　47歳，女性．

主訴　蛋白尿，腎機能障害．

現病歴　生来健康で健診ではこれまで異常を指摘されず，常用薬もなかった．X－1年8月（46歳時）近医で腎機能障害・蛋白尿を指摘され，前医を紹介受診した．Cr 0.78 mg/dL，尿蛋白 0.33 g/g・Cr であったが，11月 Cr 1.0 mg/dL，尿蛋白 0.67 g/g・Cr と増悪傾向を認めたため，X年1月（47歳時）に当院を紹介受診した．Cr 1.40 mg/dL と腎機能の増悪を認め，低P血症（P 2.2 mg/dL），低尿酸血症（UA 1.7 mg/dL），尿糖（3＋）でファンコーニ症候群（FS）と考えられた．腎障害精査目的に腎生検を施行した．

既往歴　特記すべき事項なし．

内服薬　なし．

家族歴　父方の祖父：腎疾患（詳細不明）．

生活歴　喫煙歴なし，機会飲酒．

入院時現症　身長 148.6 cm，体重 44.3 kg，BMI 20.1 kg/m^2，血圧 146/88 mmHg，脈拍 75/分，体温 36.1℃，意識清明，眼球結膜黄染なし，眼瞼結膜軽度蒼白あり，眼球乾燥なし，口腔内：異常なし，頸部：リンパ節触知せず，胸部：肺音清，心音整，心雑音なし，腹部：平坦・軟，肝・脾触知せず，下腿浮腫なし，脊柱叩打痛なし，皮疹なし．

入院時検査所見

〔尿検査〕尿蛋白（1＋），尿潜血（－），尿糖（3＋），ケトン（－），赤血球 3～5個/

HPF, 白血球 3～5 個/HPF, 円柱(−), 扁平上皮細胞(−), 移行上皮細胞(−).
〔蓄尿24時間〕 TP 0.705 g/日, Glu 8.74 g/日, 汎アミノ酸尿(＋), β_2 ミクログロブリン 22,013 μg/L, NAG 6.6 U/L, BJ 蛋白(−).
〔末梢血〕 赤血球 334 万/μL, Hb 9.9 g/dL, 白血球 5,200/μL(SEG 65.9%, LYMPH 24%, MONO 5.9%, EOSINO 2.7%, BASO 1.5%), Plt 41.5 万/μL.
〔生化学〕 TP 7.0 g/dL, Alb 3.6 g/dL, T-Bil 0.6 mg/dL, AST 12 IU/L, ALT 7 IU/L, ALP 205 U/L, LDH 141 U/L, Cr 1.31 mg/dL, eGFR 35 mL/分/1.73 m^2, UN 17.2 mg/dL, UA 2.1 mg/dL, Na 141.8 mEq/L, K 3.9 mEq/L, Cl 110 mEq/L, Ca 8.6 mg/dL, P 2.7 mg/dL, CRP 0.12 mg/dL, FBS 97 mg/dL, HbA1c 5.1%, TC 150 mg/dL, β_2 ミクログロブリン 2.09 mg/L.
〔免疫〕 IgG 1,550 mg/dL, IgG4 32 mg/dL, IgA 207 mg/dL, IgM 232 mg/dL, C3 103 mg/dL, C4 40 mg/dL, CH-50＞60 U/mL, クリオグロブリン(−), RF 13 IU/mL, ANA＜40 倍, MPO-ANCA＜2.0 U/mL, PR3-ANCA＜1.0 U/mL, 抗GBM抗体＜2.0 U/mL. 抗SS-A抗体(−), 抗SS-B抗体(−), 抗ミトコンドリア抗体(−), ACE 18 U/L.
〔血液ガス(室内気)〕 pH 7.430, PCO$_2$ 30.0 mmHg, PO$_2$ 121.0 mmHg, HCO$_3^-$ 19.9 mmol/L.
〔尿細管機能検査〕 FE$_{HCO_3^-}$ 17.2%, %TRP 66.7%, TmP/GFR 1.80 mg/dL, FE$_{Ca}$ 3.9%, FE$_{UA}$ 46.9%.
〔蛋白分画〕 血清・尿ともに γ 分画に M peak を認める(図1).
〔免疫固定法〕 血清・尿 IgG-κ 型 M 蛋白.
〔Free light chain 解析〕 κ 鎖 17.7 mg/dL, λ 鎖 19.8 mg/dL, κ/λ 比 0.894.
〔心電図〕 異常所見なし.
〔全身骨X線〕 明らかな骨病変なし.
〔腹部エコー〕 腎臓は右 101 mm, 左 96 mm で形態異常はない.
〔骨髄穿刺〕 CD138 陽性の骨髄腫細胞は 5% 程度である. κ 陽性細胞が λ 陽性細胞よりも多数存在している.

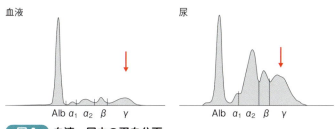

図1 血清・尿中の蛋白分画
γ 分画に M peak を認める(矢印).

プロブレムリスト

#1 ▶ 単クローン性γグロブリン血症(MGUS)
#2 ▶ ファンコニ症候群

低P血症，低尿酸血症，腎性尿糖，汎アミノ酸尿，AG正常，高Cl性代謝性アシドーシスを認め，ファンコニ症候群と考えられた．さらにeGFRの低下を認め，蛋白尿が軽度，尿細管機能検査で$FE_{HCO_3^-}$ 17.2%，TmP/GFR 1.80 mg/dL，FE_{UA} 46.9%であることから，近位尿細管異常が示唆された．

血中と尿中にIgG-κ型のM蛋白を認めたが，血清M蛋白<3 g/dL，骨髄のクローナルな形質細胞の比率<10%，形質細胞の増殖に伴う臓器障害(CRAB，C：高Ca血症，R：腎不全，A：貧血，B：骨病変)を合併せず，単クローン性γグロブリン血症(monoclonal gammopathy of undetermined significance；MGUS)と診断した．尿中のBJ(Bence Jones)蛋白陰性で，遊離軽鎖(free light chain；FLC)はκ・λともに正常，κ/λ比も正常で，IgG-κ鎖は少量と考えられた．MGRS(monoclonal gammopathy of renal significance)が考えられ，早期治療の必要性を考えて，病理組織学的診断のために腎生検を施行した．

腎臓病理所見

1) 光顕所見

皮質：髄質＝10：0．15個の糸球体が採取され，2個が球状硬化糸球体である．

糸球体はいずれも，増殖性変化や癒着，沈着物の存在を示唆する所見を認めない(図2A)．尿細管上皮はやや淡明だが針状結晶は観察されない(図2B)．単核球主体で中等度から高度の間質炎症細胞浸潤を認める．また一部に尿細管の萎縮，間質の線維化を認める(図2C)．Congo red染色は陰性．動脈系では，小葉間動脈および細動脈に動脈硬化性変化は明らかでない．

2) 蛍光抗体所見

IgG(−)，IgA(−)，IgM(−)，C1q(−)，C3c(−)，C4(−)，フィブリノゲン(−)，κ鎖(−)，λ鎖(−)(図3)．

3) 電顕所見

ライソゾーム(lysosome)の増加した尿細管を認め(図4A)，ライソゾームの形態不整を認める(図4B)．

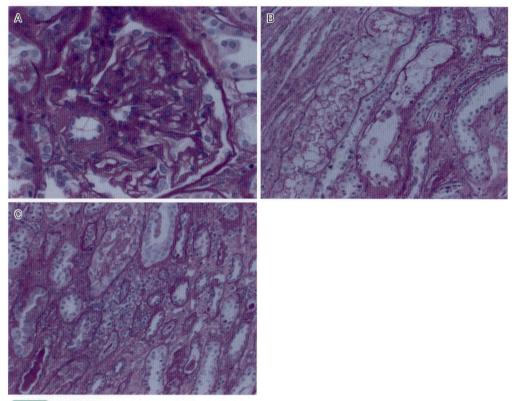

図2 光顕所見
A：糸球体には増殖性変化や癒着，沈着物の存在を示唆する所見を認めない．
B：尿細管上皮はやや淡明だが針状結晶は観察されない．
C：一部に尿細管の萎縮，間質の炎症性細胞浸潤，線維化と硝子円柱を認める．

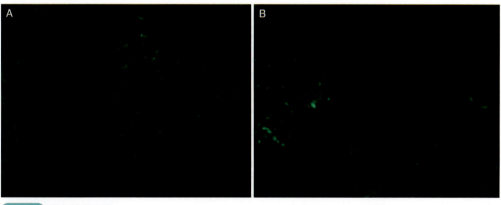

図3 蛍光抗体所見
κ鎖(A)，λ鎖(B)はともに陰性．

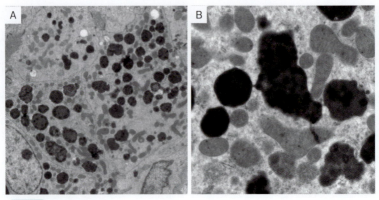

図4 電顕所見
A：ライソゾームの増加した尿細管を認める．
B：ライソゾームの形態不整を認める．

プロブレムリストに関する考察

　本症例はファンコニ症候群を呈したMGUSの症例であるが，蛋白尿が軽度で，eGFR低下が主であり，ファンコニ症候群を呈していることから尿細管障害が示唆された．光顕所見では，糸球体には明らかな異常所見はなく，尿細管においては尿細管上皮の淡明化を認めた．しかし，明らかな針状結晶は認めなかった．またCongo red染色は陰性でアミロイドーシスは否定的であり，cast nephropathyの所見も認めなかった．血液・尿の免疫固定法ではIgG-κが陽性であるものの，蛍光免疫染色では，κ鎖・λ鎖ともに陰性であったが，電顕ではライソゾームの増加と形態不整を認め，light chain proximal tubulopathyと診断した．

最終診断

light chain proximal tubulopathy.

臨床医として考察を要するポイント

1 ▶ 尿細管間質障害が主であるパラプロテイン腎症の鑑別について
2 ▶ light chain proximal tubulopathyの病態生理

1 尿細管間質障害が主であるパラプロテイン腎症の鑑別について

上述のように尿細管間質障害をきたすパラプロテイン腎症としては，急性腎障害（AKI）で発症することの多い骨髄腫腎やファンコニ症候群で発症することが多い light chain proximal tubulopathy などが有名であるが，これらは糸球体障害タイプとの鑑別に尿蛋白分画を利用することが診断に有用である（図1）．骨髄腫腎での蛋白尿は，通常は軽鎖，BJ 蛋白が主体（γ位）で，尿中アルブミンが少量であるのに対し，ファンコニ症候群型では，尿細管性蛋白尿と呼ばれる低分子蛋白（$α_1$ミクログロブリンや$β_2$ミクログロブリンなど）が尿中へ漏出する．一方，糸球体障害型では前述のとおり，アルブミン尿が多量に排泄されるという特徴を有する．

2 light chain proximal tubulopathy の病態生理

健常人の場合には，FLC は低分子であるため，糸球体で濾過され，その後 90%以上が近位尿細管でエンドサイトーシスされて，ライソゾームで代謝される．一方，M 蛋白血症ではライソゾームに過剰な異常単クローン性の FLC が到達するが，これらの FLC はライソゾームでの代謝に抵抗性であるため，直接近位尿細管が障害される．このような病態を light chain proximal tubulopathy と呼ぶ．

light chain proximal tubulopathy の診断は，病理学的診断によって行われる．光顕所見では尿細管の障害を反映して，尿細管の空胞変性や剝離，微絨毛の消失を認めるが，近位尿細管の細胞質内に HE 染色でエオジン好性，PAS 染色陰性の針状または棒状の結晶が観察されるものがある[1]．一方で結晶を形成しないものも多く，結晶を形成しないものは，①急性尿細管壊死型，②急性間質性腎炎型，③ライソゾーム未消化型の3つのタイプに分類されるとの報告がある[2]．③ライソゾーム未消化型では，光顕では尿細管細胞の肥大を認め，電顕では尿細管細胞内のライソゾームの増加と変形を認める．また蛍光染色では近位尿細管の細胞質内が κ か λ に染まることが多いが，染まらないこともある．一般に light chain proximal tubulopathy では κ アイソタイプが優勢である．

本症例では，光顕で尿細管細胞の淡明化を認め，蛍光染色では κ・λ ともに陰性であったが，電顕にてライソゾームの増加と変形を認め，典型的ではないが，light chain proximal tubulopathy と考えられた．

また，light chain proximal tubulopathy では，形質細胞の異常に先んじて腎障害を呈することも多く，ファンコニ症候群などの臨床的兆候を認める場合には，注意深く腎組織を検討する必要がある．

本症例のまとめ

　MGUS による light chain proximal tubulopathy の一例であった．臨床的にはファンコニ症候群を呈しており，近位尿細管の障害が示唆されたが，病理学的にも尿細管細胞の淡明化や尿細管細胞内のライソゾームの増加・変形を認め，light chain proximal tubulopathy と診断した．

　本症例が診断・治療された時期には，MGRS の概念が確立されておらず，症候性骨髄腫の前癌病変である MGUS はガイドライン上無治療経過観察が基本であった．しかし，病理上は中等度〜重度の間質の炎症細胞浸潤を認め，light chain proximal tubulopathy による炎症の関与が疑われたため，プレドニゾロン(PSL) 15 mg/日による治療を開始した．ステロイド開始後は，腎機能・尿細管マーカーの改善とファンコニ症候群の消失を認め，免疫固定法でも M 蛋白の減少を確認した．

　形質細胞の異常に先んじて腎障害をきたす場合も多く，ファンコニ症候群などの腎障害をきたした場合には，パラプロテイン腎症も鑑別におき，注意深い組織学的検討が必要である．

引用・参考文献

本項の文献は左の QR コードを読み取るか，下記 URL よりご覧いただけます
http://www.igaku-shoin.co.jp/prd/03850/Case26.html
コンテンツは予告なしに変更・修正したり，また配信を停止する場合もございます．

〔内藤 真規子〕

Case 27 二次性腎疾患・内分泌

原発性アルドステロン症に伴う masked CKD の一例

● Headline

- 原発性アルドステロン症は腎予後不良の疾患であり，治療介入の有効性を示すエビデンスが蓄積されている．
- 原発性アルドステロン症による腎症を考えるとき，高血圧による二次的な組織障害，そして masked CKD という概念を理解していなくてはならない．

患者データ

【症例】 69歳，男性．

【現病歴】 45歳頃より血圧高値を指摘されており，60歳時には低K血症も指摘されていたが，精査・治療は受けていなかった．68歳時，心房細動を指摘され，ワーファリンおよび Ca 拮抗薬・アンジオテンシンⅡ受容体拮抗薬（ARB）による降圧薬治療が開始された．低K血症精査のため，血漿レニン活性（PRA）および血漿アルドステロン濃度（PAC）を測定されたところ，PRA＜0.1 ng/mL/時，PAC 443 pg/mL と低レニン高アルドステロン血症を認め，原発性アルドステロン症（primary aldosteronism；PA）が疑われた．腹部単純 CT にて左副腎に 2.5 cm の腫瘤性病変を認め，同年12月，手術適応判定のため副腎静脈サンプリング施行目的で入院となった．

【既往歴】 心房細動，脳梗塞．

【家族歴】 母：高血圧．

【生活歴】 喫煙歴：60本/日×20年，20年前から禁煙，機会飲酒．

【入院時現症】 身長 173 cm，体重 102.5 kg，BMI 34.1，血圧 164/108 mmHg，心拍数 80/分，体温 36.0℃，眼瞼結膜貧血なし，眼球結膜黄染なし，胸部：心音不整・S3（＋），肺野清，腹部：平坦かつ軟，下腿浮腫（＋）．

【入院時検査所見】
〔尿検査〕 pH 7.0，尿糖（－），尿蛋白（3＋），尿潜血（－），円柱（－）．
〔蓄尿24時間〕 2,100 mL/日，総蛋白 9.64 g/日，Ald 37.8 μg/日，Na 221.6 mEq/

日,K 65.3 mEq/日,CCr 83.2 mL/分.
〔末梢血〕 白血球 6,500/μL,BAND＋SEG 78.5%,LYMPH 13.8%,MONO 6.0%,EOSINO 0.9%,BASO 0.8%,赤血球 478 万/μL,Hb 14.4 g/dL,Plt 22.1 万/μL.
〔生化学〕 TP 6.5 g/dL,Alb 3.5 g/dL,TB 0.9 mg/dL,BUN 12.8 mg/dL,Cr 1.0 mg/dL,UA 5.1 mg/dL,Na 143.7 mEq/L,ⓅK 2.6 mEq/L,Cl 100 mEq/L,Ca 8.5 mg/dL,IP 2.0 mg/dL,FBS 100 mg/dL,HbA1c 5.2%,TC 204 mg/dL,TG 130 mg/dL,HDL-C 50 mg/dL,LDL-C 121 mg/dL,LDH 321 IU/L,AST 24 IU/L,ALT 13 IU/L,AlP 179 IU/L,γGTP 51 IU/L,Amy 78 IU/L,CK 235 IU/L,CRP 0.44 mg/dL,IgG 972 mg/dL,IgA 193 mg/dL,IgM 45 mg/dL,C3 107 mg/dL,C4 38 mg/dL.
〔内分泌〕 ⓅARC＜2.0 pg/mL,ⓅAld 377 pg/mL,BNP 226.8 pg/mL.
〔眼底検査〕 KW Ⅰ度,Scheie 分類 H1S1.
〔腹部単純 CT〕 左副腎腫瘍(図 1A)と著明な萎縮腎(図 1B).

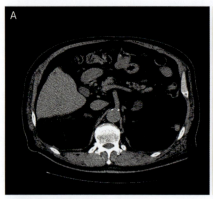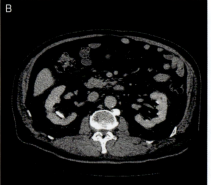

図 1 腹部単純 CT 所見
A:左副腎腫瘍が認められる.
B:著明な萎縮腎がみられる.

プロブレムリスト

#1 ▶ 原発性アルドステロン症,左副腎腫瘍
#2 ▶ 高度蛋白尿

　　　尿 Na＞170 mEq/日と十分な食塩負荷下で,蓄尿アルドステロン高値であり,PA と診断した.また,高度蛋白尿を認めたが,ネフローゼ症候群には至っていない.副腎静脈サンプリング検査結果では,左副腎からのアルドステロン過剰分泌を認め,左副腎アルドステロン産生腺腫と診断した(表 1).翌年 3 月,腹腔鏡下左副腎摘出術が施行され,

表1　副腎静脈サンプリング

	基礎値			ACTH 負荷		
	Aldo(pg/mL)	Cortisol(μg/dL)	A/C	Aldo(pg/mL)	Cortisol(μg/dL)	A/C
右副腎静脈	3,630	585.3	6.2	3,640	539.8	6.74
左副腎静脈	1,660	41.8	39.71	11,300	188.4	59.98
IVC(下)	1,010	26.0	38.8	2,200	38.8	56.7
LR			6.4			8.9
CR			0.16			0.12
判定基準	LR≧4，CR<1 のときに，A/C 比高値側の片側病変と判定．					

LR：lateralized ratio，CR：contralateral ratio．

その際に，腹腔鏡下で腎臓生検を施行した．術後 ARC 13.2 pg/mL，Ald 123 pg/mL と正常化し，PA の治癒が確認された．一方，Cr 1.7 mg/dL と上昇し，腎機能の悪化を認めた．術後尿 TP は 0.23 g/日へと改善している．

腎臓病理所見

1）光顕所見

糸球体肥大，capillaries の増加がみられ，糸球体過剰濾過(glomerular hyperfiltration)が示唆される所見である．一方，硝子化(hyalinosis)を伴い，虚脱しかけている糸球体も多く認める(図 2A)．19 個の糸球体のうち，1 個虚脱，7 個 global sclerosis，1 個 segmental hyalinosis，ボウマン嚢癒着を認める．他糸球体はメサンギウム基質の増生，メサンギウム細胞増殖を軽度認める．尿細管領域の 10％に萎縮，線維化がみられる．小葉間動脈レベルの細動脈に中等度から高度の内膜肥厚を認める(図 2B)．

2）蛍光抗体所見

なし．

プロブレムリストに関する考察

本症例は，アルドステロン分泌量が非常に多く，低 K 血症の程度も強いことから，重症の PA に分類される．術前，CT 画像上高度の腎萎縮を認めるにもかかわらず，Cr 1.0 mg/dL，CCr 83.2 mL/分であり，見かけ上腎機能正常を呈している．アルドステロンの作用過剰下では，輸出細動脈の収縮が強く起こり，glomerular hyperfiltration が生じることが知られており，治療が不十分な状態では，このように腎機能障害が過小評価される可能性がある．本症例における術前の高度蛋白尿も，glomerular hyperfiltration を裏付ける所見である．腎臓生検結果では，多くの糸球体で虚脱を認め，かなり進行した腎

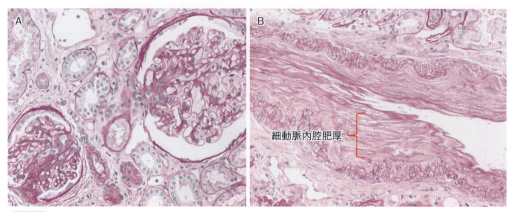

図2 光顕所見

A：糸球体肥大，capillaries の増加がみられる（写真右の糸球体）．一方，硝子化（hyalinosis）を伴い，虚脱しかけている糸球体も多く認める（写真左の糸球体）．
B：小葉間動脈レベルの細動脈に中等度から高度の内膜肥厚を認める．

硬化症の所見が観察される．PA の手術治療により，アルドステロン作用過剰が解除されると，glomerular hyperfiltration がなくなるため蛋白尿は改善するが，Cr 値は上昇する．いわば，本来の慢性腎臓病（CKD）の病態が顕在化することから，術前の病態はアルドステロン過剰による"masked CKD"と呼称される．実際，本症例においても，この経過に一致して，副腎手術後に Cr 値の上昇を認めている．

最終診断

アルドステロン過剰によるglomerular hyperfiltration を伴う腎硬化症（masked CKD）．

臨床医として考察を要するポイント

1 ▶ PA の治療は，腎予後を改善させているのか，悪化させているのか？

1 PA の治療は，腎予後を改善させているのか，悪化させているのか？

PA は，本態性高血圧（essential hypertension；EH）と比較し，高血圧性臓器障害が強いことは広く知られているが，そのなかの1つとして，腎障害が強いことも報告されている[1,2]．腎障害の指標の1つとして，アルブミン尿が用いられるが，PA は EH に比し，

アルブミン尿を呈する症例が有意に多いが，その一方で，もう1つの腎障害の指標であるGFRの低下は指摘されていない．PAの治療後は，GFRは低下し，アルブミン尿は改善する．このような経緯から，本症例でみられるようなPAにおけるmasked CKDの概念が提唱されるようになり[3]，その背景機序として，アルドステロン作用過剰によるglomerular hyperfiltrationの関与が示唆されている．アルドステロン過剰によるglomerular hyperfiltrationは動物実験でも確認され，報告されている[4,5]．

masked CKDを伴うPA症例は，治療後にGFRが低下し，CKDが顕在化する（Crの上昇を認める）．このような治療後のGFR低下と関連の強い因子に関しては，それを解析・同定した複数の既報がある[6,7]．いずれもARR（アルドステロン/レニン比）値や低K血症の程度など，PAの重症度と関連性の高い指標が同定されており，CKDがmaskされる機序としてアルドステロン作用過剰によるglomerular hyperfiltrationが強く関与していることが示唆される．また，治療前の蛋白尿の程度も，治療後のGFRの低下と強く相関する．当院症例においても同様の検討を行っているが，PA 73例を対象とした検討で，治療後のGFRの低下（図3），蛋白尿の改善（図4）が確認され，masked CKDと関連の強い因子としては，低K血症の存在や蛋白尿の存在，アルドステロン高値などが同定されている（表2）．手術治療と比較して，薬物治療ではGFRの低下が弱いようにみえるが，これは薬物治療の対象になるPAは軽症の症例が多く，masked CKDを合併している症例が少ないためと推測される．

PA治療後にCr値が上昇する症例において，PAの治療は腎予後を改善させているのか，悪化させているのか，判別が困難であり，この点もさまざまな議論がある．腎死をエンドポイントとしたエビデンスはないが，上記を含めた多くの報告では，PA治療後にGFRの低下がみられるものの，その後のGFR低下の速度は緩徐になるとする報告が

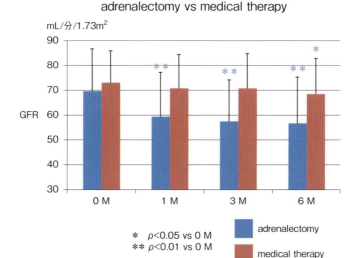

図3 原発性アルドステロン症 治療後のGFR低下

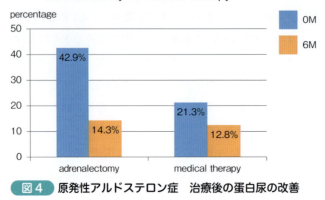

図4 原発性アルドステロン症 治療後の蛋白尿の改善

表2 原発性アルドステロン症 術後のGFR低下と関連の強い因子

	⊿GFR＞−15%	⊿GFR＜−15%
男女比	5：4	10：3
年齢	50.1±14.2	54.5±7.6
BMI(kg/m^2)	24.7±4.1	24.4±3.9
高血圧罹患年数(years)	9.4±12.9	10.9±6.5
収縮期血圧(mmHg)	141.6±6.9	137.3±17.6
拡張期血圧(mmHg)	85.8±5.5	85.6±9.7
eGFR(mL/分/1.73 m^2)	72.6±20.0	68.9±14.9
血清カリウム(mEq/L)	3.8±0.5	3.6±0.5
カリウム補充薬(mEq/日)	9.0±12.3	32.0±21.3*
アルブミン尿≧30 mg/gCr	14%	38%
蛋白尿≧1＋	0%	62%**
PAC(pg/mL)	267±101	428±156*
ARC(pg/mL)	3.8±4.1	4.2±3.1
ARR	112.8±60.3	142.4±88.5
尿中アルドステロン(mcg/日)	20.1±6.8	26.1±17.1

多く，またアルブミン尿が改善している点からも，PA治療は腎予後を改善させていると考えてよい．臨床医としてこのことはしっかり理解しておく必要があり，PA治療後のGFR低下が予測される症例では，あらかじめmasked CKDの考え方を患者とも共有しておくことが勧められる．

本症例のまとめ

PAに伴うmasked CKDの症例を紹介した．アルドステロン作用過剰によるglomerular hyperfiltrationが病態背景にあり，治療後によりアルドステロン過剰が解除されるとCKDが顕在化することに留意する．この現象は，腎血管性高血圧などの二次性アルドス

テロン症を治療した際にも確認される．治療後の GFR の低下は一過性であり，長期的な腎予後は改善すると考えられるため，アルドステロン過剰の病態に対しては，積極的な治療が望まれる．

引用・参考文献 本項の文献は左の QR コードを読み取るか，下記 URL よりご覧いただけます
http://www.igaku-shoin.co.jp/prd/03850/Case27.html
コンテンツは予告なしに変更・修正したり，また配信を停止する場合もございます．

〔栗原 勲，横田 健一〕

Column 6

SPRINT 試験が与えたインパクト
120 mmHg 未満を目指す厳格降圧は日本人にも有用か？

　2017 年に米国の高血圧ガイドラインが改訂されて，高血圧と診断する血圧値が 140/90 mmHg から 130/80 mmHg に引き下げられた．翌 2018 年には欧州のガイドラインが改訂されて，高血圧の診断基準は 140/90 mmHg 以上のまま維持されたが，ほぼすべての症例で降圧目標は 130/80 mmHg 未満へと引き下げられた．この世界的な降圧目標厳格化の波を起こしたのが，120 mmHg 未満への降圧の有用性を示した SPRINT 試験[1]である．現在，わが国の高血圧の診断基準は 140/90 mmHg 以上であり，降圧目標は糖尿病（130/80 mmHg 未満），尿蛋白陽性の慢性腎臓病（CKD）（130/80 mmHg 未満），後期高齢者（150/90 mmHg 未満）を除けば 140/90 mmHg 未満である[2]．果たして 120 mmHg 未満への厳格降圧は日本人にも有用なのだろうか？

SPRINT 試験について

1）対象

　収縮期血圧が 130〜180 mmHg で，1 つ以上の心血管リスク因子を有する 50 歳以上の 9,361 例が本試験に参加した．糖尿病と脳卒中は除外された．心血管リスク因子とは，①心血管疾患の合併，②CKD（eGFR 20〜60 mL/分/1.73 m^2），③フラミンガム 10 年心血管疾患リスクスコアが 15％以上，④75 歳以上の 4 つである．

2）比較

　対象者は，収縮期血圧 120 mmHg 未満を目指す厳格降圧群と 140 mmHg 未満を目指す標準降圧群に無作為に割り付けられた．血圧は，医師不在の環境のもと 5 分間座位で安静を保った後に，自動血圧計によって 3 回測定した平均値を採用した．第一選択薬としてサイアザイド系利尿薬が推奨された．

3）試験デザイン

　ランダム化比較オープンラベル試験（PROBE 法）であり，米国とプエルトリコの 102 施設で行われた多施設共同試験であった．ランダム化後の介入中止例，追跡不能例，同意撤回例をも含めた intention-to-treat 解析（意図した治療にもとづく解析）が行われた．

4）エンドポイント

　一次エンドポイントは，心筋梗塞，その他の急性冠症候群，脳卒中，心不全，心血管死亡の複合である．二次エンドポイントは一次エンドポイントを構成する個々のイベント，総死亡，および一次エンドポイントと総死亡の複合である．

5）結果

　厳格降圧群には 4,678 例，標準降圧群には 4,683 例が割り付けられた．平均年齢は両群とも 67.9 歳，平均 BMI は 30 kg/m^2，ベースラインの平均収縮期血圧は 139.7 mmHg，平均 eGFR は 72 mL/分/1.73 m^2 であった．中央値 3.26 年の追跡期間中，平均収縮期血圧は厳格降圧群で 121.5 mmHg，標準降圧群で 134.6 mmHg であり，降圧薬は厳格降圧群で平均 2.8 剤，標準降圧群で 1.8 剤処方されていた．

　一次エンドポイントの発症率は，標準降圧群と比較して厳格降圧群で有意に減少した（1.65％/年 vs 2.19％/年，$p<0.001$）（図 1）．また，二次エンドポイントである総死亡も，厳格降圧群において有意に減少した（1.03％/年 vs. 1.40％/年，$p=0.003$）（図

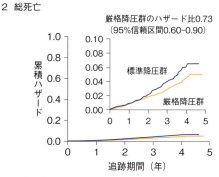

図1 SPRINT試験における一次エンドポイントと総死亡の発症率

〔SPRINT Research Group：A randomized trial of intensive versus standard blood-pressure control. N Engl J Med, 373：2103-2116, 2015 を改変して引用〕

1)．その他の二次エンドポイントでは，心不全と心血管死亡は厳格降圧群で有意に減少したが，心筋梗塞，急性冠症候群，脳卒中は両群間に有意差を認めなかった．

重篤な有害事象の発症率は厳格降圧群では38.3％，標準降圧群では37.1％であり，両群間に有意差を認めなかった（$p=0.25$）．しかし個々の有害事象のうち，低血圧（2.4％ vs. 1.4％，$p=0.001$），失神（2.3％ vs. 1.7％，$p=0.05$），電解質異常（3.1％ vs. 2.3％，$p=0.02$），急性腎障害・腎不全（4.1％ vs 2.5％，$p<0.001$）は厳格降圧群において多く認められた．

SPRINT試験から読み取れること

ACCORD BP[3]はSPRINTと同様，120 mmHg未満を目指す厳格降圧と140 mmHg未満を目指す標準降圧を比較した試験である．2型糖尿病患者を対象にしたこの試験では，一次エンドポイントである3-point MACE（3-point major adverse cardiovascular events）（非致死性心筋梗塞，脳卒中，心血管死亡）の発症は2群間で有意差を認めず，厳格降圧の有用性が否定された形となった．その後，厳格降圧から標準降圧へと降圧に対する考え方が世界的に変わっていったが，SPRINTは世界の潮流を厳格降圧へ引き戻そうとしている．

SPRINTではAOBP（automated office blood pressure）と呼ばれる血圧測定法が用いられた．AOBPについては，白衣高血圧の影響を受けないために通常の診察室血圧より低いことや，家庭血圧に近い値になることなどが報告されているが，その臨床的意義は不明である．家庭血圧計の普及率が高いわが国では，AOBPと家庭血圧との関係を明らかにすることが特に重要である．AOBPの意義が不明なまま120 mmHg未満という降圧目標が独り歩きすると，過降圧や有害事象の増加が懸念される．

ACCORD BPの一次エンドポイントには，SPRINTで有意差を認めた心不全は含まれていなかった．SPRINTでは厳格降圧群における心不全と心血管死亡の発症リスクが，標準降圧群と比べてそれぞれ38％，43％と大き

く低下していた．しかし，心筋梗塞と急性冠症候群は減少しなかった．したがって，心不全の減少がSPRINTの結果全体を厳格降圧有利の方向へ導いた可能性がある．本試験では厳格降圧群において，サイアザイド系利尿薬が半数以上(54.9％)の症例で使用されていた．2015年に発表されて大きな話題となったEMPA-REG OUTCOME[4]では，エンパグリフロジン(SGLT2阻害薬)群ではプラセボ群と比べて非致死性心筋梗塞と脳卒中は減らなかった一方で，心血管死亡，総死亡，心不全による入院は減少し，3-point MACEはエンパグリフロジン群で有意に少なかった．この試験においてSGLT2阻害薬は，利尿薬としての薬効を発揮した可能性がある．従来高血圧患者の心イベントとして虚血性心疾患を第一に考えてきたが，今後は心不全にも注目すべきである．

SPRINTでは厳格降圧群において，低血圧，失神，電解質異常に加えて急性腎障害，腎不全を多く認めた．慢性腎臓病を合併していない6,662例を対象としたSPRINTのサブ解析では，厳格降圧群では標準降圧群と比べてCKD発症率が有意に高いことが報告された[5]．厳格降圧に伴う有害事象の出現には細心の注意を払わなければならない．

SPRINTでは，厳格降圧がハイリスク高血圧患者の心血管イベントと死亡のリスクを下げることが示されたが，日本人に多い脳卒中のリスクは低下しなかった．120 mmHg未満を目指した厳格降圧が日本人にも有用かどうかを判定する根拠は現時点では不十分であり，今後慎重に判断していく必要がある．

引用・参考文献

本項の文献は上記QRコードを読み取るか，下記URLよりご覧いただけます

http://www.igaku-shoin.co.jp/prd/03850/Column6.html

コンテンツは予告なしに変更・修正したり，また配信を停止する場合もございます．

（田中 正巳）

Case 28 二次性腎疾患・内分泌

拒食症（anorexia）関連腎症

> ● **Headline**
> - 摂食障害と腎症とは関係があるのか？
> - 摂食障害では腎障害を頻繁に合併し，排泄型の場合は特に予後不良である．
> - 摂食障害に伴う腎障害進展機序には内分泌学的異常も関与する．

患者データ

症例　50歳，女性．

主訴　腎機能障害増悪．

現病歴　高校生の頃から拒食が始まり，体重が40 kgとなり無月経となった．無月経に対するホルモン治療のため体重が80 kgまで増加し，その後ダイエットにより60 kgまで体重が落ちた．下腿浮腫が出現した際に近医で利尿薬を処方され，体重が減少したことから，浮腫の軽減後も利尿薬の使用を継続し，体重は50 kgまで減少した．他院で低K血症を指摘され，当院にて摂食障害と診断された．当院受診開始後，利尿薬内服はしていなかったが，ストレス時などに市販の下剤を大量に内服していた．体重は40 kg台で安定して経過していたが，下剤の乱用による下痢と低K血症および腎不全のため入退院を繰り返していた．腎機能は初診時Cr 0.9 mg/dL程度であったが，44歳時にCr 1.6 mg/dL前後まで増悪した．Kは3.0 mEq/L前後で経過していた．49歳時にはCr 1.9 mg/dLとなり，蓄尿検査で尿蛋白2 g/日を認め，腎生検目的に入院した．これまでに高血圧，糖尿病は指摘されたことはない．

既往歴　先天性視力障害，摂食障害，月経困難症，高尿酸血症，骨粗鬆症，大腿骨骨折，関節リウマチ，脂質異常症．

家族歴　母：シェーグレン症候群，乳癌，父：高血圧，脳出血，前立腺癌．

生活歴　喫煙なし，飲酒なし，専業主婦．

内服薬　プラバスタチンナトリウム10 mg，乾燥硫酸鉄錠105 mg，フェブキソスタット40 mg，サラゾスルファピリジン1,000 mg，大建中湯7.5 g．

〔入院時現症〕身長 159.6 cm, 体重 45.7 kg, BMI 17.96 kg/m², 血圧 150/104 mmHg, 心拍数 76/分, 体温 36.7℃, 眼瞼結膜異常なし, 眼球結膜黄染なし, 扁桃腫大なし, 口腔内の齲歯なし, 甲状腺腫瘤なし, 表在リンパ節触知せず, 胸部：肺野清, 心音純, 心雑音聴取せず, 腹部：平坦かつ軟, 腸蠕動音正常, 皮疹なし, 下腿浮腫あり, はきだこなし, 神経学的異常所見なし.

〔入院時検査所見〕

〔尿検査〕 尿糖（−）, 尿蛋白（3＋）, 尿潜血（−）, 尿中ケトン（−）, 赤血球＜2個/HPF, 白血球 11〜20個/HPF, 硝子円柱（1＋）, 顆粒円柱（1＋）.

〔末梢血〕 白血球 11,400/μL, 赤血球 4.34×10⁶/μL, Hb 8.6 g/dL, Plt 535×10³/μL, Reticulocyte 1.3%.

〔生化学〕 TP 6.3 g/dL, Alb 2.8 g/dL, UN 39.4 mg/dL, Cr 1.98 mg/dL, UA 6.1 mg/dL, Na 141 mEq/L, K 2.8 mEq/L, Cl 100 mEq/L, Ca 9.1 mg/dL, IP 4.4 mg/dL, Mg 1.8 mg/dL, LDH 272 U/L, AST 27 U/L, ALT 29 U/L, ALP 231 U/L, CK 383 U/L, GLU 88 mg/dL, HbA1c 6.0%, TC 236 mg/dL, TG 168 mg/dL, HDL-C 57 mg/dL, LDL-C 146 mg/dL. HCO_3^- 30.2 mEq/L.

〔入院後検査所見〕

〔蓄尿24時間〕 蓄尿量 750 mL, Na 8.8 mEq/日, K 18.2 mEq/日, UN 5.56 g/日, Cr 0.71 g/日, TP 1.9 g/日, $α_1$ミクログロブリン 47.40 mg/L, $β_2$ミクログロブリン 3,742 μg/L, NAG 18.3 U/L. Selectivity Index 0.26. FE_{Na} 0.13%. FE_{UN} 39.6%.

〔内分泌〕 free T3 2.1 pg/mL, free T4 0.9 ng/dL, TSH 2.58 μIU/mL.

〔免疫〕 IgG 781 mg/dL, IgA 199 mg/dL, IgM 100 mg/dL, C3 109 mg/dL, C4 21 mg/dL, CH-50 54.9 U/mL, Fe 35 μg/dL, TIBC 295 μg/dL, フェリチン＜8 ng/mL.

〔腹部エコー〕 腎長径：右 92 mm, 左 81 mm, RI値：0.74/0.71, 両腎動脈起始部狭窄なし.

〔頸動脈エコー〕 右総頸動脈 Max IMT：0.83 mm, 左総頸動脈 Max IMT：0.72 mm, プラーク, 狭窄は認めない.

〔ABI検査（足関節/上腕インデックス）〕 右 1.11, 左 1.11.

〔baPWV（脈波伝播速度検査）〕 1095/1119.

〔眼底所見〕 異常所見なし.

プロブレムリスト

#1 ▶ 慢性腎臓病(CKD)G4A3
#2 ▶ 摂食障害
#3 ▶ 低K血症
#4 ▶ 高尿酸血症

　本例はこれまでに脱水による急性腎障害を繰り返し，腎機能が徐々に低下していた．入院時も，明らかな下剤乱用はなかったが，FE_{Na}，尿中Cl排泄ともに著明な低値であり，脱水傾向であることが示唆された．入院前に腎機能の急な悪化と尿蛋白の増加を認めたため，腎生検を施行した．

腎臓病理所見

1）光顕所見

　皮質：髄質＝6：4．

　糸球体は6個認め，2個はglobalに硬化，1個はglobalに虚脱・硬化，2個は虚脱していた．1個は分節性にやや虚脱．約80％の領域で間質線維化を認める．juxtaglomerular apparatusの過形成，細動脈の硝子化を認めた（図1）．

　腎血管においては，小葉間動脈の線維性内膜肥厚，細動脈硝子化，血管内膜の肥厚など，動脈硬化による閉塞性変化を高度認めた．

2）蛍光抗体所見

　IgG(−)，IgA(−)，IgM(−)，C3(−)，C4(−)．

プロブレムリストに関する考察

　腎生検所見では，糸球体に有意な炎症性変化は認めず，分節性硬化も認められなかった．本例では特に葉間動脈の線維性内膜肥厚や細動脈硝子化といった高血圧性腎障害に類似するような閉塞性血管リモデリングが顕著に認められ，尿細管間質の線維化の進行を高度に認めていた．本例の内分泌学的プロファイルを振り返ると，異常高値ともいえるレニン分泌を背景としたレニン・アンジオテンシン系の活性亢進があり（表1），糸球体灌流が低下していると考えられる．すなわち，本例では閉塞性血管リモデリングによる糸球体および尿細管間質の灌流低下が，本例腎障害進展の主因であると考えられた．

　そこで過剰なレニン・アンジオテンシン系の活性亢進を抑制し，腎保護作用を目的として，アンジオテンシンⅡ受容体拮抗薬（ARB）のロサルタンの内服を開始したが，開始直後に血圧低下と脱水に伴う急性腎前性腎不全をきたしたため，ロサルタン内服を中断

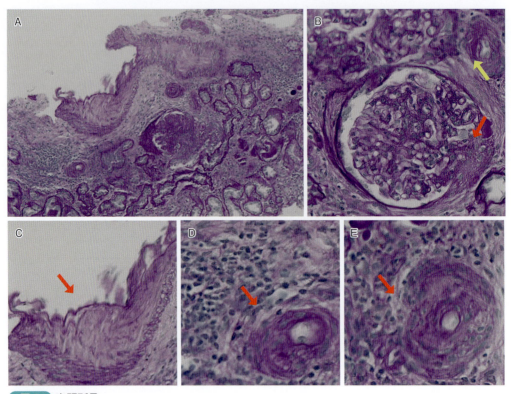

> **図1** 光顕所見
> A：弱拡大.
> B：juxtaglomerular apparatus の過形成（赤矢印）と細動脈の硝子化（黄矢印）を認める.
> C：小葉間動脈の線維性内膜肥厚を認める（矢印）.
> D：細動脈の硝子化を認める（矢印）.
> E：血管内膜の肥厚を認める（矢印）.

表1 本例のレニン・アルドステロン濃度の経過

生検後日数	−20年	−18年	−12年	80日	263日
活性型レニン濃度 （ARC）pg/mL	295	1,077	162	114	574
アルドステロン濃度 （PAC）pg/mL	941	1,416	3,170	760	10,900

した．以後内服再開していないが，血圧・尿蛋白は安定して経過している（図2）．

最終診断

腎血管の閉塞性リモデリングによる虚血性腎障害．

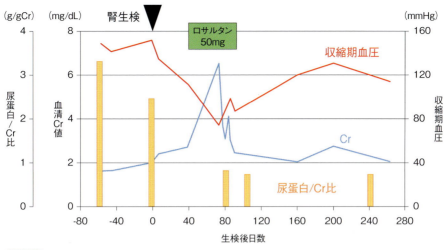

図2 臨床経過

臨床医として考察を要するポイント

1. 摂食障害の診断と分類
2. 摂食障害に伴う腎障害
3. 本例の経過と腎血管閉塞性リモデリングをどのように解釈するか

1 摂食障害の診断と分類

　摂食障害は，食行動の異常として定義づけられる行動症候群の1つとして分類され，厚生労働省における特定疾患(難病)に指定される精神疾患である．思春期の女性に多く発症し，背景として喪失体験，虐待，性的被害などのストレスが深く関与することが知られている．さらに生理学的素因として下垂体ホルモン分泌変化やストレス耐性の低下，精神的素因として不安，強迫性，完璧主義などの病前性格，社会的素因としてやせ願望，肥満恐怖，ボディイメージの偏りなどの要素が複合的かつ多面的にかかわり，最終的に摂食行動の異常をきたすと考えられている．

　摂食障害はやせ型となる拒食症(anorexia nervosa；AN)と肥満型となる過食症(bulimia nercosa；BN)に分類される．一般的にやせ型に至るのがANであるが，DSM-5 (Diagnostic and Statistical Manual of Mental Disorders, 5th Edition)におけるANの診断基準は，①年齢と身長に対する正常体重の最低限またはそれ以上を維持することの拒否(BMI 18.5 kg/m²以下)，②体重が増えることに対する恐怖または体重増加を妨げる行動に固執，③自分の体の重さまたは体形の感じ方の障害，とされる[1]．ANはさらに，規

表2 ANBp と ANR の臨床的特徴の違い

	ANBp（むちゃ食い/排泄型）	ANR（制限型）
特徴	週に1回以上のむちゃ食い行動または排出行動	・食事制限および過度の運動 ・むちゃ食い行動または排出行動がない
合併症	排出行動に伴う ・脱水，急性腎障害 ・電解質異常（低K血症など） ・嘔吐に伴う消化器障害 ・歯のエナメル質の損傷	カロリー制限と体重減少に伴う ・心筋萎縮 ・functional ・低体温または無月経 ・骨粗鬆症
腎予後	・不良 ・腎機能はリカバリーしない	・良好 ・体重の回復により腎機能が回復する[3]

〔Bouquegneau A, et al：Anorexia nervosa and the kidney. Am J Kidney Dis, 60(2)：299-307, 2012 より改変して転載〕

則的なむちゃ食い行動または排出行動を行ったことがある過食/排泄型（AN-Binge-eating/purging type；ANBp）と，そのような行動をとらず不食を徹底する摂食制限型（AN-Restricting type；ANR）に分類され，その臨床的特徴は大きく異なる（表2）[2,3]．

本例は BMI 17.96 kg/m^2 と低値であり，さらに利尿薬および下剤使用による体重減少や，体重減少後のやせ願望の持続などの背景から，ANBp と診断される．

2 摂食障害に伴う腎障害

1）摂食障害に伴う腎障害の特徴

体重低下をきたす AN のうち 70％で著しい電解質異常を含む腎機能の低下が現れる[4]と報告されており，21歳以上の AN において末期腎不全をきたす割合は 5.2％と報告されている[5]．摂食障害患者は筋量や体重が少なく，食事摂取量も少ないことから，血清 Cr 値が見かけ上低値となりやすく，腎機能障害が見過ごされてしまいやすいことがある．しかし，このように摂食障害における腎合併症の頻度は高く，注意して経過をみるべきである．

一般的に知られている摂食障害に伴う腎障害の主な病態として，慢性脱水および低K血症に伴う尿細管細胞障害，腎石灰化による腎障害および閉塞性尿路障害，急性あるいは慢性横紋筋融解による腎障害が知られている（図3）[2,6,7]．低K血症は単独で尿細管細胞障害をきたし，病理学的には尿細管細胞の空胞変性などが認められる．腎石灰化の背景としては，慢性脱水および利尿薬乱用に伴う偽性バーター症候群により尿中 Ca 排泄が亢進するほか，代謝性アルカローシスに伴って尿アルカリ化をきたすことにより，尿 Ca が沈着しやすくなることによる．

BN でも腎障害が進展するが，これは肥満に伴い糸球体過剰濾過により巣状分節性糸球体硬化症（FSGS）様の糸球体硬化を呈することや，糖尿病などの生活習慣病を合併することによるものである．

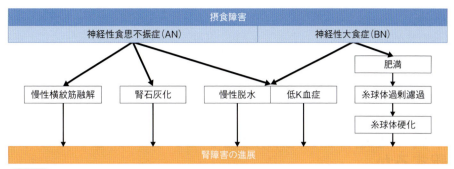

図3 摂食障害に伴う慢性腎臓病の腎障害進展機序

〔Bouquegneau A, et al：Anorexia nervosa and the kidney. Am J Kidney Dis, 60(2)：299-307, 2012, Li Cavoli G, et al：Renal involvement in psychological eating disorders. Nephron Clin Pract, 119(4)：c338-c341, 2011, Colvin RB, et al：Diagnostic Pathology：Kidney Diseases. Amirsys, 2011 より作成〕

2）ANBp（むちゃ食い・排泄型）における腎障害の特徴

　AN は ANR と ANBp で大きく臨床的特徴が異なり，腎予後も大きくことなることが知られている．すなわち，利尿薬や下剤の乱用および嘔吐などの排泄行動を繰り返すANBp では，電解質異常や急性腎障害（AKI）の発症頻度が高く，ANR と比較して ANBp では平均 eGFR も有意に低い．一部には末期腎不全に進展するケースも認められる[8]．また ANBp 症例では末期腎不全となってからも，過剰な食行動や排泄行動を繰り返すことで体重が大きく変動してしまい，透析間の体重管理やエネルギー状態の維持にさらに難渋することになってしまう．そのため早期から十分な評価を行い，精神面のケアのみならず腎障害進展予防のための介入を並行して行っていかなければならない．しかし，このような臨床的背景の違いが知られている一方で，ANR も ANBp も腎生検症例が少なく，病理学的側面における病型別の詳細な腎障害進展機序はよくわかっていない．

　興味深いことに ANR の症例では，体重減少が重篤化することに伴って低下した腎機能が，体重が回復することで可逆性に改善することが臨床的に知られている[3]．体重の回復は食行動の改善を伴っているため，慢性脱水や低 K 血症が改善することにより腎機能障害を軽減させていると考えることもできるが，腎臓は活発な能動輸送によるエネルギー消費が極めて高い臓器であるため，エネルギー状態の改善そのものも腎機能に影響を与えているのかもしれない．

　一方で ANBp では，繰り返す嘔吐や利尿薬・下剤の乱用などにより，代謝性アルカローシスをきたし，尿アルカリ化と尿中 Ca 排泄亢進による腎石灰化症例が比較的多く報告されている[9]．さらに近年になって ANBp に該当する症例で糸球体腎血管極の限局性硬化や巣状糸球体硬化症の perihilar variant を呈する報告が散見されるようになってきている[10,11]．こういった症例では，少なからず蛋白尿が認められるケースも存在する（ただし代謝性アルカローシスをきたした症例では，尿のアルカリ化により尿定性検査で蛋白尿が偽陽性となることがあるため，定量して確認することが望ましい）．本例ではすでに腎機能障害が進行してしまった段階での生検であったため，生検像で認められた

糸球体の多くが全節性硬化であったが，残存している糸球体も小型化し虚脱している傾向が強かった．ANBpでは利尿薬や下剤の乱用に伴う脱水を顕著に認めることが多いため，循環血液量減少により糸球体係蹄の虚脱と硬化が促進しやすく，さらに糸球体内の血流変動により，特に血管極での硬化性変化をきたしやすいのだろう．

3 本例の経過と腎血管閉塞性リモデリングをどのように解釈するか

　本例では，摂食障害における腎障害の代表的病理像である低K血症による空胞変性の所見は認められず，腎細動脈の硝子化や小葉間動脈の線維性内膜肥厚といった高度の腎血管閉塞性リモデリングが認められた．本例は入院時には耐糖能障害や高LDL血症などを認めていたものの，これまでの経過で明らかな生活習慣病をきたしていた背景もなく，高血圧の病歴も認められなかった．そのような背景のなかで，このような高血圧に伴う良性腎硬化症に類似するような病理像を呈していたことは，とても興味深い．しかもその一方で意外なことに，眼底所見における網膜の細小血管には動脈硬化性変化が認められず，頸動脈エコー検査における総頸動脈内膜肥厚も認められなかった．つまり本例の血管閉塞性リモデリングは，腎臓においてのみ顕著に認められたのである．

　さらに本例における最も特徴的な臨床所見は，極端なレニン・アンジオテンシン・アルドステロン系(RAA系)の活性亢進である．本例は入院時に口渇，高尿酸血症，尿中Cl低値の代謝性アルカローシスを認め，主に体液量減少と尿中Cl低値から，尿細管糸球体フィードバック機構の活性化によりRAA系亢進をきたしていたと考えられる．RAA系の亢進は集合管におけるH^+とK^+の排泄を促し，本例における電解質異常の病態をより加速させている．本例は過去には繰り返す脱水による急性腎障害のエピソードを繰り返しており，そのたびにRAA系の異常活性化を繰り返していた．さらに尿中Clは10年以上にわたって著明な低値であり，極端な体液量減少の状態が長期にわたって続いていた．本例は，そのような経過のなかで受容体のdown regulationなどが加わることにより，分泌がより高値となった状態で固定化されたのかもしれない．RAA系の活性亢進は，アンジオテンシンⅡあるいはアルドステロンによる血管への直接的作用により，動脈硬化促進に寄与することが報告されており[12,13]，本例で認められた高尿酸血使用とあわせて，本例における腎血管閉塞性リモデリングの形成にも寄与した可能性が考えられる．また本例は間質の線維化を高度に認めており，高アンジオテンシンⅡ血症自体も腎線維化に関係している[14]ことから，著明なRAA系活性亢進が間質障害を進展させる一因となった可能性がある．このような尿細管間質線維化の亢進は，腎尿細管間質における虚血性腎障害をより助長する(図4)．

　今後の本例の治療指針として，RAA系活性亢進が著明であり，本来であればRAA系阻害薬を使用することが望ましいと考えられる．しかし現在は血圧も正常範囲内であ

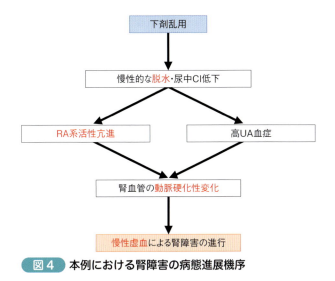

図4 本例における腎障害の病態進展機序

り，またロサルタンの少量内服でも著明な血圧低下をきたしたことから，投与量や適応は慎重に検討しなければならない．ミネラルコルチコイド受容体阻害薬はアルドステロン作用の抑制から低Kの予防および臓器保護において有用性があると期待されるが，利尿薬でもあるため脱水の病態を悪化させる可能性があることに注意しなければならない．

また良性腎硬化症では心疾患や脳疾患合併のリスクが高いことが知られている[15]．本例でも良性腎硬化症に類似した強い動脈硬化性変化が認められているため，虚血性心疾患や脳疾患発症のリスクに注意してフォロー継続していく必要があるだろう．

本症例のまとめ

摂食障害における腎障害は主要な合併症の1つであるが，その臨床的経過や病態は摂食障害の病型によって大きく異なり，一括りにすることはできない．本例のようなANBp（過食/排泄型拒食症）では，他の病型と比べて明らかに腎予後が不良であり，独立した腎障害進展因子があると推測される．本例の生検像において認められた腎血管の閉塞性リモデリングは，いままでに知られていないANBpにおける腎障害進展機序の一端を示していると考えられる．本例では慢性脱水による繰り返すAKIのエピソードやRAA系の過剰活性化が特徴的であり，腎血管閉塞性リモデリングの形成に寄与していたのではないかと考えている．このようにANBpでは，特に腎血流の極端な乱高下やRAA系に代表される体液調節因子の異常に伴い腎血管障害主体の病態進展をきたす可能性が考えられる．

摂食障害で末期腎不全に至るケースはそれほど多くないと考えられているが，平均的にeGFRが低値であるANBpなどの排泄を繰り返すタイプの摂食障害に対象を絞った場合，最終的にどのような腎予後になるか統計学的報告はなされていない．本例はすでに

血清 Cr 値は 2.0 mg/dL を超えており，間質線維化も強いことから，非代償性となり今後腎代替療法が必要になる可能性が高い．摂食障害では，腎代替療法に至ってからも体重の管理や栄養状態を維持することが難しくなり，透析管理に難渋しやすい．そのため，われわれ臨床家は，摂食障害症例における腎合併症の存在をはっきり認識し，各々の症例の腎機能の経過に注意すると同時に，特に ANBp 症例では慢性脱水の病態をきたしていないか，定期的な採血や尿中 Cl を含む採尿検査で注意深く観察していく必要がある．

摂食障害における腎障害では RAA 系活性亢進が病態背景にあるため，腎保護目的としたアンジオテンシン変換酵素（ACE）阻害薬/ARB の使用は候補となりうる．しかし使用前より血圧が低いことから使いづらいケースが多く，さらに腎血流を保つために RAA 系が著明活性化しているため，RAA 系阻害薬の使用による急激な糸球体内圧低下に伴う急性腎障害のリスクは高く，注意して使用しなければならない．

引用・参考文献

本項の文献は左の QR コードを読み取るか，下記 URL よりご覧いただけます
http://www.igaku-shoin.co.jp/prd/03850/Case28.html
コンテンツは予告なしに変更・修正したり，また配信を停止する場合もございます．

〔藤井 健太郎，塩澤 優花，宮下 和季〕

Case 29 二次性腎疾患・ANCA関連血管炎

多数の沈着物と半月体形成の組織所見を示したMPO-ANCA関連急速進行性糸球体腎炎症候群

Headline

- 半月体形成性腎炎を見たときの診断，治療の考え方は？
- 半月体が悪そうなのはわかるけど，いったいなんでできるの？
- 抗GBM抗体急速進行性糸球体腎炎（RPGN）を治療できるか．

患者データ

症例 78歳，男性．

現病歴 63歳時より，高血圧のため内服加療されていたが，蛋白尿は認めず腎機能も正常であった．血圧のコントロールは良好であったが，71歳時より顕微鏡的血尿を伴う蛋白尿を認めるようになった．蛋白尿は徐々に増加し，6か月間で2 g/日まで上昇した．血液，画像検査を行ったが，膠原病，悪性腫瘍，蛋白異常症，肝炎ウイルスなどは陰性であった．しかし，抗核抗体（ANA）が弱陽性で，high-resolution CTで軽度の間質性肺炎が認められた．精査のため腎生検が勧められたが，本人が希望しなかったため高血圧治療を継続し経過観察することとなった．その後，顕微鏡的血尿と蛋白尿は持続したが，腎機能はクレアチニン1.2～1.4 mg/dLで安定していた．蛋白尿の出現から7年後，クレアチニンが1.4から8.1 mg/dLまで2か月の間に上昇したため，精査加療目的で入院となった．

既往歴 高血圧．

家族歴 特になし．

生活歴 喫煙なし，機会飲酒．

入院時現症 身長167.5 cm，体重64.7 kg，BMI 23.1，血圧142/77 mmHg，心拍数84/分，体温35.8℃，眼瞼結膜貧血あり，眼球結膜黄染なし，胸部：心音純，肺野清，腹部：平坦かつ軟，下腿浮腫重度，振動覚低下なし．

> **入院時検査所見**
>
> 〔尿検査〕 蛋白尿（3＋），赤血球 50〜100 個/HPF，顆粒円柱（＋），蝋様円柱（＋）．
> 〔蓄尿 24 時間〕 尿蛋白 3.17 g/日．
> 〔末梢血〕 白血球 8,900/mm³, Hb 8.7 g/dL, Plt 343,300/mm³.
> 〔生化学〕 Cr 8.3 mg/dL, BUN 65.1 mg/dL, TP 5.2 g/dL, Alb 1.5 g/dL, TC 147 mg/dL, Na 135.4 mEq/L, K 5.2 mEq/L, Bicarbonate 15.4 mg/dL, Ca 7.6 mg/dL, Pl 7.3 mg/dL, AST 25 IU/L, ALT 13 IU/L.
> 〔免疫〕 C3 71 mg/dL, C4 42 mg/dL, CH-50 49.4 U/mL, MPO-ANCA 536 EU, PR3-ANCA（−），ANA（±），抗 DNA 抗体（−），抗 SSA 抗体（−），抗 SSB 抗体（−），抗 Sm 抗体（−），抗 U1RNP 抗体（−），抗 GBM 抗体（−），RF（−），HB Ag（−），HC Ag（−），KL-6 337 U/mL, Surfactant protein D 77 ng/mL, Surfactant protein A 56.5 ng/mL, QuantiFeron®（−）．
> 〔胸部 CT〕 両側下肺野に蜂巣肺，線条・すりガラス状陰影を伴う間質性肺炎像を認める．両側肺尖部に陳旧性炎症性変化を認め，陳旧性肺結核と考えられる．

プロブレムリスト

#1 ▶ 急速進行性糸球体腎炎（RPGN）

　2 か月という短期間で進行する腎不全を認め，血尿，蛋白尿，円柱を認めたことから急速進行性糸球体腎炎（RPGN）と診断され，入院後血液透析を開始し，鑑別診断のために腎生検を施行した．

腎臓病理所見

1）光顕所見（図 1）

　糸球体に半月体形成を認める（図 1A）．糸球体内に endocapillary および extracapillary の hypercellularity を認める．糸球体係蹄壁は，びまん性に肥厚している（図 1B）．メサンギウムおよび血管内皮下に連続する membranous deposit を認める．糸球体基底膜は，スパイクおよび reticulation を呈している（図 1C）．

2）蛍光抗体所見（図 2）

　IgG，IgM，C3 陽性の heavy，granular，epimembranous な deposit を認める．

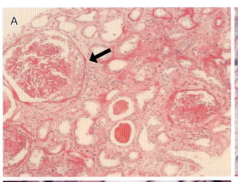
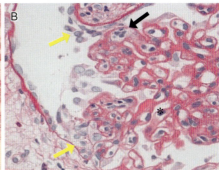
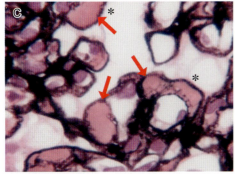

図1 光顕所見

A：糸球体に半月体形成を認める（黒矢印）.
B：糸球体内に，endocapillary（黒矢印）および extracapillary（黄矢印）の hypercellularity を認める．糸球体係蹄壁は，びまん性に肥厚している（＊）．
C：メサンギウムおよび血管内皮下に連続する membranous deposit を認める（赤矢印）．糸球体基底膜は，スパイクおよび reticulation を呈している（＊）．

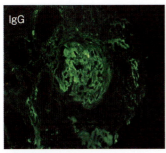
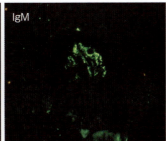
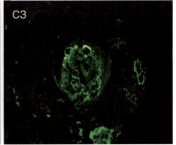

図2 蛍光抗体所見

3）電顕所見（鍍銀染色標本）

　低倍率像（×300）（図3A）．アステリスクと三角で示された領域の高倍率像を，それぞれ図3B，C に示す．多数の intra-/trans-membranous electron-dense deposit を認める（図3B）．糸球体基底膜は断絶し，網状・織状にみえる（×1,000）（図3C）．

プロブレムリストに関する考察

　MPO-ANCA 陽性の RPGN を呈し，診断確定のため腎生検を行った．腎臓病理所見で

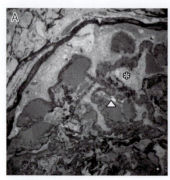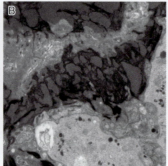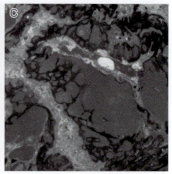

図3 電顕所見
A：低倍率像（×300）．
B：高倍率像（×1,000）．多数の intra-/trans-membranous electron-dense deposit を認める．
C：高倍率像（×1,000）．糸球体基底膜は断絶し，網状・織状にみえる．

は，細胞性ないし線維細胞性の半月体形成を認めた．糸球体係蹄壁には，びまん性に肥厚しメサンギウムおよび血管内皮下の deposit に連続する epimembranous deposit を認めた．動脈，細動脈には血管炎像は認められなかった．免疫染色では，糸球体係蹄壁に IgG，IgM，C3 陽性の顆粒状 deposit を認めた．鍍銀染色標本での電子顕微鏡では，大きな intra-/trans-membranous deposit を認め，びまん性の糸球体基底膜の肥厚と網状変化がみられた．3日間のメチルプレドニゾロン（mPSL）パルス療法に引き続き，高用量プレドニゾロン（PSL）投与を6週間行った．年齢と感染のリスクを考え，シクロホスファミドは使用しなかった．MPO-ANCA の titer は，治療に伴い減少したものの，腎機能の改善はみられず PSL は漸減した．その後，外来にて血液透析治療を継続した．

最終診断

免疫複合体沈着を伴う MPO-ANCA 関連半月体形成性糸球体腎炎．

臨床医として考察を要するポイント

1 ▶ 非典型的急速進行性糸球体腎炎をどのように鑑別するか

1 非典型的急速進行性糸球体腎炎をどのように鑑別するか

RPGN は，WHO により「急性あるいは潜在性に発症する血尿，蛋白尿，貧血と急速に

進行する腎不全をきたす症候群」と定義される．広義には，臨床的に腎炎の尿所見を認め，亜急性の腎機能悪化をきたすさまざまな腎疾患を含む．狭義には，病理学的に半月体形成性糸球体腎炎によって生じる症候群を指す．すなわち，RPGN の診断は，臨床経過，臨床症状および血液・尿検査所見によりなされる[1]．

RPGN の原疾患は，腎のみを障害し RPGN をきたす疾患（一次性 RPGN）と全身性疾患や感染症などに伴って腎を傷害し RPGN をきたす疾患（二次性 RPGN）の 2 つに大別される（表）[2]．本症例は，全身性疾患や感染症を伴わず，MPO-ANCA が陽性であったため，pauci-immune 型半月体形成性糸球体腎炎が疑われたが，先行する 7 年間の血尿，蛋白尿の合併から非典型的な MPO-ANCA 関連 RPGN と考えた．

本症例では腎生検上，びまん性の糸球体半月体形成を認め，MPO-ANCA 関連 RPGN として矛盾しない所見であったものの，そのほかにも多数の沈着物と糸球体係蹄壁のびまん性肥厚を認めた．これらの所見は，膜性腎症（MN）を疑うものであり，膜性腎症に MPO-ANCA 関連腎炎が合併したものと考えた．これまでも，ANCA 関連腎炎と膜性腎症の合併例が報告されている[3]．しかし，電顕所見では，上皮下の沈着物だけではなく，膜性腎症ではあまり認められない多数の内皮下沈着物を認めた．この所見から，type 3 MPGN（膜性増殖性糸球体腎炎）に MPO-ANCA 関連腎炎が合併したのではないかとも考えたが，type 3 MPGN は高齢者には稀な疾患であり，ANCA 関連腎炎との合併例は報告されていない．

ANCA 関連腎炎は，一般的に pauci-immune 型半月体形成性糸球体腎炎に分類され，免疫複合体を伴う免疫複合型半月体形成性糸球体腎炎や抗 GBM 抗体型半月体形成性腎炎とは区別されている（表）．つまり，ANCA 関連腎炎では，免疫複合体を示唆する沈着物は通常みられないと考えられている．しかし，これまでの研究では，糸球体への免疫複合体の沈着と ANCA 陽性所見は必ずしも区別されるものではないことを示している．

表　RPGN の原疾患

1. 一次性	2. 二次性	
①半月体形成性糸球体腎炎	①全身性疾患	
抗 GBM 抗体型	顕微鏡的多発血管炎	⎫
免疫複合体型	多発血管炎肉芽腫症	⎬ ANCA 関連
pauci-immune 型	（ウェゲナー肉芽腫症）	⎭
②半月体形成を伴う糸球体腎炎	好酸球性多発血管炎性肉芽腫症	
膜性増殖性糸球体腎炎	（チャーグ・ストラウス症候群）	
膜性腎症	グッドパスチャー症候群	
IgA 腎症	SLE，RA，シェーグレン症候群	
非 IgA 型メサンギウム増殖性	IgA 血管炎	
糸球体腎炎	クリオグロブリン血症	
その他	TMA	
③急性間質性腎炎	悪性腫瘍	
	②感染症　溶連菌感染後糸球体腎炎	
	感染性心内膜炎　ほか	
	③薬剤性	

たとえば，Falk らは免疫複合体糸球体腎炎において ANCA 陽性を伴う症例があることを報告している[4]．他には，IgA 腎症，感染後糸球体腎炎，膜性腎症，ループス腎炎，glomerulonephritis of hypocomplementemic urticarial vasculitis syndrome，C 型肝炎ウイルス関連腎症，感染性心内膜炎などに ANCA 陽性を伴った腎症が報告されている．つまり，ANCA 関連腎炎のなかに，免疫複合体関連の糸球体腎炎の一群が存在していることが示唆される．Neumann らは，血管炎と半月体形成腎炎合併例ないし特発性半月体形成性腎炎の 45 症例を解析したところ，有意な免疫グロブリン沈着を 8 例（18％）に認めたと報告している[5]．Haas らは，ANCA 関連および壊死性血管炎に伴う半月体形成性腎炎 126 例のうち，68 例（54％）に沈着物を認めたと報告している[6]．さらに，Yu らは ANCA 関連血管炎の 74 例のうち，23 例（31％）に免疫複合体を認めたと報告している[7]．これら複数の報告を合わせて考えると，免疫複合体の糸球体への沈着を認めたとしても，ANCA もしくは ANCA 関連半月体形成性腎炎の存在を否定できるものではないと考えられる．

　本症例は，半月体形成性糸球体腎炎の像に，多数の免疫複合体の沈着がみられ，type 3 MPGN 様病理所見を示した MPO-ANCA 関連腎炎である．ANCA 関連腎炎は高齢者に起きやすい疾患であるが，type 3 MPGN は高齢者には滅多にみられることがない．そのため，両者の合併は非常に稀であると考えられる．その他の可能性として，二次性 MPGN に ANCA 陽性を示した症例がいくつか報告されている[8]．本症例では間質性肺炎像と ANA 陽性ということから，自己免疫系の破綻が MPGN と ANCA 関連腎炎を惹起した可能性も推察されたが，二次性 MPGN をきたす疾患を明確にすることはできなかった．免疫複合体によって惹起される疾患が ANCA 関連腎炎を誘導する可能性について，さらなる基礎，臨床研究が必要であると考えられた．

本症例のまとめ

　本症例は，多数の沈着物を伴う半月体形成性腎炎像を呈し，ANCA 関連腎炎と免疫複合体の関連性を示唆した稀な症例である．免疫複合体を介した糸球体障害が，ANCA 関連半月体形成性糸球体腎炎の一部の病態となっている可能性を示唆し，さらなる研究の必要性を示した．ステロイド治療では，腎機能の改善は認められず，今後の病態解明から，より病態特異的な治療法の確立へと発展することが望まれる．

引用・参考文献

本項の文献は左の QR コードを読み取るか，下記 URL よりご覧いただけます
http://www.igaku-shoin.co.jp/prd/03850/Case29.html
コンテンツは予告なしに変更・修正したり，また配信を停止する場合もございます．

〔森實 隆司〕

Case 30 二次性腎疾患・ANCA 関連血管炎

急速進行性糸球体腎症を呈した PR3-ANCA 陽性の膜性腎症

● Headline

- 膜性腎症と ANCA 関連腎炎の合併は，どれほどあるのか？
- ANCA 陽性を見たときにどのように考えるべきか？
- ANCA は疾患マーカーとしてのみならず，病原性因子としての役割をもつ．

患者データ

症例 64歳，男性．

現病歴 45歳頃より健康診断で蛋白尿を認めていたが，観察されていた．X-16年11月(48歳時)，感冒様症状を契機に，尿量減少，浮腫，体重増加，高血圧，腎機能障害が出現した．肺水腫，血尿，蛋白尿(5.37 g/日)，補体低下，ASO 442 IU/mL と高値，および腎生検所見から溶連菌感染後急性糸球体腎炎と診断され，加療された．

以後も軽度蛋白尿は持続したが，X-6年8月(58歳時)より尿蛋白(2+～3+)へ増加したため，再度腎生検を施行されたところ，巣状糸球体硬化症様病変を伴う膜性腎症(MN)の所見であった．X-5年7月より浮腫増悪を認め，尿蛋白 8.67 g/日となったため，同年8月入院のうえ，プレドニゾロン(PSL)30 mg 内服を開始した．X-4年1月には尿蛋白(±)となり，PSL は同月までに漸減中止された．

X-4年2月(60歳時)より，再び尿蛋白 5～6 g/g・Cr へ増加したが，血清 Cr 値は著変なく，アンジオテンシンⅡ受容体拮抗薬(ARB)内服を中心とする保存的加療で観察されていた．X-1年7月より血清 Cr 値も徐々に上昇傾向となり，X年8月 Cr 1.96 mg/dL から X年11月 Cr 2.34 mg/dL へと急上昇した．また，血液検査で PR3-ANCA 陽転化を認めたため，再度の腎生検を含め精査加療目的に X年11月に入院となった．

既往歴 陳旧性肺結核(12歳)，痛風(45歳)，右黄斑変性症(48歳)，メニエール病(52歳)，胆石(56歳 腹腔鏡下胆嚢摘出術後)，脳梗塞(58歳)．

家族歴 母：慢性腎不全(CKD G5，透析療法は行わず死去)．

(生活歴) 飲酒：48歳まで日本酒2合/日，以後機会飲酒．喫煙：30歳まで15本/日，以後禁煙．

(入院時現症) 身長171.7 cm，体重73.7 kg，BMI 25.0 kg/m²，血圧138/86 mmHg，脈拍83/分，体温36.0℃，SpO₂ 99%（室内気），眼瞼結膜貧血なし，眼球結膜黄染なし，胸部：心音整，雑音なし，Ⅲ音，Ⅳ音なし，肺両側呼吸音清，腹部：軽度膨隆かつ軟，腸蠕動音正常，腎動脈雑音なし，下腿浮腫軽度．

(入院時検査所見)

〔尿検査〕 尿蛋白（2＋），尿潜血（1＋），赤血球5～10個/HPF，白血球2個以下/HPF，硝子円柱（－），顆粒円柱（－），ロウ様円柱（－）．

〔蓄尿24時間〕 TP 5.10 g/日，β₂ミクログロブリン 3,622 μg/L，NAG 17.5 U/L，α₁ミクログロブリン 33.00 mg/L．

〔生化学〕 TP 6.3 g/dL，Alb 3.8 g/dL，UN 28.5 mg/dL，Cr 2.50 mg/dL，UA 6.0 mg/dL，TG 469 mg/dL，HDL-C 27 mg/dL，LDL-C 77 mg/dL．

〔免疫〕 CRP 0.01 mg/dL，IgG 1,075 mg/dL，IgA 271 mg/dL，IgM 53 mg/dL，C3 124 mg/dL，C4 28 mg/dL，CH-50 54.5 U/mL，アミロイドA 4 μg/mL，クリオグロブリン（－），抗ストレプトキナーゼ抗体160倍，ASO 189 IU/mL，RF 7 IU/mL，抗ds-DNA 1.2 IU/mL，ANA 320倍，HOMOGE（＋），SPECKL（＋），CENTRO（－），NUCLEO（－），PERIPH（－），GRANUL（＋），カクマク（－），抗GBM抗体＜2.0 U/mL，MPO-ANCA＜1.0 U/mL，PR3-ANCA 4.8 U/mL．

〔腫瘍検査〕 CEA 2.0 ng/mL，CA19-9 9 U/mL，PSA 1.08 ng/mL．

〔感染症〕 HBsAg（－），HBsAg量 0.00，HCV-Ab（－），HIV（－）．

プロブレムリスト

#1 ▶ ネフローゼ症候群/膜性腎症
#2 ▶ PR3-ANCA陽性

　　　溶連菌感染後急性糸球体腎炎（post-streptococcal acute glomerulonephritis；PSAGN）の既往があり，その後，膜性腎症と診断されていた症例の経過中，急速進行性糸球体腎症（RPGN）様の腎機能増悪，尿蛋白増加，血尿の出現を認めた．血液検査でPR3-ANCAが陽転化しており，急性増悪の要因としてANCA関連腎炎の合併の可能性を考え，再度腎生検を行った．

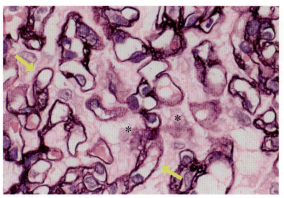

図1 光顕所見
膜性変化としてスパイク（黄矢印）とbubbling（＊）が認められる．

腎臓病理所見

1）光顕所見

膜性変化としてスパイク，bubblingが観察された（図1）．壊死性変化，半月体形成などはみられなかった．

2）蛍光抗体所見

IgGが顆粒状に沈着（図2）．

プロブレムリストに関する考察

腎臓病理所見は膜性腎症に矛盾しなかった．PSL 30 mg/日の内服を再開し，腎機能の改善，尿蛋白減少，血尿の消失を得た．本症例では，膜性腎症の経過観察中に，PR3-ANCA陽転化と腎機能障害の増悪を認めた．ANCA関連血管炎に伴う腎外症状は認めなかった．全身性エリテマトーデス（SLE）などの膠原病や抗GBM抗体腎炎は，検査所見・臨床所見から否定的であった．ANCA関連腎炎の合併例では腎予後不良であり，壊死性半月体形成性糸球体腎炎の病理像を認めた場合には，シクロホスファミド，リツキシマブ，血漿交換などの強力な免疫抑制療法の追加が検討される．そのため，臨床所見に乏しくとも，MPO-ANCA，PR3-ANCAが異常値を示した場合は，腎臓病理学的評価が重要となる．本症例では，膜性腎症のみの病理像を呈し，壊死性，半月体形成性の活動性病変を認めなかった．しかし，PR3-ANCAが質的に腎症の増悪に加担した可能性は否定できない．

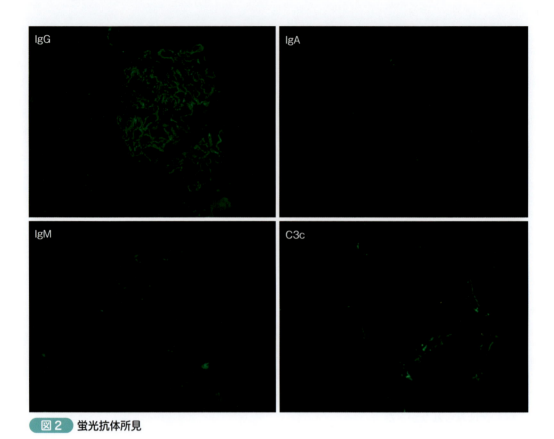

図2 蛍光抗体所見

最終診断

RPGN を呈した PR3-ANCA 陽性の膜性腎症.

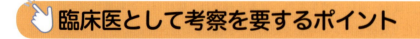臨床医として考察を要するポイント

- 1 ▶ 膜性腎症とANCA関連腎炎の合併についてどのように考えればよいのか
- 2 ▶ 臨床症状に乏しいが PR3-ANCA 陽性のとき,どのように考えるべきか

　ANCA 関連腎炎は,IgA 腎症,PSAGN,ループス腎炎,糖尿病性腎症など,他の腎炎に superimpose することがある.しかし,膜性腎症と ANCA 関連腎炎の合併は稀で

ある．Nasrらの報告によると，膜性腎症とANCA関連腎炎は病態が別個のものであり，また，両者が同時に診断されることが多く，膜性腎症とANCA関連腎炎の合併は，あくまで2つの無関係な疾患プロセスが偶然存在しているだけと考察している[1]．

本症例では，PR3-ANCAが陽転化していることが腎生検に先立って判明していたが，膜性腎症が急性増悪したとき，鑑別すべき疾患がいくつかあげられる．ループス腎炎ではⅤ型にⅢあるいはⅣ型の合併をみることがあるが，本症例では細胞増殖性変化に乏しかった．膜性腎症と抗GBM抗体型糸球体腎炎の合併は，過去に少なくとも20例以上が報告されている[2,3]．膜性腎症に合併するANCAはMPO-ANCAが多いが，PR3-ANCA陽性例の報告もある．稀ではあるが，SLE，抗GBM抗体，血清ANCA陽性などの所見がない膜性腎症において，半月体形成を随伴する症例の報告もある[4,5]．

ANCA関連腎炎は，蛍光免疫染色所見ではpauci-immuneを呈するため，膜性腎症にANCA関連腎炎が合併しているかどうかの診断は，半月体形成，壊死性病変など膜性変化以外の腎臓病理所見，血清ANCA値の推移によることになる．本症例では，血管炎を示唆する全身所見を欠いており，腎病理においても半月体形成を認めなかったため，膜性腎症の再燃と診断した．しかし，ここでANCAには疾患マーカーとしての意義があるのみならず，それ自体にも抗原性があり，その存在によって糸球体傷害が増強される可能性があることを留意すべきである．

ANCAが障害を引きおこす機序として，ANCA-サイトカインシークエンス説が提唱されている[6]．これは，ANCAが対応抗原であるMPOやPR3に結合すると，好中球の過剰な活性化が誘導され，サイトカインの異常産生を介して血管内皮細胞を障害するというものだ．一方で，最近の研究では，ANCAによる好中球の過剰な活性化は，好中球細胞外トラップ（neutrophil extracellular traps；NETs）の形成誘導も含まれることが明らかになっている．NETsは，活性化された好中球がDNAと細胞質内のMPOやPR3などの殺菌酵素を混ぜ合わせ，網状の構造物として細胞外に放出したものである．これによる殺菌作用は本来重要な自然免疫システムであるが，過剰なNETsが血管障害を起こすことが知られている[7,8]．ほかにも，好酸球，マクロファージ/樹状細胞，補体，B細胞/形質細胞，T細胞，サイトカイン/ケモカイン/細胞増殖因子など，さまざまな因子が障害にかかわるとされている[9]．実際，免疫複合体沈着物およびANCAの相乗効果によって糸球体傷害が増強されうることが示唆されている．HaasやNeumannらの報告によると，両者の合併がある場合，単独の病変であるよりも蛋白尿が重度であった[10,11]．本症例においても，PR3-ANCAの陽転化が間接的にRPGNを呈したことや，尿蛋白の増悪に寄与した可能性は否定できない．

ANCAはANCA関連血管炎で陽性となる自己抗体であるが，ANCA関連血管炎に特異的というわけではない．感染症，消化器疾患，悪性腫瘍，薬剤，膠原病，他の血管炎や腎疾患など，他のさまざまな疾患でも陽性となる．特に結核は偽陽性の頻度が高く注意を要する[12,13]．Houbenらによる後ろ向き解析では，ANCA関連血管炎と診断された

症例と偽陽性例の両群を比較したとき，ANCA 力価（正常値上限の 4 倍）と障害臓器数（2 臓器以上）が，ANCA 関連血管炎の診断に寄与する情報であるとされた[14]．本症例においても，PR3-ANCA の力価は十分に高いとはいえず，腎以外の臓器障害も明らかではなかったことから，ANCA 関連腎炎の診断に至らなかったという結果はこれまでの報告と矛盾しない．低力価で複数の臓器障害に乏しい ANCA 陽性所見をみたとき，臨床的意義は低いと考える前に，腎臓病理像の確認，および結核や悪性腫瘍などの他疾患の検索を行うことが重要といえよう．

本症例のまとめ

膜性腎症の経過中に，RPGN 様の急速な腎機能低下と蛋白尿の増悪を呈し，PR3-ANCA の陽転化を認めたため，あらためて腎生検を行った症例である．

ANCA は偽陽性も多く，感染症や悪性腫瘍など，ANCA 関連腎炎以外の疾患の存在を鑑別するための全身検索を行うことが肝要である．その際，ANCA の力価や障害臓器数が，ANCA 関連血管炎を示唆する参考所見になる．本症例では，ANCA 力価は高くなく，腎以外の臓器障害も明らかではなかった．しかし，膜性腎症に ANCA 関連腎炎が合併し，病理像として半月体形成性糸球体腎炎を呈する場合，その予後は不良である．本症例は，臨床像が RPGN 様であったことも踏まえ，腎臓病理像を確認するため腎生検を行った．

ANCA は疾患マーカーとしてのみならず，病原性因子としての役割ももっている．その機序としては，ANCA-サイトカインシークエンス説や NETs を介した病態が注目されている．本症例では，膜性腎症の病勢を増悪させうる要因が明らかではなく，PR3-ANCA の新規出現から病理像を確認する必要があった．活動的腎臓病理所見は得られなかったが，上記の ANCA 関連の病態が腎症の増悪に，質的に寄与した可能性は否定できない．

引用・参考文献

本項の文献は左の QR コードを読み取るか，下記 URL よりご覧いただけます
http://www.igaku-shoin.co.jp/prd/03850/Case30.html
コンテンツは予告なしに変更・修正したり，また配信を停止する場合もございます．

〔村丘 寛和〕

Case 31　二次性腎疾患・ANCA 関連血管炎

抗甲状腺薬内服中に MPO-ANCA が陽性となった腎症の一例

● Headline

- 薬剤誘発性の ANCA とはどういうものか？
- 抗甲状腺薬をどのように切り替えていくべきか．

患者データ

〔症例〕68 歳，男性．

〔現病歴〕10 年前に動悸，体重減少，甲状腺腫大を認めバセドウ病と診断され，プロピルチオウラシル（PTU）の内服を開始した．2 年後の外来で初めて尿蛋白（2＋）を指摘され，MPO-ANCA 87 U/mL と高値であったため，抗甲状腺薬以外の治療も検討されたが，患者本人が抗甲状腺薬の内服継続を希望したため，PTU からチアマゾール（MMI）の内服に変更した．MMI に変更後，尿蛋白は陰転化，MPO-ANCA も低下して 40～50 U/mL 台で推移していたが，陰転化はしなかった．約 7 年経過して再び尿蛋白が陽性となり，尿蛋白 0.728 g/日，MPO-ANCA 82.2 U/mL と上昇したため腎生検を施行する方針となった．

〔既往歴〕バセドウ病，高血圧症．

〔家族歴〕妹：バセドウ病．

〔生活歴〕喫煙：20 本×50 年，機会飲酒．

〔内服薬〕チアマゾール 5 mg（隔日内服），アジルサルタン 20 mg/アムロジピン 5 mg．

〔入院時現症〕身長 152.8 cm，体重 49 kg，BMI 21，体温 35.7℃，心拍数 63/分・整，血圧 140/70 mmHg，SpO_2 98％（室内気）．眼瞼結膜貧血なし，眼球結膜黄染なし，眼球突出なし．軽度甲状腺腫大あり．胸部：肺野清，心音純，明らかな心雑音なし．腹部：グル音正常，平坦，軟，肝・脾を触知せず，下腿浮腫なし，皮疹なし，神経学的異常所見なし．

〔入院時検査所見〕

〔尿検査〕pH 5.0，尿蛋白（2＋）：0.78 g/日，尿潜血（−），硝子円柱（−），顆粒円柱（−）．

〔末梢血〕白血球 7,700/μL，赤血球 519 万/μL，Hb 16.2 g/dL，Hct 49.7％，Plt 24.1 万/

µL．
〔生化学〕TP 7.2 g/dL，Alb 4.4 g/dL，BUN 16.7 mg/dL，Cr 0.76 mg/dL，Na 137.8 mEq/L，K 4.7 mEq/L，Cl 104 mEq/L，Glu 105 mg/dL．
〔免疫〕CRP 0.12 mg/dL，IgG 958 mg/dL，IgA 231 mg/dL，IgM 86 mg/dL，C3 112 mg/dL，C4 27 mg/dL，CH-50 52.0 U/mL，クリオグロブリン（−），ASO 43 IU/mL，RF＜5 IU/mL，ANA＜40 倍，MPO-ANCA 82.2 U/mL，PR3-ANCA＜1.0 U/mL，IgG4 50 mg/dL．
〔甲状腺機能〕TSH 0.3 IU/L，free T3 3.5 pg/mL，free T4 1.3 ng/dL，TSH レセプター抗体＜0.7 IU/L，サイログロブリン 0.74 ng/mL，サイログロブリン抗体 81 IU/mL，甲状腺ペルオキシダーゼ抗体 1,273 IU/mL．

プロブレムリスト

#1 ▶ MPO-ANCA 高値
#2 ▶ 尿蛋白

　　free T3，血清 Cr，MPO-ANCA の推移と抗甲状腺薬の用量，尿蛋白の推移を示す（図1）．約 10 年前に PTU の内服を開始し，甲状腺機能は正常範囲内となった．約 2 年後の外来で初めて尿蛋白（2＋）を指摘され，MPO-ANCA を測定したところ 87 U/mL と高値であり，PTU の副作用が考えられたが，患者が内服加療を希望したため，MMI の内服に変更した．その後，尿蛋白は漸減，陰転化し，MPO-ANCA も低下傾向であり，甲状

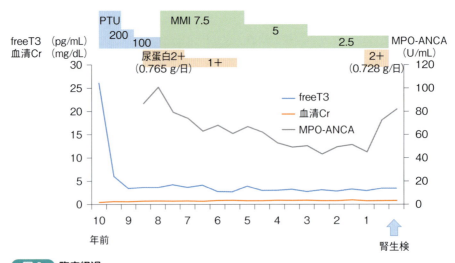

図1　臨床経過

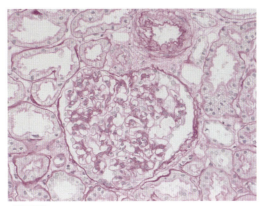

図2 光顕所見

腺機能も落ち着いていたため外来で経過をみられていた．しかし，MMI に変更後約 7 年を経て再び尿蛋白を認め，MPO-ANCA も上昇したため腎生検を行った．

腎臓病理所見

1）光顕所見

光顕所見では，PAS 染色で糸球体に増殖性変化や半月体形成は認めず（図 2），PAM 染色でも基底膜の肥厚は認めなかった．光顕，蛍光抗体法で所見を認めないことから微小変化と考えられた．

プロブレムリストに関する考察

本症例はバセドウ病に対して PTU 投与中に MPO-ANCA 陽性と尿蛋白を認めた．
本人の希望により抗甲状腺薬による治療を継続する方針となり，MMI に変更後尿蛋白は陰転化したが，MPO-ANCA は低下したものの陰転化はしなかった．MMI に変更した約 7 年後に再度 MPO-ANCA 上昇と尿蛋白を認めた．腎生検では光顕所見，蛍光抗体法で異常を認めなかった．

最終診断

抗甲状腺薬内服中に MPO-ANCA が陽性となりその後蛋白尿を認めたが，関連については証明できなかった．

臨床医として考察を要するポイント

- 1 ▶ 抗甲状腺薬の副作用
- 2 ▶ どのような患者に副作用がでやすいのか？

1 抗甲状腺薬の副作用

　抗甲状腺薬の副作用として，ANCA 関連血管炎の頻度は 0.01％程度と稀である．内服開始後 1 年以上でおこることがあり，MMI と PTU では 1：39.2 と PTU が圧倒的に多いといわれている[1]ため，特に PTU を長期投与している症例では注意が必要である．PTU による MPO-ANCA 産生の機序としては，PTU が好中球顆粒に反応し MPO の構造を変化させ，抗原性を引きおこす可能性や，PTU が好中球のアポトーシスを引きおこし MPO が膜表面に発現し抗原となった可能性などが考えられている[2]．

　PTU 内服中の MPO-ANCA の陽性頻度は 4〜40％と報告されているが，抗体陽性だけでは治療の対象とならず，血管炎や腎炎などの症状や症候が疑われた場合にはただちに抗甲状腺薬を中止して無機ヨウ素に変更後，手術かアイソトープ治療を行う．PTU による MPO-ANCA 陽性の患者のうち ANCA 関連血管炎を生じた患者の MPO-ANCA の値の平均は 250 U/mL，腎症としては pauci-immune 型半月体形成性糸球体腎炎の報告例が多く[3]，その場合は急速進行性糸球体腎炎（RPGN）を発症し急速に腎機能が低下する可能性がある．

2 どのような患者に副作用がでやすいのか？

　どのような患者が抗甲状腺薬内服中に ANCA 陽性となりやすいかということに関しては，明らかになっていない．

　バセドウ病で抗甲状腺薬を内服している患者のうち PTU では 25％，MMI では 3.4％に MPO-ANCA が陽性であり，MPO-ANCA が陽性の患者と陰性の患者では PTU と MMI の用量，TSH，free T3，free T4，TPOAb，TGAb には明らかな関連性は認めなかったという報告がある[4]．また，服薬期間との関連に関しては，発症時期は内服開始後 1 か月から 30 年目まで報告があり[1]，PTU 投与期間と ANCA 陽性率が相関するという報告もある[5]ため，長期服用している患者でも注意を要する．

　さらに，抗甲状腺薬内服中に生じた ANCA 陽性の場合の ANCA の数値と血管炎の疾患活動性は相関しないことが示唆されている[6,7]ため，数値が低くても慎重に経過をみる必要がある．

本症例のまとめ

　バセドウ病に対してPTU内服中にMPO-ANCA上昇と蛋白尿を認め，本人が内服加療継続の希望が強かったことからMMIに変更の方針となり，MMIに変更後数年を経てMPO-ANCAの再上昇と尿蛋白陽転化を認めた症例である．

　本症例はMMIに変更後，MPO-ANCAは陰性化していなかったが尿蛋白は陰性化していた．MPO-ANCAの上昇時に一致して尿蛋白が陽性となっていることから，本症例に関してはMPO-ANCAの数値と尿蛋白に関連がある可能性も示唆された．そのため，現段階ではMPO-ANCAの数値が低く尿蛋白に関しても腎組織学的には微小変化と考えられたが，今後MPO-ANCAがさらに上昇すると血管炎症状を生じる可能性もあると考えられた．

　既報においてはPTU内服でANCA関連血管炎を生じてMMIに変更した報告ではほとんどの症例で症状の改善がみられているが，変更後に症状再燃とANCA上昇がみられたという報告も一部ある[8]．ただし，本症例のように長期間を経てから症状が再燃したという報告は認めておらず，稀な症例であるといえる．

　抗甲状腺薬内服中にANCA陽性を認め腎炎の徴候が疑われた場合には原則的には治療法を変更する必要があるが，本症例のように症状が重篤でなくやむを得ずPTUからMMIに変更した場合も，注意深く長期にわたってANCA値と症状をフォローアップすることが重要である．そして，症状が悪化する場合には，抗甲状腺薬以外の治療を再度検討する必要がある．

引用・参考文献

本項の文献は左のQRコードを読み取るか，下記URLよりご覧いただけます
http://www.igaku-shoin.co.jp/prd/03850/Case31.html
コンテンツは予告なしに変更・修正したり，また配信を停止する場合もございます．

〔盛崎 瑞葉，小林 佐紀子〕

Case 32 二次性腎疾患・薬剤性腎障害

ヒト型抗ヒトPD-1モノクローナル抗体（免疫チェックポイント阻害薬）による腎障害

● Headline

● 免疫チェックポイント阻害薬による腎障害の特徴および治療法は？

症例❶ 患者データ

症例 76歳，男性．

主訴 体重増加，下腿浮腫，全身倦怠感．

現病歴 X年11月に膵頭部癌に対して亜全胃温存膵頭十二指腸切除術を行った．術後化学療法としてX+1年1月にTS-1投与を行ったが汎血球減少が出現したため治療は中止となり，以降，BSC（best supportive care）の方針となった．X+1年3月頃から下腿浮腫，全身倦怠感が出現し，フロセミド40 mg/日およびスピロノラクトン25 mg/日の内服が継続された．X+1年4月19日より近医でヒト型抗ヒトPD-1抗体（ニボルマブ）を用いた治療を開始し，7月までに3回（20 mgを2回，30 mgを1回）投与した．同治療開始後，全身倦怠感は改善し，食欲の改善も認めた．9月初め頃より1か月で5 kgの体重増加を認めたほか，全身倦怠感が再燃した．急激な腎機能低下（8月19日 Cr 0.84 mg/dLから9月20日 Cr 3.08 mg/dLへと上昇）を認め，精査目的に入院となった．

既往歴 肺結核（20代），小脳萎縮，右眼水晶体落下（人工水晶体挿入後），白内障，緑内障．

家族歴 母：脳出血，父：虚血性心疾患，腎臓病の家族歴なし．

生活歴 喫煙歴なし，機会飲酒．

アレルギー 特記事項なし．

内服薬 フロセミド10 mg/日，スピロノラクトン25 mg/日，センノシド24 mg/日，ラベプラゾール10 mg/日，レボカルニチン1500 mg/日．

入院時現症 身長164.2 cm，体重50.3 kg（4か月で5 kg程度の増加），BMI 18.7 kg/m², 脈拍64/分，血圧170/97 mmHg，体温36.6℃，SpO₂ 99%（室内気），呼吸数16/

分，眼瞼結膜貧血(＋)，眼球結膜黄染(－)，口腔内：やや乾燥，頸部：リンパ節触知せず，頸動脈雑音聴取せず，肺：両側呼吸音清，air entry 良好，心：整，心雑音なし，腹部：平坦かつ軟，圧痛(－)，腸音正常，腹部血管雑音聴取せず，正中に 10 cm 程度の手術痕あり，下肢：両側下腿に圧痕性浮腫あり(左優位)，皮膚は全体に乾燥．

（入院時検査所見）

〔尿検査〕 pH 6.0，尿糖(－)，尿蛋白(－)，尿潜血(－)，尿中ケトン(－)，亜硝酸塩(－)，白血球(－)，ビリルビン(－)，ウロビリノゲン(±)，赤血球 2 個以下/HPF，白血球 11～20 個/HPF，硝子円柱(－)，顆粒円柱(1＋)，ロウ様円柱(－)，上皮(1＋)，細菌(－)．

〔蓄尿 24 時間〕 蓄尿量 1,910 mL，TP 0.096 g/日，β_2ミクログロブリン 6,299 mg/L，NAG 6.4 U/L，α_1ミクログロブリン 11.8 mg/L，Na 70.1 mEq/L，UN 225.8 mg/dL，Cr 38.4 mg/dL，Glu＜10，浸透圧 250 mOsm/L，FE_{Na} 4.33，FE_{UN} 55.45，FE_{UA} 31.62．

〔末梢血〕 白血球 3,900/μL(BAND＋SEG 60.9%，LYMPH 32.9%，MONO 4.6%，EOSINO 0.5%，BASO 1.1%)，赤血球 2.44×10^6/μL，Hb 9.5 g/dL，Hct 28.0%，MCV 115 fL，MCH 38.9 pg，MCHC 33.9 g/dL，Plt 194×10^3/μL，Ret% 1.1%，Ret# 26.2×10^3/μL．

〔生化学〕 TP 5.8 g/dL，Alb 2.8 g/dL，T.Bil 0.5 mg/dL，UN 35.4 mg/dL，Cr 3.13 mg/dL，UA 5.3 mg/dL，Na 133.7 mEq/L，K 4.7 mEq/L，Cl 106 mEq/L，Ca 8.2 mg/dL，IP 4.1 mg/dL，eGFR 16 mL/分/1.73 m^2，Glu 84 mg/dL，HbA1c(NGSP) 4.7%，GA 23.0%，TG 85 mg/dL，HDL-C 60 mg/dL，LDL-C 102 mg/dL，LDH 266 U/L，AST 19 U/L，ALT 18 U/L，ALP 226 U/L，ChE 112 U/L，γ-GTP 54 U/L，Amy 69 U/L，CK 110 U/L，Fe 80 μg/dL，TIBC 213 μg/dL，ビタミン B$_{12}$ 640 pg/mL，葉酸 5.8 ng/mL，CRP 0.07 mg/dL，フェリチン 648 ng/mL．

〔凝固〕 APTT 29.4 秒，PT-%＞100%，PT-INR 0.90，FDP 17.0 μg/mL，D-ダイマー 5.8 μg/mL．

〔内分泌〕 BNP 339.3 pg/mL，free T3 0.8 pg/mL，free T4 0.9 ng/dL，TSH 1.86 μIU/mL．

〔免疫〕 IgG 1,398 mg/dL，IgA 281 mg/dL，IgM 80 mg/dL，IgE 710 IU/mL，C3 70 mg/dL，C4 22 mg/dL，CH-50 52.9 U/mL，TF 162 mg/dL，RF 57 IU/mL(基準 0～15)，抗 ds-DNA 3.8 IU/mL，ANA＜40 倍，クリオグロブリン(－)，抗 SSA-AB＜1.0 U/mL，抗 SSB-AB＜1.0 U/mL，抗 GBM 抗体＜2.0 U/mL，PR3-ANCA＜1.0 U/mL，MPO-ANCA＜1.0 U/mL，ANCA(FA 法)：C-ANCA(－)，P-ANCA(－)．

〔腫瘍関連〕 可溶性 IL-2 レセプター 847 U/mL，CEA 19.0 ng/mL，CA19-9 76 U/mL．

〔感染症〕 HBsAg(−), HBsAb(−), HCV-Ab(−), HIV(−), 結核菌 IFN-γ(−).
〔尿細胞診〕 尿中好酸球(−).
〔その他〕 ラシックス DLST(−), パリエット DLST(−).
〔胸部 X 線〕 心胸郭比 43%, 肺野に明らかな異常所見なし.
〔経胸壁心エコー〕 IVC 0.8 cm, 軽度に心囊液が貯留している.
〔腎動脈ドップラー〕 両側腎実質のエコーレベルは上昇し, 腎実質障害の所見である. 両腎に複数の囊胞あり. 右腎長径 102 mm, 左腎長径 94 mm. 両側腎動脈基部の流速は明らかな上昇は指摘できない. 左腎動脈は収縮期加速時間(AT)がやや延長している. 腎内動脈は両側(左優位)に AT 延長を認める. 腎動脈狭窄が示唆される. 右腎の PI(pulsatility index), RI(resistance index)は正常範囲内である.
〔体幹部 CT〕 水腎症所見は認めない. 両側胸水, 腹水ともに少量貯留を認める. 術後部位を含め明らかな再発所見を認めない. 播種を否定はできないが積極的に示唆する所見を認めない.
〔ガリウムシンチグラフィ〕 両側腎に比較的明瞭な集積亢進を認める. 間質性腎炎などの炎症所見として矛盾しない. 縦隔や肺門リンパ節に軽度集積を認めるが非特異的所見と考えられる.

プロブレムリスト

#1 ▶ 腎機能障害(薬剤性間質性腎炎疑い)
#2 ▶ 膵頭部癌

#2-1 ヒト型抗ヒト PD-1 モノクローナル抗体(ニボルマブ)投与

膵頭部癌に対するヒト型抗ヒト PD-1 抗体(ニボルマブ)の投与開始約 5 か月後に, 腎機能障害を認めた. 原因として, 腹膜播種の指摘歴から腎後性腎不全や各種薬剤を使用していたことから薬剤投与に誘発されたもの, 両側腎動脈狭窄の影響などを鑑別として考えた. 腎機能障害の原因を鑑別する目的で腎生検を施行し, 腎臓病理の診断を行った.

腎臓病理所見

1) 光顕所見

糸球体は PAS 染色で 15 個認められ, 6 個は虚脱し, そのほかもやや虚脱しているが, メサンギウム基質の増加や細胞増殖は明らかには認めない. 尿細管間質系ではびまん性に間質の拡大とリンパ球主体の炎症細胞浸潤を認める(図 1A). ところどころに基底膜を超えた浸潤, 尿細管炎を認める. 浸潤する細胞の多くは CD3 陽性 T 細胞で, CD8 陽

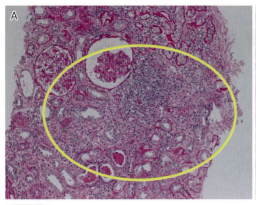
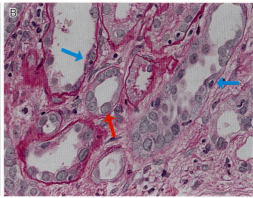

図1 症例①の光顕所見

A：尿細管間質系ではびまん性に間質の拡大とリンパ球主体の炎症細胞浸潤を認める．
B：ところどころに基底膜を越えた浸潤，尿細管炎を認める（青矢印）．浸潤する細胞の多くはCD3陽性T細胞で，CD8陽性細胞主体に尿細管基底膜を越えた浸潤がみられる．尿細管上皮細胞の一部は腫大し，顕著な核異形・核の大小不同を認める（赤矢印）．

性細胞主体に尿細管基底膜を越えた浸潤がみられる．尿細管上皮細胞の一部は腫大し，顕著な核異形・核の大小不同を認める（図1B）．尿細管上皮は分裂像など再生変化を示す．Tamm-Horsfall蛋白を散見し，一部間質への漏出を認める．尿細管萎縮，間質線維化は約20％の領域で認める．血管系では弓状から小葉間動脈レベルの血管の中等度から高度内膜肥厚を認める．細動脈の硝子化は明らかでない．

2）蛍光抗体所見

IgG(−)，IgA(1+)：一部のメサンギウムに顆粒状，IgM(1+)：一部のメサンギウムに顆粒状，C1q(1+)：一部のメサンギウムに顆粒状，C3c(1+)：一部のメサンギウムに顆粒状，C4(−)，フィブリノゲン(1+)：メサンギウムに顆粒状．

IgAを含む免疫グロブリンおよび補体が弱陽性．

3）総合所見

細胞性免疫の関与が疑われる尿細管間質性腎炎の所見である．臨床的にニボルマブ投与との因果関係が疑われ，ニボルマブに伴う尿細管間質性腎炎の可能性が考えられる．背景に動脈硬化など非特異的な硬化性病変を伴っている．

プロブレムリストに関する考察（図2）

#1 ▶ 腎機能障害（薬剤性間質性腎炎疑い）

腎機能障害の原因としては，急性尿細管性間質性腎炎のほか，両側腎動脈狭窄の影響，その他の腎炎などを鑑別としてあげた．尿潜血，蛋白はともに陰性で，尿沈渣で白血球

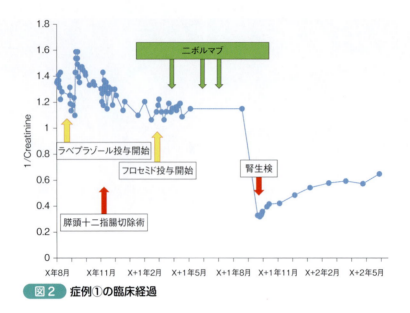

図2 症例①の臨床経過

尿，顆粒円柱がみられたことからは，糸球体障害よりは尿細管間質の病変を疑った．薬剤性間質性腎炎の被疑薬としては，フロセミド，プロトンポンプ阻害薬(proton pump inhibitor；PPI)があげられたが，いずれも本経過の半年以上前から開始され，また薬剤リンパ球刺激試験(DLST)も陰性であった．以上から，新規に開始となったニボルマブを被疑薬として最も疑った．腎生検の結果，細胞性免疫の関与が疑われる尿細管間質性腎炎の所見が得られ，状況から薬剤性間質性腎炎と診断した．特に，尿細管上皮細胞の一部が腫大し，顕著な核異形・核の大小不同を認めたことが特徴的であった．腫大した尿細管上皮細胞の多くはKi-67陽性であり，尿細管上皮細胞の再生像と考えられた．ニボルマブ投与が原因として疑われる薬剤性間質性腎炎で，ステロイド治療も考慮されたが，腎生検施行までの期間で緩徐に血清Cr値が低下傾向となり，また，本人の希望によりステロイド治療は行わない方針となった．その後も緩徐に血清Cr値は改善傾向となった．

#2 ▶ 膵頭部癌

　CT上は再発を疑う所見はなく，以前認めた播種に関しても，積極的に示唆する所見も認めなかった．以上からニボルマブが奏効している可能性が考えられた．ニボルマブ投与の継続可否に関しては間質性腎炎の被疑薬であり再投与は行っていない．

最終診断

　ニボルマブ投与が原因と考えられる薬剤性尿細管間質性腎炎．

症例❷ 患者データ

症例 76歳，女性．

主訴 腎機能障害．

現病歴 X年9月，偶発的に胸部X線検査で異常陰影を指摘され，精査の結果，非小細胞肺癌と診断された．化学療法を3rd lineまで施行したが治療効果は得られず，X+1年5月より4th lineとしてニボルマブの投与（3 mg/kg）を開始し，6月までに計4回投与を行った．7月13日の定期外来受診時に，急激な腎機能低下（7月6日血清Cr 0.8 mg/dL→7月13日1.5 mg/dL）を認めたため精査目的に入院した．

既往歴 両側乳癌（術後），脊柱管狭窄症，白内障，冠攣縮性狭心症，高血圧，脂質異常症．

家族歴 長女：糸球体腎炎，その他特記事項なし．

生活歴 喫煙歴なし，飲酒歴なし．

アレルギー 鯖．

内服薬 エソメプラゾール20 mg/日，ロスバスタチン2.5 mg/日，ジルチアゼム塩酸塩200 mg/日，エルデカルシトール0.75 μg/日，プレガバリン150 mg/日，トラマドール112.5 mg/日，アセトアミノフェン975 mg/日，レバミピド300 mg/日，アスコルビン酸2 g/日．

入院時現症 身長151.0 cm，体重52.8 kg，BMI 23.2 kg/m^2，脈拍90/分，血圧107/60 mmHg，体温36.4℃，SpO$_2$ 98%（室内気），呼吸数16/分，眼瞼結膜貧血（−），眼球結膜黄染（−），口腔内：異常所見なし，頸部：リンパ節触知せず，頸動脈雑音聴取せず，肺：両側呼吸音清，air entry良好，心：整，心雑音なし，腹部：平坦かつ軟，圧痛（−），腸音正常，腹部血管雑音聴取せず，下腿浮腫なし，皮膚に皮疹を認めない．

入院時検査所見

〔尿検査〕 pH 7.0，尿糖（3+），尿蛋白（3+），尿潜血（−），尿中ケトン（−），亜硝酸塩（−），白血球（−），ビリルビン（−），ウロビリノゲン（±），赤血球2個以下/HPF，白血球6〜10個/HPF，硝子円柱（−），顆粒円柱（1+），ロウ様円柱（−），上皮（1+），細菌（1+），Na 140.6 mEq/L，K 30.6 mEq/L，Cl 113 mEq/L，Cr 40.8 mg/dL，TP 220 mg/dL（UP/Cr 5.40），β$_2$ミクログロブリン37,941 μg/L，NAG 41.7 U/L，Glu 480 mg/dL，α$_1$ミクログロブリン50 mg/L，FENa 4.02，Selectivity Index 0.34．

〔末梢血〕 白血球8,600/μL（BAND+SEG 72.5%，LYMPH 13.8%，MONO 6.4%，EOSINO 7.1%，BASO 0.2%），赤血球3.08×10^6/μL，Hb 8.7 g/dL，Hct 28.7%，MCV 93 fL，MCH 28.2 pg，MCHC 30.3 g/dL，Plt 387×10^3/μL，Ret% 0.9%，Ret# 26.2×10^3/μL．

〔生化学〕 TP 7.0 g/dL, Alb 3.3 g/dL, T.Bil 0.3 mg/dL, UN 20.5 mg/dL, Cr 1.63 mg/dL, UA 3.6 mg/dL, Na 139.9 mEq/L, K 4.3 mEq/L, Cl 103 mEq/L, Ca 9.0 mg/dL, IP 3.8 mg/dL, eGFR 24 mL/分/1.73 m^2, Glu 104 mg/dL, HbA1c (NGSP)6.1%, GA 14.6%, TG 82 mg/dL, HDL-C 47 mg/dL, Total-C 144 mg/dL, LDH 280 U/L, AST 17 U/L, ALT 9 U/L, ALP 437 U/L, γ-GTP 165 U/L, CK 63 U/L, Fe 23 μg/dL, TIBC 312 μg/dL.

〔凝固〕 APTT 30.0 秒, PT %＞100%, PT-INR 0.98, PT-SEC 10.5 秒, D-ダイマー 7.7 μg/mL.

〔免疫〕 CRP 5.6 mg/dL, フェリチン 76 ng/mL, IgG 1,176 mg/dL, IgA 247 mg/dL, IgM 73 mg/dL, C3 159 mg/dL, C4 25 mg/dL, CH-50＞60.0 U/mL, RF 5 IU/mL(基準 0〜15), ANA＜40 倍, クリオグロブリン(−), PR3-ANCA＜1.0 U/mL, MPO-ANCA＜1.0 U/mL.

〔感染症〕 HBsAg(−), HBsAb(−), HCV-Ab(−), HIV(−), 結核菌 IFN-γ(−).

〔尿細胞診〕 尿中好酸球(−).

〔その他〕 ラシックス DLST(−), パリエット DLST(−).

〔胸部 X 線〕 心胸郭比 57%, 左上肺野に腫瘤影, 両肺下肺野に淡い網状影を認める.

〔体幹部 CT〕 左上葉に原発巣と思われる φ36 mm 大の腫瘤影を認める. 右 S10, 左副腎, 左腎, 左腸骨転移を認める.

プロブレムリスト

#1 ▶ 腎機能障害
#2 ▶ 非小細胞肺癌

#2-1 ヒト型抗ヒト PD-1 モノクローナル抗体(ニボルマブ)投与

非小細胞肺癌に対してヒト型抗ヒト PD-1 抗体(ニボルマブ)投与開始約 2 か月後に腎機能障害を認めた. 薬剤性間質性腎炎が疑われたが, 原因を鑑別する目的に腎生検を施行した.

腎臓病理所見

1) 光顕所見

糸球体は PAS 染色で 27 個認められ, 2 個は global sclerosis, 4 個は虚脱していた. 2 個の糸球体で分節性に tuft の虚脱を疑う所見を認めるが, その他は基質の増加や細胞増多は明らかでなかった. capillary wall に変化を認めない.

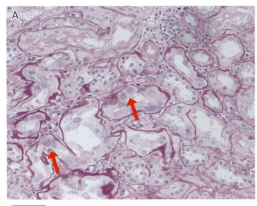
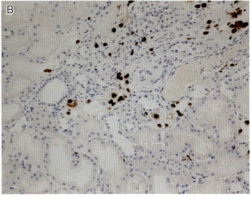

図3 症例②の光顕所見および Ki-67 染色
A：細胞の腫大あるいは扁平化，核の配列不整，腫大（赤矢印），一部 brush border の消失がみられる．
B：核分裂像を散見し，Ki-67 染色では病変部の尿細管上皮に高頻度に陽性像を認める．

尿細管・間質に関しては，領域性に尿細管上皮の障害，再生像を認める．straight tubule の傷害が主体である．細胞の腫大あるいは扁平化，核の配列不整，腫大（図3A），一部 brush border の消失がみられる．核分裂像を散見し，Ki-67 染色では病変部の尿細管上皮に高頻度に陽性像を認める（図3B）．炎症性細胞浸潤を伴うが軽度である．リンパ球を主体に一部好中球，好酸球が混じる．リンパ球はCD3陽性のT細胞が主体であるがtubulitisの所見は明らかでない．尿細管の萎縮，間質線維化は約10%の領域でみられる．血管は小葉間動脈レベルの軽度内膜肥厚を認める．細動脈の硝子化を散見する．

2）電顕所見

足突起消失（＋），高電子密度沈着物（EDD）（－），メサンギウム基質増加（－），メサンギウム細胞増殖（－）．

3）総合所見

尿細管の障害像が主体である．間質の障害像が軽度であることから典型的な尿細管間質性腎炎という像ではなく，尿細管障害が直接的な尿細管上皮細胞障害機序で生じているという診断が妥当と考える．症例①とは明らかに尿細管障害機序が異なると考える．

プロブレムリストに関する考察（図4）

#1 ▶ 腎機能障害

X+1年5月からニボルマブ投与が開始となり，約2か月後に血清Crの上昇を認めた．NAG，α_1ミクログロブリン，β_2ミクログロブリン高値，尿糖陽性から尿細管障害に矛盾しないと考えた．血清蛋白の減少はなくネフローゼ症候群には該当しないものの，

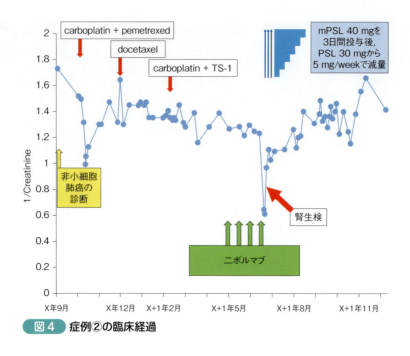

図4 症例②の臨床経過

尿蛋白排泄量が多量であり，糸球体腎炎の合併も疑われた．Selectivity Index は 0.34 と低選択性の所見であった．腎生検の結果，尿細管障害像が主体であり，多くの糸球体像は正常範囲内であった．症例①と同様，尿細管上皮細胞の一部が腫大し，顕著な核異形・核の大小不同を認めた．腫大した尿細管上皮細胞の多くは Ki-67 陽性であり，尿細管上皮細胞の再生像と考えられた．ただ，尿細管障害がメインで間質の障害が軽度であり，症例①とは明らかに尿細管障害機序が異なり，直接的に尿細管上皮細胞障害が起きている像と考えられた．糸球体は概ね正常であったことから，Selectivity Index が低選択性であったことは合致しないものの，微小変化群の合併が疑われた．電顕で足突起の消失がみられたこともそれに矛盾しないと考えられた．

本症例では Cr 上昇がベースラインの 1.8 倍程度となっており，ニボルマブ腎関連有害事象の対処法アルゴリズムに則り，Grade 2〜3 の腎障害としてステロイド治療を行った．治療開始後頂値 Cr 1.63 mg/dL まで上昇した Cr は速やかに 0.7〜0.9 mg/dL 程度へ回帰した．また，尿蛋白排泄に関しても陰性化した．

#2 ▶ 非小細胞肺癌

多種化学療法を 3rd line まで施行されたが progressive disease の判定となり 4th line としてニボルマブの投与が行われたが腎障害の出現で使用中止となり，BSC の方針となった．

最終診断

ニボルマブ投与が原因と考えられる薬剤性尿細管間質性腎炎.

臨床医として考察を要するポイント

- 1 ▶ 免疫チェックポイント阻害薬による腎障害に関して
- 2 ▶ 2症例の腎障害機序および治療法についての考察

1 免疫チェックポイント阻害薬による腎障害

1）腎障害の頻度

　免疫チェックポイント阻害薬（immune checkpoint inhibitors；ICI）は，2014年9月に根治切除不能な悪性黒色腫を対象としてニボルマブ投与が薬価収載されて以降，その効果が多くの臨床試験で証明され，現在では抗PD-1抗体の他にも，抗CTLA-4阻害薬も国内での承認を受け，多様な悪性疾患に対する使用が始まっている．ICIはその高い治療効果の反面，T細胞活性化作用による過度の免疫反応により免疫関連有害事象（immune-related adverse event；IrAE）と総称される自己免疫疾患が生じやすい．当初，腎障害の頻度は低いと考えられており，治験phaseⅡ/Ⅲの段階では，腎障害の発現頻度は全体で2.2％，Grade 3/4の腎障害に至っては0.6％と報告された[1]．ところが最近の報告では，ICI投与後の腎障害発現頻度に関して9.9～29％に発現しているとされ，当初の想定よりも高頻度に発現することがわかってきている[2]．さらに，最近では複数種類のICIを併用もしくは同時期ではなくとも複数種を使用するケースも増加しているが，そうしたケースでは，単一種のICI投与後の患者と比較して腎障害の頻度が高くなると報告[1]されており，今後，IrAEはより高頻度になることが予想されている．

2）腎障害の臨床所見

　ICI投与後に腎障害を呈する症例の特徴として，膿尿（68％）や血尿（16％），好酸球増多（21％），血圧上昇（11％）などを呈することが報告されている[3]．また，腎障害の発現時期は抗CTLA-4抗体では投与開始2～12週間後に発現することが多いが，抗PD-1抗体では3～12か月後と遅れて発現するなど，ICIの種類によっても特徴が異なる[2]．また，腎障害発現前あるいは発現時に腎外IrAEを半数以上の例で認めたとする報告[1]があり，腎外IrAEを認めている例では，腎障害の発現にも注意を要する．微小変化型ネフ

ローゼ症候群を呈した報告はあるものの[4]，尿蛋白は軽度（文献1では0.12〜0.98 g/gCrと記載）か陰性のことが多い．

3）腎障害の病理像と病態

ICI投与後の腎障害では，腎病理所見の大多数が急性尿細管性間質性腎炎の像を呈する．典型像では間質への多様な炎症細胞浸潤を認め，CD3陽性T細胞が優位な例が多い．尿細管細胞は腫大し，空胞変性像や再生像を呈することが多いとされる[5]．ただ，血栓性微小血管障害症（TMA）[1]やループス腎炎様免疫複合体型糸球体腎炎[6]，急性糸球体腎炎[7]の像を呈した例も報告されている．

ICI投与後に急性尿細管性間質性腎炎の像を呈する機序に関しての詳細は不明のままだが，現時点で以下の2つの機序が考えられている．

1. ICI投与により外因性物質の抗原に対する自己寛容に重要であるCTLA-4やPD-1シグナルが途絶し，特定薬剤により過去に惹起されたメモリーT細胞が再活性化する[3]．
2. 自己反応性T細胞に対する自己寛容にCTLA-4やPD-1シグナルが非常に重要であることがわかっており，ICI投与によりこの自己寛容が解除される[8]．

特にICI投与後に急性尿細管性間質性腎炎を呈した症例の多くが，PPIや非ステロイド性抗炎症薬（NSAIDs）を服用していたことから，PPIやNSAIDsの腎炎惹起作用に対して通常はT細胞免疫の抑制がかかっているところで，ICIがこの抑制を解除することにより腎炎が誘発される可能性を報告されている．

他のIrAEに関する報告では，抗PD-1抗体，抗PD-L1抗体，抗CTLA-4抗体それぞれに関して異なる特徴を有することが報告され始めており，腎障害に関しても異なる特徴を有することが予想される．ただ，腎障害に関しては現時点でそれぞれの薬剤の特徴をいえるほどに症例の蓄積がなく，本項ではそれぞれの抗体によって引き起こされる腎障害に関してまとめてICI投与後の腎機能障害として記載した．

4）腎障害に対する治療と予後

ICI投与後に腎障害を呈し，腎生検で急性間質性腎炎（acute interstitial nephritis；AIN）像が確認された症例に関して，ICI投与の中止およびステロイド治療が推奨されている．ステロイド投与量に関しては一定の見解はないが，既報ではプレドニゾロン（PSL）1 mg/kg/日から開始し，1〜2か月間かけて漸減する方法が多い[2]．ニボルマブの適正使用ガイドにおける腎関連有害事象の対処アルゴリズムでは，CTCAEグレード[脚注1]

[脚注1] CTCAE（common terminology criteria for adverse events）とは，米国NCI（National Cancer Institute）が主導し作成された有害事象に関しての評価規準である．Grade 2以下は一般的に軽度の毒性と判断され，該当する有害事象によって治療中断する必要はない．Grade 3以上の有害事象は，高度の毒性と判断され有害事象が回復するまでの治療中断と，以後の化学療法において投与量の削減が求められる．しかし，Gradeのみで治療の継続や中断を判断すべきではなく，実臨床での治療方針の決定は，原疾患，病勢，患者の全身状態，患者の理解，社会的背景などさまざまな因子から総合的に判断されるべきである．

に応じて対処の推奨方法が以下のように設定されている．

1. Cr が施設正常値上限を超え，かつベースライン値からベースライン値の 1.5 倍以下である Grade 1 の場合には，ニボルマブ投与は継続し，毎週の Cr 値モニタリングを行う．
2. Cr がベースライン値の 1.5 倍超〜施設正常値上限の 6 倍以下である Grade 2〜3 の場合には，ニボルマブ投与は延期，2〜3 日ごとの Cr 値モニタリング，0.5〜1.0 mg/kg/日の静注メチルプレドニゾロン(mPSL)または等価量の経口剤投与，腎生検の実施を検討する．
3. Cr が施設正常上限の 6 倍超である場合には，ニボルマブ投与を中止し，毎日 Cr 値のモニタリングを行い，1.0〜2.0 mg/kg/日の静注 mPSL または等価量の副腎皮質ステロイド静注，そして腎生検の実施を検討する．

　腎機能改善後の ICI 再投与可否に関しては現時点で一定の見解がない．CTCAE Grade 2 以下で，NSAIDs や PPI などの他の AIN の原因となる薬剤が中止でき，AIN が治癒したと判断できる場合には検討される．再投与による AIN 再発は生じる場合と生じない場合があり，症例ごとの検討が必要である[9]．腎炎に関する報告ではなく下垂体炎に関する検討であるが，ICI 投与後の IrAE を認めた症例のほうが認めなかった症例よりも免疫活性がより強く，抗腫瘍効果が高く発揮されるため予後がよい可能性に関して指摘されている報告[10]もあり，ICI 再投与の可否に関しては今後もさらなる検討が待たれる．

　一方，ICI 投与後の腎障害の予後や自然史に関する報告は少なく，ステロイド治療の奏効率に関してもまだ報告がないのが実情である．ただ，ステロイド投与を行わなかった 2 例で腎機能は改善しなかったとする報告[1]や，ステロイド投与が ICI による抗腫瘍効果に影響しないとする報告[11]は出てきており，ステロイド投与の有効性が示唆されている．

2 2 症例の腎障害機序および治療法についての考察

1）2 例の臨床像に関して

　症例①では膵癌に対してニボルマブ投与開始後約 5 か月で，症例②では非小細胞肺癌に対してニボルマブ投与開始後約 2 か月で腎機能障害を呈している．先述したように，ICI 投与後の腎機能障害の発症機序として，PPI や NSAIDs などの腎炎惹起作用のある薬剤に対して通常はかかっている T 細胞免疫抑制が ICI により解除される機序が一因として考えられているが，両症例ともに PPI を服用していた．既報の多くにも同様に PPI を初めとする何らかの AIN を惹起する薬剤の服用歴があり，これらの薬剤が関与している可能性は大きい．

2）2例の病理像の違いに関して

先述したように，症例①は基底膜を越えて尿細管上皮細胞に障害を与えるT細胞像を認めるなど，典型的なニボルマブによる薬剤性間質性腎炎の像と考えられた．また，両症例で尿細管上皮細胞の一部が腫大し，顕著な核異形・核の大小不同を認めたことが特徴的であった．腫大した尿細管上皮細胞の多くはKi-67陽性であり，尿細管上皮細胞の再生像と考えられた．既報でも尿細管上皮細胞の腫大に言及しているものがある[5]．

次に，症例①と症例②の違いとして，症例②は尿細管障害が主体で，直接的に尿細管上皮細胞障害が起きている像と考えられた．症例②でニボルマブがどのように影響しこのような像になっていたか，腎生検のタイミングの違いや受けてきた化学療法などによる影響の違いなどの可能性が考えられたが，解明は困難と考えられた．ICI投与後の腎機能障害の典型例はAINの臨床像をとるものの，その他にも多様な病型が報告されており，実際に症例②ではネフローゼレベルの尿蛋白排泄を認め，微小変化型の糸球体腎炎合併も疑われる．よって，詳細な病型の把握に関しては，今後のより多くの症例の蓄積が待たれる．

3）2例の治療経過に関して

症例①ではステロイド治療をせずにICIおよびPPI，フロセミドの投与中止を行い，症例②ではICIおよびPPIの投与中止とともにステロイド治療を行った．

まず，症例①に関して，既報ではステロイド治療を行わなかった場合，腎機能は改善しなかった例が報告されているが[1]，本症例では自然経過で徐々に腎機能障害は改善傾向となった．よって，ICI投与後の腎機能障害の自然史に関してははっきりとわかっていないものの，本症例の経過からは，支持療法によって少なくとも部分的な改善は見込める可能性がある．

次に症例②では，速やかに腎機能は発症前の水準まで回帰し，尿蛋白排泄に関しても陰性化した．

よって2症例からは，ステロイド治療が奏効するため可能な限りは治療を行うことが望ましいものの，少なくともICIおよびAINの原因となる薬剤を中止することで部分的な改善は見込める可能性があるといえる．

本症例のまとめ

ニボルマブ投与後に腎機能障害を呈し，腎生検の結果，AINおよび尿細管障害の所見を認め，ICI投与後の腎機能障害と考えられた2例を提示した．両症例ともに，AINの原因として知られる薬剤（PPIやNSAIDs，フロセミドなど）の服用歴があるものの，発症タイミングからニボルマブ投与が影響したと判断した．ただ，提示した2例でも，症例①では比較的典型的な尿細管間質腎炎像を呈したのに対して，症例②では尿細管障害

が主体で間質の障害が軽度であり，尿細管障害機序が異なる可能性が考えられた．ICI投与後の腎機能障害といっても典型例なAIN像のみではなく，さまざまな病理像を取り得る可能性が示唆された．また，症例②でステロイド治療により速やかに腎機能は発症前の水準まで回帰し，尿蛋白排泄に関しても陰性化したことからステロイド治療の有効性が示唆される結果であったが，症例①で支持療法のみでも少なくとも部分的な改善は見込める可能性が示唆され，既報と異なる経過であった．

ICIの投与自体が近年始まった治療であり，その臨床像や治療法，予後に関して今後の症例の蓄積が待たれる．

引用・参考文献 本項の文献は左のQRコードを読み取るか，下記URLよりご覧いただけます
http://www.igaku-shoin.co.jp/prd/03850/Case32.html
コンテンツは予告なしに変更・修正したり，また配信を停止する場合もございます．

〔竜崎 正毅〕

Case 33 二次性腎疾患・薬剤性腎障害

生体肝移植後，B型慢性肝炎の治療中にアデホビルによるファンコニ症候群を呈した一例

● Headline

- B型肝炎の治療に用いられる核酸アナログ・アデホビル（ADV）による腎障害は，他の薬剤性腎障害と異なる病態を示すのか？
- ADVの長期投与例ではファンコニ症候群を呈することが知られる．腎障害の早期発見のためにはどうすべきか？

患者データ

症例 60歳，男性．

現病歴 X－29年にB型肝炎と診断された．X－16年頃より肝硬変進行により吐血，腹水，肝性脳症で頻回に入退院を繰り返した．生体肝移植に向けてB型肝炎ウイルス量を低下させるため，X－12年7月よりラミブジン（LAM），同年9月よりアデホビルピボキシル（ADV）の内服を開始した．同年11月に生体肝移植を施行され，その後，腎機能は血清Cr 0.5～0.7 mg/dL程度で推移し，X－5年より尿糖を認めるようになったが，血糖異常はなかった．X年3月までに血清Cr 2.52 mg/dLまで腎機能は緩徐に悪化した．同年7月の定期外来受診にて血清Cr 4.30 mg/dLまで腎機能が悪化したため精査のため入院した．

既往歴 骨粗鬆症，両踵骨骨折．

家族歴 特記事項なし．

内服薬 アデホビルピボキシル10 mg/日，ラミブジン100 mg/日，ウルソデオキシコール酸600 mg/日，タクロリムス1.0 mg/日，テルミサルタン20 mg/日，エルデカルシトール0.75 μg/日．

入院時現症 身長164.6 cm，体重58.1 kg，脈拍63回/分，血圧100/61 mmHg，体温36.5℃，眼瞼結膜貧血所見なし，眼球結膜黄染なし，頸部リンパ節腫脹なし，心音整，心雑音なし，呼吸音両側ラ音なし，両側側胸部肋骨上で安静時痛はないが圧痛あり，腹部軽度膨満，肝脾触知せず，蠕動音あり，圧痛なし，CVA叩打痛なし，両下腿軽

度浮腫あり．

(入院時検査所見)

〔尿検査〕 pH 6.5，尿糖(3+)，尿蛋白(2+)，尿潜血(3+)，尿中ケトン(−)，赤血球2個以下/HPF，白血球2個以下/HPF，硝子円柱(−)，顆粒円柱1+個/HPF，β_2ミクログロブリン 59,607 mg/dL．

〔蓄尿24時間〕 4,400 mL，Na 48.8 mEq/L，K 12.8 mEq/L，Cl 37 mEq/L，Ca 2.4 mg/dL，IP 11.3 mg/dL，UN 97.2 mg/dL，UA 14.5 mg/dL〔FE_{UA} 69.8%（正常12〜20%）〕，Cr 24.3 mg/dL，TP 1.936 g/日，尿浸透圧 184 mOsm/L，汎アミノ酸尿あり，免疫固定法(尿)M-peak(−)．

〔末梢血〕 白血球 3,400/μL，赤血球 $2.71×10^6/μL$，Hb 10.7 g/dL，MCV 112 fL，Plt $96×10^3/μL$．

〔生化学〕 TP 7.7 g/dL，Alb 4.5 g/dL，TB 0.7 mg/dL，LDH 266 U/L，Ch-E 257 U/L，AST 55 U/L，ALT 47 U/L，ALP 573 U/L，ALP分画(393 U/L，ALP1 3%，ALP2 33%，ALP3 64%，ALP4 0%，ALP5 0%，ALP6 0%)，γ-GTP 40 U/L，UN 17.7 mg/dL，Cr 4.30 mg/dL，UA 3.7 mg/dL，Na 143.5 mEq/L，K 2.3 mEq/L，Cl 112 mEq/L，Ca 8.8 mg/dL，IP 2.9 mg/dL，Glu 117 mg/dL，HbA1c(NGSP) 4.1%，CRP 0.08 mg/dL，HCO_3^- 15.1 mEq/L，浸透圧 300 mOsm/L．

〔凝固〕 APTT 29.0秒，PT-INR 1.06，FNG 241 mg/dL，D-ダイマー 0.6 μg/mL．

〔感染症〕 HBs抗原(−)，HBs抗体(+)，HCV抗体(−)，HIV(−)，EBVCA IgG(+)，EBVCA IgM(−)，EBNA IgG(+)，ヒトパルボウイルス B-19 IgM(−)．

〔免疫〕 IgG 1,932 mg/dL，IgA 166 mg/dL，IgM 104 mg/dL，C3 72 mg/dL，C4 24 mg/dL，CH-50 50.9 U/mL，アミロイドA 10 μg/mL，クリオグロブリン(−)，RF 6 IU/mL，抗SSA抗体<1.0 U/mL，抗SSB抗体<1.0 U/mL，ANA<40倍，PR3-ANCA<1.0 U/mL，MPO-ANCA<1.0 U/mL，抗GBM抗体<2.0 U/mL，免疫固定法(IFE)MP(−)．

〔骨密度検査〕 両側大腿骨平均 YAM 67%，腰椎 L2-L4 YAM 86%．

〔尿細胞診〕 好酸球(−)．

プロブレムリスト

#1 ▶ ファンコニ症候群
#2 ▶ 腎前性腎障害
 #2-1 脱水症 #2-1-1 尿崩症(多尿症(1日 4,400 mL)，低浸透圧尿)

B型肝炎の治療を行っており，蓄尿で 2 g/日近くの尿蛋白と尿潜血も認めていること

から臨床的には慢性糸球体腎炎が考えられる．また低 K 血症，低 P 血症，代謝性アシドーシス，腎性糖尿，アミノ酸尿を呈しており，尿中 β_2 ミクログロブリン濃度も高いことから，尿細管障害，およびそれに引き続いてファンコニ症候群を呈したと診断される．長期的にタクロリムスを使用している影響，その他腎臓病理所見を確認するために腎生検を行った．

腎臓病理所見

1）光顕所見

糸球体は光顕と免染のものと合わせて計 15 個認められたが，うち 3 個のみが global sclerosis であった．メサンギウム基質の増生，メサンギウム細胞増殖などは認めなかった．

尿細管・間質については尿細管萎縮，間質線維化を約 60〜70％ の領域で認めた（図1A）．

尿細管上皮はエオジン好性細顆粒状に腫大するものや扁平化するものがみられ，ところどころ PAS 陽性顆粒を伴い空胞状に変性していた．細胞質内には巨大ミトコンドリアを示唆するようなエオジンおよびフクシン好性の粗大顆粒状の構造を散見する．核は核小体が目立ち大小不同が目立った（図1B）．Ki-67 陽性細胞が目立ち再生性変化を示すと考えられた．CMV，SV40 Tcell は陰性．ミトコンドリア障害として矛盾せず，抗レトロウイルス薬による障害を第一に考えるのが妥当な所見と考えられた．

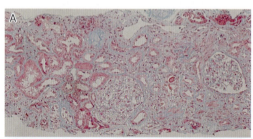

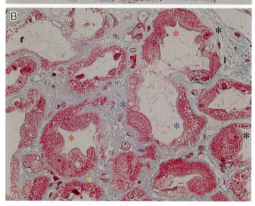

図1 光顕所見

A：尿細管・間質については尿細管萎縮，間質線維化を約 60〜70％ の領域で認めた．
B：尿細管上皮はエオジン好性細顆粒状に腫大するものや扁平化するもの（＊）がみられ，ところどころ PAS 陽性顆粒を伴い空胞状に変性していた（＊）．細胞質内には巨大ミトコンドリアを示唆するようなエオジンおよびフクシン好性の粗大顆粒状の構造を散見する（＊）．核は核小体が目立ち大小不同が目立った（＊）．

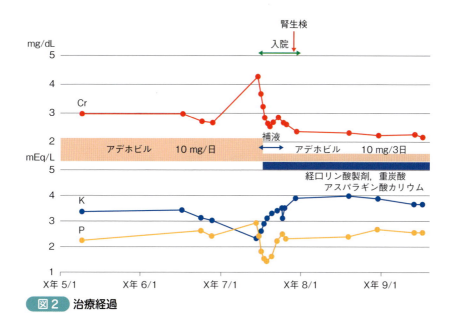

図2 治療経過

プロブレムリストに関する考察

治療の経過表を図2に示す.

腎機能は補液により改善した. 血清K, Pは入院前から低値であったが, 入院中からK, P, 重炭酸の補充を開始したため, その後は改善した. ADVは3日に1回に減量し退院とした. その後は, エンテカビル(ETV)＋テノホビルアラフェナミド(TAF)に変更して外来にて経過観察を続けている. 外来採血においても血清K 3.9mq/L, 血清P 2.7 mg/dL程度で推移している.

最終診断

ADVによる薬剤性ファンコニ症候群.

臨床医として考察を要するポイント

1. ファンコニ症候群とADV
2. ADVによる腎障害の機序
3. ADVによる薬剤性ファンコニ症候群の治療法

1 ファンコニ症候群と ADV

　ファンコニ症候群は，尿糖，アミノ酸，P，尿酸などの再吸収障害や重炭酸再吸収障害による代謝性アシドーシスなどをきたす近位尿細管の障害である．病因は，先天性の要因と後天性の要因による発症に大別される．後天的な発症の原因となる薬剤として，核酸アナログでは ADV，TAF などが知られている．

　ADV は，現在は B 型肝炎の治療に使われる核酸アナログ製剤の 1 つである．もともとは HIV の治療薬として開発されたが，HIV に対する投与量(60〜120 mg/日)では腎障害をきたすため開発が頓挫していた[1]．その後，ADV の用量を 10 mg/日程度に減量した場合，プラセボ群と比較して血清 Cr 上昇について有意差を認めなかったため[2]，少量投与であれば比較的安全に使用できると考えられた．このため ADV は，B 型肝炎患者で LAM 耐性のある症例において使用されるようになった．しかし，4〜5 年以上経過して長期的に内服した症例が蓄積されるにつれて，B 型肝炎に対する用量であっても腎障害をきたす症例が報告されるようになった[3-5]．現在では，ADV を使用してファンコニ症候群を呈した症例について多数の報告がある．ADV による腎障害のリスク因子として，50 歳以上，男性，肝硬変症例，腎障害をきたす薬剤を併用していること，などがいわれている[6]．

2 ADV による腎障害の機序

　ADV がファンコニ症候群をきたす機序について詳細はまだ明らかではない．しかし以下のような分子メカニズムが考えられている．

　近位尿細管には尿細管管腔側に hOAT1(human renal organic anion transporter 1)が発現しており，尿細管細胞内へ ADV を取り込む．また基底側に MRP2(multi-drug resistance protein 2)が発現しており，尿細管細胞内から ADV を排泄する働きをしている．MRP2 についてはその遺伝子多型と腎障害に関連が指摘されている[7,8]．この 2 つの分子の異常により ADV の尿細管細胞内での濃度が上昇することにより近位尿細管細胞障害がおこると考えられている．また，近位尿細管におけるミトコンドリア DNA 代謝異常と関連がある可能性がある[9]．

3 ADV による薬剤性ファンコニ症候群の治療法

　ADV の中止もしくは隔日投与へ減量することが推奨されている．減量後に HBV-DNA 上昇を認める症例の報告は稀であり，腎障害の改善を認め，ビタミン D や各種電解質の補充によって血液データも改善を認めた報告が多い．また ADV を中止するだけではなく，ETV へ変更すべきとする報告もある．

ADVの適応はLAM使用中に肝酵素，HBV-DNA量の低下傾向の認められないLAM耐性が示唆される症例に限られている．本症例はYMDD motif mutationが認められLAM耐性であることからLAMのみではHBV-DNAが十分に減少せず，ADVが追加投与されていた．一般的に，YMDD motif mutationがある場合にはETVへの耐性を獲得することがあり，交叉耐性のない核酸アナログへの変更が望まれる[10]．しかし，YMDD motif mutationがあっても，HBe抗原陰性の症例やHBV-DNA量が少ない症例においてはETVへの変更にて加療できるという．ETVの初回投与量は0.5 mg/回であるが，1 mgへ増量が可能である．

　2017年より承認されたTAFはテノホビルジソプロキシル（TDF）のプロドラッグである．TDFもADVと同様にhOAT1を介して尿細管細胞内に蓄積するとADVと同様に尿細管障害をきたしファンコニ症候群をきたすという報告もあるが，TAFはTDFと比較し投与量を大幅に抑えることが可能な薬剤であることから腎障害のリスクが少ない．投与薬剤変更に関しては，専門医へのコンサルテーションを行うことが勧められる．

本症例のまとめ

　本症例はB型肝炎に対して使用されたADVの長期使用によりファンコニ症候群を呈した症例であり，肝硬変に対して生体肝移植後で蛋白尿を呈しており，膜性腎症（MN）や膜性増殖性糸球体腎炎（MPGN）などが鑑別にあげられて腎生検を施行した．

　病理所見は，少数の糸球体硬化像を呈した糸球体を認めるのみで，MNやMPGNを疑うような所見は認めなかった．一方，尿細管萎縮，間質線維化を約60〜70％の領域で認め，尿細管上皮の空胞や細胞質内にミトコンドリアの腫大を示唆する構造物を散見し，ADVによるファンコニ症候群に関する既報における腎病理像とも矛盾しない所見であった．

　本症例は尿検査では，ADVの投与開始から5〜7年経過した段階で，尿糖が陽性となり尿pHが上昇しており，ファンコニ症候群を発症していた可能性がある．発症までの期間は既報と矛盾しない．しかし外来では血清Pまではフォローされておらず，早期の診断には至らなかった．ファンコニ症候群発症の誘因になりうる薬剤を使用している症例では，血液検査，尿検査のわずかな異常も見逃してはならない．

引用・参考文献

本項の文献は左のQRコードを読み取るか，下記URLよりご覧いただけます
http://www.igaku-shoin.co.jp/prd/03850/Case33.html
コンテンツは予告なしに変更・修正したり，また配信を停止する場合もございます．

〔黒河内 新〕

Case 34 二次性腎疾患・薬剤性腎障害

イホスファミドによる薬剤性腎障害

> **Headline**
> - 癌治療が進歩して，癌患者(特に小児癌患者)の生存期間が延びることにより，抗悪性腫瘍薬の腎機能に対する長期的な影響が懸念されるようになっている．
> - 原因不明の進行性腎障害を認めたときには積極的に腎生検を行い，原因へのアプローチと治療方針の決定を行うべきである．

患者データ

症例 15歳，男性．

現病歴 X-3年(12歳時)左大腿の骨肉腫を指摘された．シスプラチン(cisplatin)，ドキソルビシン(doxorubicin)，高用量メトトレキサート(high dose-methotrexate)による術前化学療法を2コース施行後，左下肢切断術を施行された．術後は上記に加えイホスファミド(ifosfamide)を追加した．化学療法はX-3年11月に終了したが，その際の血清Crは0.8〜1.0 mg/dLであった．以後，腎機能は徐々に悪化し，X年には血清Cr 3.2 mg/dLにまで上昇した．腎前性や腎後性による腎機能悪化の要素はなく，新規処方による薬剤性腎障害も考えにくい状況であった．CTでは腎臓の形態的異常はなく，骨肉腫の再発や転移を示唆する所見は認められなかった．経過中，高血圧や糖尿病の合併もなかった．進行性腎障害の原因を鑑別するためにX年7月に腎生検を行った．なお，イホスファミドの累積投与量は69.7 g/m^{2}であった．

既往歴 現病歴のみ．

家族歴 特記事項なし．

アレルギー 特になし．

内服薬 炭酸水素ナトリウム3g 3x，サプリメントの摂取なし，非ステロイド性抗炎症薬(NSAIDs)の内服なし．

入院時現症 身長164 cm，体重50.5 kg，BMI 18.8，血圧106/68 mmHg，脈拍86/分・整，体温36.2℃，SpO$_2$ 98%(室内気)，眼瞼結膜貧血なし，眼球結膜黄疸なし，心音

純，肺野清，腹部異常なし，下腿浮腫なし，左下肢切断後．

入院時検査所見

〔尿検査〕 pH5.5，ⓟ尿糖(2+)，ⓟ尿蛋白(2+)，尿潜血(−)，赤血球1〜4個/HPF，ⓟアミノ酸尿(+)．

〔蓄尿24時間〕 蛋白1.10 g/日．

〔末梢血〕 白血球5,400/μL，赤血球4.64×10⁶/μL，Hb 13.4 g/dL，Plt 16×10⁴/μL．

〔生化学〕 TP 7.6 g/dL，ALB 4.9 g/dL，TB 0.6 mg/dL，LDL-C 57 mg/dL，Glu 90 mg/dL，ⓟBUN 25.3 mg/dL，ⓟCr 3.51 mg/dL，UA 4.3 mg/dL，Na 136.9 mEq/L，ⓟK 2.9 mEq/L，Cl 99 mEq/L，Ca 9.8 mg/dL，IP 3.3 mg/dL，AST 20 U/L，ALT 8 U/L，LDH 191 U/L，CRP 0.18 mg/dL，HbA1c 5.3%．

〔免疫〕 IgG 1,173 mg/dL，IgA 246 mg/dL，IgM 90 mg/dL，C3 95 mg/dL，C4 31 mg/dL，CH-50 50.4 U/mL，RPR(−)，TPHA(−)，HCV-Ab(−)，HBs-Ag(−)，HBs-Ab(−)，RF(−)，ANA<40倍，抗dsDNA抗体(−)，PR3-ANCA(−)，MPO-ANCA(−)，抗GBM抗体(−)，クリオグロブリン(−)．

〔尿細管機能検査〕 TmP/GFR(尿細管P最大再吸収閾値)=1.10 mg/dL(基準値：2.3〜4.3)．

プロブレムリスト

#1 ▶ 抗癌薬の治療終了後3年経過しても進行性に悪化する腎機能障害
#2 ▶ ファンコニ症候群

　骨肉腫の治療で使用されたシスプラチン，メトトレキサート，イホスファミドによる急性腎障害は有名であるが，治療終了3年経過後の腎機能の悪化に影響があるのかを検証するために腎生検を行った．腎前性，腎後性，新規薬剤など，他の腎機能悪化因子が見当たらなかったことが生検を決断した理由でもある．なお，進行性の慢性腎臓病(CKD)に加えて，臨床的にはイホスファミドによる近位尿細管障害の結果としてのファンコニ症候群の所見(血糖正常での尿糖，アミノ酸尿，リン酸尿，代謝性アシドーシス)を認めていた．

腎臓病理所見

1) 光顕所見(図1)

　34個の糸球体を採取．18個は全節性硬化，1個が分節性硬化．残りの糸球体はほぼ異常なし．尿細管萎縮あり．尿細管核の大小不同，巨大核が散見された．間質にリンパ球

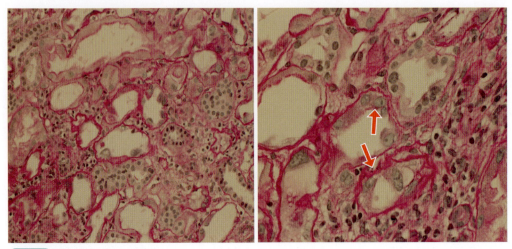

図1 光顕所見（PAS染色）
尿細管上皮細胞の核の巨大化（赤矢印）を認める慢性尿細管間質性腎炎の所見.

優位の細胞浸潤を認め，50%以上が線維化の所見を呈していた．これらの所見は，karyomegalic interstitial nephritis の所見として矛盾しないものであった．

2）蛍光抗体所見

IgG（±），IgA（−），IgM（−），C3c（−），C4（−），C1q（−），フィブリノゲン（±〜+）．

3）電顕所見

尿細管細胞内に，封入体は観察されなかった．

プロブレムリストに関する考察

腎生検の結果，karyomegalic interstitial nephritis の所見であった．「巨細胞性間質性腎炎」というのが日本語訳として妥当だろうと思う．karyomegalic interstitial nephritis とは，1979年に Mihatsch らによって名づけられた病理所見であり[1]，「尿細管上皮細胞の核の巨大化を認める慢性尿細管間質性腎炎」を特徴とする．

原因として，遺伝（HLA haplotypes A9/B35），重金属，ochratoxin A，ウイルス感染，リチウム，放射線照射などが想定されているが，イホスファミドによる遅発性の腎症として発症したという報告がある[2]．今回の症例も3年ほど前に投与されているイホスファミドが，karyomegalic interstitial nephritis および慢性進行性腎障害の原因になっていると考えた．

これまで，イホスファミドによる慢性間質性腎炎に対して奏効した治療は報告されていなかったが，ステロイド治療を行ったが効果がなかったという論文[2]や，実際には使

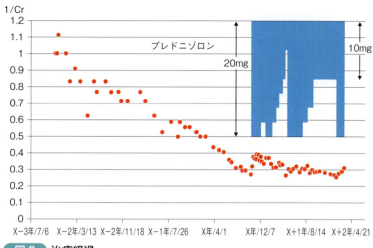

図2 治療経過

用しなかったが使用を考慮した論文[3]が確認された．よって，今回の症例にはステロイドの投与を行ってみる方針とした．

経過を表で示す(図2)．プレドニゾロン(PSL)投与の初期量を20 mg/日に設定し，外来で治療を行った．腎機能の推移をみながら減量し，増悪の兆しが認められたら適宜再増量した．PSL投与開始前にみられていた1/Crの減少は一時的に回復し，その後再び低下傾向になったが，減少の程度は以前よりも緩やかになった．この経過から，PSLがイホスファミドによる慢性腎障害の進行を遅らせることができたと評価した．

今回の症例は，イホスファミドの慢性間質性腎炎にステロイドが効果を示した貴重な症例であった[4]．

最終診断

イホスファミドによる慢性間質性腎炎(病理はkaryomegalic interstitial nephritis)．

臨床医として考察を要するポイント

- 1 ▶ 抗癌薬の長期腎障害
- 2 ▶ イホスファミドの長期腎障害

1 抗癌薬の長期腎障害

　小児癌の予後が改善され，5年生存率が80％に達したという報告[5]がある．よって，小児癌を克服した「がんサバイバー」に対する，抗癌薬投与後の長期的な影響につき，以前よりも注目が集まっている．そこで，各抗癌薬の長期腎障害につき報告した論文が2013年に報告された[6]．平均観察期間18.3年（5.0～58.2年）であるが，シスプラチンとイホスファミドについては一定以上投与した場合，将来腎機能が悪くなることが示された．これに対して，カルボプラチン（carboplatin），シクロホスファミド（cyclophosphamide），メトトレキサートに関しては，有意な悪化を示さなかった．また，別のreview article[7]では，イホスファミドが進行性の腎障害をきたす可能性があると示しているが，シスプラチンとメトトレキサート投与後の長期腎予後は良好だと記載されている．各抗癌薬がこれらの論文のとおりの長期腎予後を示すかはさらなる検討を要するが，今後新規悪性腫瘍薬が開発され，癌の長期生存がさらに見込めるようになるのであれば，「抗悪性腫瘍薬の長期腎予後」について，より注目されることになるだろう．

2 イホスファミドの長期腎障害

　抗癌薬のなかでも，イホスファミドによる長期腎障害についてはいくつかの報告がある．イホスファミドの腎障害が発症しやすい状態として，①イホスファミドの累積投与量が多いとき[8-11]，②投与されたときの小児が特に若年であったとき（3歳未満[8,10]，4歳未満[12]），③シスプラチンの投与を受けた症例[10]が報告されている．イホスファミドの累積投与量がどれくらい多いときに発症しやすいかは，各論文により異なる（>45 g/m² [8]，>60 g/m² [9]，>80 g/m² [10]，>119 g/m² [11]）が，今回の症例でのイホスファミドの累積投与量は69.7 g/m²であり，投与量が多いといっても差し支えなかった．また，今回の症例ではシスプラチンの投与を同時に行っていたが，これもイホスファミドによる腎障害がおこりやすかった原因の可能性がある．イホスファミドの腎障害の臨床像として，①近位尿細管障害（ファンコニ症候群），②糸球体障害（GFRの低下），③遠位尿細管障害（腎性尿崩症，遠位尿細管アシドーシス）があげられるが，そのなかで最も多くみられるのが近位尿細管障害であり，糸球体障害は尿細管障害の二次的におこるのだという意見がある[13]．

　なお，シクロホスファミドはイホスファミドと同じアルキル化剤であるが，腎障害は圧倒的にイホスファミドで発症することが多い．その理由として，両者の代謝産物であり腎障害の原因となるCAA（chloroacetaldehyde）が，イホスファミドではシクロホスファミドが代謝されるときの100倍以上産生されるからだという報告がある[9]．

　今回，イホスファミドの長期腎障害について述べたが，イホスファミドの腎障害は通常一過性であり投与を中止することにより改善することが圧倒的に多い．ただ，ごく稀

な事例で，今回のような進行性の腎障害をきたす症例がある[14]ことは知っておいていただきたい．

本症例のまとめ

　手術と化学療法で骨肉腫を克服した「がんサバイバー」の患者．抗癌薬投与後3年経過しても進行性の腎機能悪化が認められ，その原因が不明だったので腎生検を行った．病理の結果は，「尿細管上皮細胞の核の巨大化を認める慢性間質性腎炎」，つまり karyomegalic interstitial nephritis の所見であった．

　以前使用された抗癌薬は，シスプラチン，ドキソルビシン，高用量メトトレキサート，イホスファミドであった．過去の文献を参照すると，イホスファミドが投与後長期にわたる腎機能の悪化にかかわりがあるという報告が散見され，なかでも karyomegalic interstitial nephritis を呈した論文があった．よって，今回の症例は「イホスファミドによる慢性間質性腎炎（karyomegalic interstitial nephritis）」であると判断した．

　イホスファミドによる長期腎症は，その累積投与量が多い場合，シスプラチンの投与歴のある患者に使用した場合に発症することが多いと報告されている．今回の症例はこの2つの条件を満たす．

　各種論文を検索しても今回と同様の症例に治療が奏効した症例は認められなかった．ただ，ステロイドの使用を検討した症例や，実際に使用してみたものの効果が不十分であった症例はみつかったので，効果を期待してステロイドを使用してみたところ，腎機能の改善とはいかないまでもその悪化のスピードを鈍化させることには成功した．

　腎生検は，輸血を必要とする出血性合併症のリスクが1,000回に2回程度起きる可能性があり，その適応を慎重に選ぶ必要がある．しかしながら，今回のように腎機能の悪化が自然経過としては考えにくいほど早い場合，その原因を突き止めるために検査を行うべきである．そして出てきた結果を過去の報告と照らし合わせてきちんと評価し，治療を行うことにより，患者に多大な利益をもたらす可能性がある．大げさな言い方かもしれないが，われわれの日常診療のなかにも医療を進めるチャンスが転がっているのだ．

引用・参考文献

本項の文献は左のQRコードを読み取るか，下記URLよりご覧いただけます
http://www.igaku-shoin.co.jp/prd/03850/Case34.html
コンテンツは予告なしに変更・修正したり，また配信を停止する場合もございます．

〔松浦 友一〕

Case 35 二次性腎疾患・間質性腎障害，薬剤性腎障害

TINU 症候群の一例

Headline

- 間質性腎病変を見たときに，見逃してはならない疾患群がある（TINU 症候群）．
- IgMPC-TIN（IgM-positive plasma cell-tubulointerstitial nephritis）という新しい疾患概念．

患者データ

症例 64 歳，女性．

現病歴 20 年前，第 2 子出産時に甲状腺機能低下症を指摘され，レボチロキシンナトリウム水和物の内服を継続してきた．X−1 年 8 月より心房細動を生じ，ピルシカイニド塩酸塩水和物とプロプラノロール塩酸塩で洞調律となった．11 月頃より食思不振となり，11 月 22 日よりボノプラザンフマル酸塩の内服を開始し，12 月 7 日には上部消化管内視鏡検査が施行されたが，軽度の萎縮性胃炎とポリープを認めるのみであった．この頃より，これまで認めなかった夜間頻尿が出現した．ピルシカイニド塩酸塩水和物による胃部不快感が疑われたため，X 年 1 月より中止されたが，体調不調が持続し，尿が泡立つようになった．2 月の定期受診時，Cr 0.57〜1.47 mg/dL へと腎臓機能障害の進行，K 2.8 mEq/L と低値を認め，尿中 K 46.9 mEq/L，尿中 β_2 ミクログロブリン 714,024 μg/L，尿中 NAG 26.9 U/L であり，薬剤性腎障害が疑われた．新規に開始された薬剤は中止され，各種抗体，超音波検査，CT 検査を施行されたが，原因不明であるため，4 月に当院を紹介受診した．尿糖陽性，低 K 血症，低 P 血症を認め，尿細管障害が疑われ，腎生検を施行した．

既往歴 右卵巣囊腫摘出術（16 歳），甲状腺機能低下症（27 歳），高血圧，発作性心房細動，耐糖能異常．

社会歴 喫煙歴なし，機会飲酒，職歴：薬剤師．

家族歴 母：乳癌・洞不全，父方の親戚：甲状腺機能亢進症．

内服薬 塩化カリウム（3600），ビソプロロール，グルコサミンのサプリメント（半年前

に中止)，漢方薬，ハーブティー，その他市販薬は服用していない．
(アレルギー) なし．
(入院時現症) 身長158.8 cm，体重61.35 kg(半年で67 kgより約5 kgの減量)，BMI 24.33 kg/m²，脈拍89/分，血圧140/90 mmHg，体温36.1℃，SpO₂ 98%(室内気)，意識清明，眼瞼結膜貧血なし，眼球結膜黄染なし，口腔内湿潤，頭頸部リンパ節腫脹なし，甲状腺腫大，呼吸音清，心音純・整，腹部：平坦・軟，圧痛なし，腸音正常，腹部血管雑音聴取せず，下腿浮腫なし，皮疹なし．

(入院時検査所見)

〔尿検査〕 pH 6.0，尿糖(4+)，尿蛋白(3+)，尿潜血(2+)，白血球(−)，赤血球2以下個/HPF，白血球3〜5個/HPF，顆粒円柱1+個/HPF，Na 55.8 mEq/L，K 44.5 mEq/L，Cl 57 mEq/L，Ca 3.2 mg/dL，IP 35.3 mg/dL，UA 31.1 mg/dL，Cr 49.6 mg/dL，IgG 2.0 mg/dL，MTF 888 μg/dL，FE_K 42.6%，%TRP 47.29%，FE_{UA} 55.4%．

〔末梢血〕 白血球7,600/μL，赤血球3.86×10⁶/μL，HGB 10.6 g/dL，Plt 24.1×10⁴/μL．

〔生化学〕 TP 6.9 g/dL，Alb 4.2 g/dL，UN 10.4 mg/dL，Cr 1.44 mg/dL，UA 1.4 mg/dL，Na 139.7 mEq/L，K 3.0 mEq/L，Cl 111 mEq/L，Ca 9.1 mg/dL，IP 2.1 mg/dL，eGFR 29 mL/分/1.73 m²，HbA1c(NGSP) 6.2%，LDH 198 U/L，AST 16 U/L，ALT 15 U/L，CK 88 U/L，Mg 2.1 mg/dL．

〔動脈血ガス〕 pH 7.267，アニオンギャップ 10.0 mEq/L，HCO_3^- 14.8 mmol/L．

〔免疫血清〕 CRP 0.42 mg/dL，IgG 998 mg/dL，血清アミロイドA 12 μg/mL，TF 254 mg/dlm，RF<5 IU/mL，抗SSA-AB 1.4 U/mL，ANA 40倍，PR3-ANCA<1.0 U/mL，MPO-ANCA<1.0 U/mL，κ/λ比1.113，抗ミトコンドリア抗体(−)，免疫固定法M peakなし．

〔眼科診察〕 左側ブドウ膜炎(特に虹彩毛様体部)，眼圧左16 mmHg，右14 mmHg，肉芽腫形成なし．

プロブレムリスト

#1 ▶ ファンコニ症候群
#2 ▶ TINU症候群

本症例は，スローケー錠600 mg 6T内服下で低K，低P，低尿酸血症であった．腎性糖尿(4+)，汎アミノ酸尿，アニオンギャップ(AG)正常代謝性アシドーシスに加え，尿中$α_1$ミクログロブリン 105.30 mg/L，尿中$β_2$ミクログロブリン 55,443 μg/Lと高値で，

FE_K 42.6％（＞9％），％TRP 47.29％（基準値60～90％），FE_{UA} 55.4％（5.5～11.1％）であり，検査所見上，ファンコニ症候群を呈していた．しかし，酸血症があるにもかかわらず，尿pH 6.0（＞5.5）であることはファンコニ症候群による近位尿細管性アシドーシスとは合わない所見であり，この点はH^+の排泄障害すなわち遠位尿細管障害を疑う所見であった．パラプロテイン血症に伴う間質性腎炎や薬剤性間質性腎炎を疑い，腎生検を行った．

腎臓病理所見

1）光顕所見

①糸球体：PAS染色で18個認める．1個はglobal sclerosis，1個は虚脱．メサンギウム基質の増加，hypercellularityは明らかでない．capillary wallは虚脱以外，著変を認めない．

②尿細管・間質（図）：皮質全体にリンパ球主体の著明な炎症性細胞浸潤を認める．間質より尿細管基底膜を越えて浸潤がみられ，一部に少量の好酸球も認められる．

③血管：弓状から小葉間動脈レベルの血管の軽度から中等度内膜肥厚．細動脈のhyali-

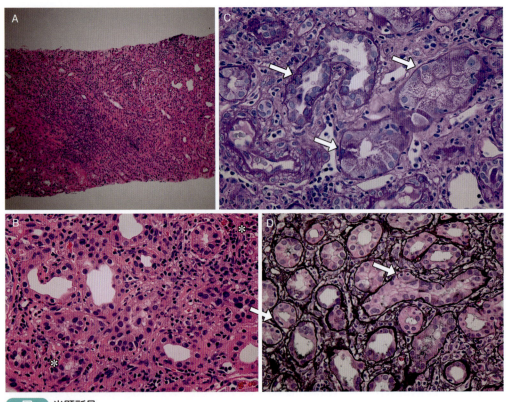

図 光顕所見

皮質全体にリンパ球主体の著明な炎症性細胞浸潤を認める（A，B）．一部に少量の好酸球が認められる（Bの＊）．間質より尿細管基底膜を越えて浸潤がみられる（C，Dの矢印）．

nosis は明らかでない．

2）蛍光抗体所見

Congo red 染色（−），IgG（−），IgM（−），IgA（−），C3c（−），C4c（−），C1q（−），フィブリノゲン（±），κ（−），λ（−）．

プロブレムリストに関する考察

ファンコニ症候群の鑑別としては，遺伝性・後天性（パラプロテイン血症，ネフローゼ症候群，悪性腫瘍，慢性尿細管間質性腎炎，腎移植など）・外因性（重金属，薬剤，化学物質など）があげられ，本症例では，外因性の要因となる重金属，化学物質の曝露は特になく，服用していた薬剤の DLST 検査はすべて陰性であった．

腎生検所見では近位尿細管に限らず，尿細管間質性腎炎を示す所見を認めた．これまでの検査結果から，尿細管間質性腎炎の発症後に遅発性ぶどう膜炎を発症する TINU 症候群（tubulointerstitial nephritis and uveitis syndrome）が鑑別疾患の1つにあがった．腎病理の最終報告とほぼ同時期に，患者は左眼の充血・眼痛を認め，左ぶどう膜炎を発症し，翌日当院眼科へ紹介受診され，TINU 症候群の診断に至った．腎臓間質病変が強度であり，ファンコニ症候群を呈し，腎臓機能障害がみられたことから，ステロイド治療を開始した．

プレドニゾロン（PSL）40 mg/日内服を開始量とし，漸減する方針とした．開始1か月後，血清 Cr 値は 1.03 mg/dL と正常化し，ファンコニ症候群も尿糖は減少し（4＋→2＋），血中重炭酸イオンも重曹の補充なしで 22 mEq/L となった．

最終診断

TINU 症候群．

臨床医として考察を要するポイント

1. TINU 症候群とは
2. ファンコニ症候群合併 TINU 症候群
3. 腎外合併症としての甲状腺疾患の存在
4. TINU 症候群における眼病変

1 TINU症候群とは

原因不明の間質性腎炎にぶどう膜炎を伴う症候群．1975年，Dobrinらが最初に思春期の女性患者2人を報告し，その後，間質性腎炎にぶどう膜炎を合併する症例が相次いで報告され，今日，TINU症候群という概念が形成された．

1) 疫学
年齢の中央値15歳．男女比1：8．人種差はない．

2) 頻度
頻度は不明だが，稀とされる．しかし，一方で尿細管間質性腎炎を疑う113人に腎生検を行った結果，31人がTINU症候群と診断されたとの報告がある．腎不全の発症前にぶどう膜炎を発生していた患者は42％で，残る58％は腎生検2〜14か月後にぶどう膜炎を発症している．TINU症候群の疾患としての認知率が高まり，眼科受診の推奨やフォローアップの期間を長くとることで診断率が上がる可能性がある．

3) リスクファクター
薬剤〔抗菌薬，非ステロイド性抗炎症薬(NSAIDs)，五苓散など〕，感染〔クラミジア，EBV(Epstein-Barr virus)など〕，甲状腺機能異常，副甲状腺機能低下症，IgG4関連疾患，リウマチ性関節炎．

4) 鑑別
サルコイドーシス，シェーグレン症候群，全身性エリテマトーデス，アレルギー性肉芽腫性血管炎，ベーチェット病，感染症(ブルセラ，トキソプラズマ，ヒストプラズマ)．

5) 症状
約2/3の症例で全身，腎，眼の順で症状が出現する．各症状の出現に時間差がある．間質性腎炎の活動性とぶどう膜炎の活動性は必ずしも一致しない．
・検査値：高IgG血症，赤沈値亢進，IL2レセプターの上昇．
・腎症状：蛋白尿，尿中β_2ミクログロブリン上昇，腎機能低下，無菌性膿尿，糖尿，アミノ酸尿．
・全身症状：全身倦怠，体重減少，不明熱，食欲不振，貧血．
・眼症状：ぶどう膜炎(80％が前眼房性)．

6) 機序
発症機序は不明で，自己免疫的機序，特に腎間質とぶどう膜に存在する共通抗原に対

して細胞性免疫を中心とした免疫応答が生じたものと推測されている．抗mCRP抗体の関与が疑われているが，今後の報告の集積が待たれる状態である．

7）治療

これまでステロイドの全身投与を行うことが多く，治療効果も良好であった．一方で，VohraらはTINU患者35人の治療に際し，ステロイド治療群，非治療群とも最終的に自然軽快し，予後良好であったと報告している[1]．しかし，腎障害の進行をみる症例もあり[2]，病勢の評価を行い，治療方針を決定すべきである．全身状態（発熱，全身倦怠感など），腎臓機能の推移，腎臓間質病変の程度，およびステロイド治療に対する耐用度を総合的に評価し，治療を開始する．ステロイド治療を開始する場合，1日1 mg/kg（40～60 mg/日）のプレドニゾロン内服を3～6か月間程度続け，漸減する．ステロイド抵抗性であった場合はセルセプト®，メソトレキセート®，イムラン®，エンドキサン®，ブレディニン®が有効であったとする報告がある．ステロイド中止後のぶどう膜炎の再発が報告されており，長期的経過観察が必要である．

2 ファンコニ症候群合併TINU症候群

本症例ではファンコニ症候群がその前景に立っていたが，ファンコニ症候群合併のTINU症候群は本症例で7件目の報告で，希少な症例であった．TINU症候群は予後良好で，自然軽快する症例も多く報告されているが，本症例は腎間質病変が強度で，ファンコニ症候群を呈し，腎臓機能障害もみられたため，ステロイド治療を開始し良好な経過をたどっている．

3 腎外合併症としての甲状腺疾患の存在

本症例も橋本病を有しているが，Legendreらの研究[3]では，甲状腺機能低下症：4/42人（9.5％），甲状腺機能亢進症：2/42人（4.8％）．Liらの研究[4]では，甲状腺機能低下症：6/31人（19％），甲状腺機能亢進症：3/31人（9.7％）であり，有病率が高く，何らかの関連性が疑われているが，共通したHLAや抗体は明らかになっていない．

4 TINU症候群における眼病変

Legendreらの研究[3]では，TINUにおけるぶどう膜炎の発症部位と頻度は表のとおりであった．

本症例は左側虹彩毛様体部における炎症所見が主であった．サルコイドーシス，ベーチェット病などで併発するぶどう膜に比べ，TINU症候群におけるぶどう膜炎は予後良

表	TINUにおけるぶどう膜炎の発症部位と頻度
両側前部	29/41人（71%）
片側前部	12/41人（29%）
中間部	16/41人（39%）
後部	10/41人（24%）
汎	10/41人（24%）

前部：虹彩炎・虹彩毛様体.
中間部：毛様体扁平部・周辺部ぶどう膜.
後部：脈絡膜・網脈絡膜.

好とされる．ステロイド治療開始の判断は，腎臓病理所見，腎臓機能をまず評価し行われるべきであろう．

本症例のまとめ

本症例はファンコニ症候群が前景にたったTINU症候群の一例である．腎臓機能障害がみられ，腎臓病理所見でも間質病変が強度であり，ステロイド治療を開始し，良好な経過を得ている．TINU症候群はぶどう膜炎の発症が遅れれば，原因不明の急性間質性腎炎として治療されてしまうことが多い．腎間質病変を見たときは，積極的に眼科的検索を行うべきと考える．

引用・参考文献 本項の文献は左のQRコードを読み取るか，下記URLよりご覧いただけます
http://www.igaku-shoin.co.jp/prd/03850/Case35.html
コンテンツは予告なしに変更・修正したり，また配信を停止する場合もございます．

〔安達 京華〕

Column 7

IgMPC-TIN という新しい疾患概念

近年，IgMPC-TIN(IgM-positive plasma cell-tubulointerstitial nephritis)という新しい疾患概念が提唱されている[1]．IgMPC-TINとは，IgM陽性形質細胞浸潤が主体の尿細管間質性腎炎のことである．この疾患の特徴は，①高IgM血症，抗ミトコンドリア抗体陽性で，遠位尿細管アシドーシスやファンコニ症候群を伴う，②IgM陽性の形質細胞が浸潤する間質性腎炎を呈する，③中等量のステロイド治療で腎機能が保たれることである．原発性胆汁性胆管炎(primary biliary cholangitis；PBC)の合併が46％，シェーグレン症候群の合併が30％認められる(図)．

以前，当院で無症候性のPBCに間質性腎炎を合併した症例を経験した[2]．症例は49歳女性であり，骨軟化症を契機にみつかった間質性腎炎である．トランスアミナーゼは正常であるものの，高IgM血症や抗ミトコンドリア抗体陽性を認めたことから肝生検を施行し，無症候性PBCと診断した．筆者らは，無症候性PBCと間質性腎炎の合併に伴いファンコニ症候群から骨軟化症を呈したと考えた．骨病変の治療後に，経口ステロイド投与により間質性腎炎の治療を行うことで，腎機能は改善した．この症例もIgMPC-TINの可能性が考えられる．

臨床的には「血清IgM高値の間質性腎炎」「抗ミトコンドリア抗体陽性の間質性腎炎」であったときなどに，IgMPC-TINを念頭に置くべきと考える．IgM染色は蛍光所見は陰性となることがあり，酵素抗体法での染色が必要であるため，いままで見逃されてきた可能性がある．この疾患は福井大学の高橋らが2017年に提唱した疾患であり，日本発の新しい疾患概念である．現在，福井大学を中心に症例を集積しており，今後のさらなる報告が期待される．

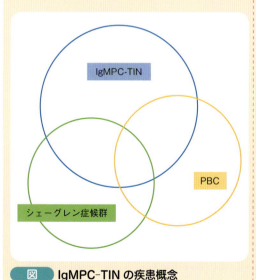

図　IgMPC-TIN の疾患概念

引用・参考文献

本項の文献は上記QRコードを読み取るか，下記URLよりご覧いただけます
http://www.igaku-shoin.co.jp/prd/03850/Column7.html

コンテンツは予告なしに変更・修正したり，また配信を停止する場合もございます．

〔川口 隆久，山口 慎太郎〕

Case 36 腎臓移植

移植後6か月で発熱，移植腎腫大がみられた一例

● Headline

- 移植腎腫大，発熱の鑑別疾患は？
- 移植腎におけるT細胞性拒絶反応とは？

患者データ

症例 51歳，男性．

現病歴 糖尿病性腎症を原疾患とする末期腎不全でX-1年9月に血液透析導入，翌年X年6月に義母をドナーとした血液型適合生体腎移植を施行した．同年11月のプロトコール腎生検では明らかな拒絶反応は認めなかった．入院2日前より発熱，Cr 2.51 mg/dLと増悪を指摘され，入院日Cr 2.86 mg/dL，CRP 5.7 mg/dLと増悪を認め，同年12月18日に緊急入院した．

既往歴 糖尿病，橋本病，高血圧症．

社会歴 特記事項なし．

家族歴 特記事項なし．

入院時現症 171.1 cm，体重80.4 kg，血圧162/82 mmHg，心拍数100/分，体温39.1℃，眼瞼浮腫あり，移植腎に圧痛なし，下腿浮腫（2＋）．

入院時検査所見

〔尿検査〕 pH 5.0，尿蛋白（＋），TP 1.2 g/gCr，尿潜血（＋），赤血球5〜9個/HPF，白血球1〜4個/HPF．

〔末梢血〕 白血球7,500/μL（好中球7,158/μL），赤血球371万/μL，Hb 10.4 g/dL，MCV 84.9 fL，Ht 31.5%，Plt 21.4万/μL．

〔生化学〕 TP 6.4 g/dL，Alb 3.1 g/dL，BUN 33 mg/dL，Cr 2.89 mg/dL，尿酸7.0 mg/dL，Na 136 mEq/L，K 4.1 mEq/L，Cl 105 mEq/L，Ca 8.6 mg/dL，iP 2.5 mg/dL，ALT 14 U/L，AST 11 U/L，Al-p 258 U/L，GTP 35 U/L，LDH 238 U/L，CRP 15.2 mg/dL．

〔腹部エコー〕 移植腎に水腎症は認めない．

〔腹部CT〕 腎腫大あり，腎盂が目立たない（図1）．

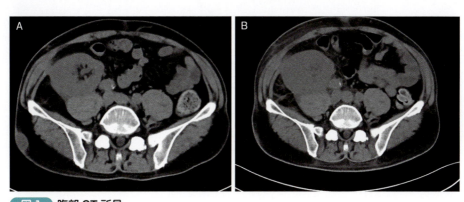

図1 腹部CT所見
A：生検1か月前のCT像．
B：生検前CT像．

プロブレムリスト

#1 ▶ 移植腎腫大
#2 ▶ 発熱

　　移植腎腫大，発熱から急性拒絶反応，腎盂腎炎を鑑別にあげた．尿白血球陰性から感染症よりも急性拒絶反応を第一に考えた．もともと移植腎動脈の吻合部狭窄予防で，バイアスピリン®を服用中であったため，メチルプレドニゾロン（mPSL）パルス療法（250 mg/日×3日間）を行い，メロペネム1g/日を追加投与した．入院7日目に腎生検施行した．

移植腎病理所見

　　acute T cell-mediated rejection Ⅱa, allograft kidney biopsy.
　　Banffスコア：t3, i3, g1, v0, ptc0, ah0, C4d1.

1）光顕所見（図2）

　　全糸球体数は17個，うち硬化糸球体は2個．明らかな糸球体炎の所見は認めず，傍尿細管血管炎も一部に炎症細胞浸潤を認めるものの，全皮質の10%未満である．尿細管系は最大10個以上の単核・多核球浸潤を近位尿細管中心に認め，間質炎も高度に認める．動脈炎は明らかではない．
　　Banffスコアではt3, i3, g1, v0, ptc0, ah0, C4d1に相当する．

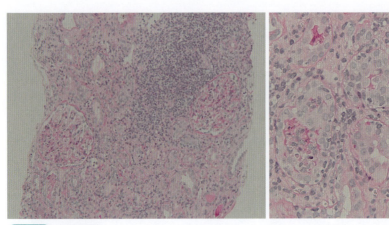

図2 光顕所見

2）蛍光抗体所見

IgG（−），IgA（−），IgM（−），C3（−），C4（−）．C4d は傍尿細管血管に部分的に陽性．

プロブレムリストに関する考察

　本症例は移植腎腫大，発熱で拒絶反応と腎盂腎炎の鑑別に苦慮したが，尿白血球上昇はなく，抗菌薬を併用したうえでステロイドパルス療法を行った．入院7日目に腎生検を施行した．病理学的にも，尿路感染症を示唆する所見はなく，急性細胞性拒絶反応に矛盾しない所見であった．

最終診断

　急性T細胞性拒絶反応（acute T cell-mediated rejection Ⅱa）．

臨床医として考察を要するポイント

- 1 ▶ 腎移植患者の発熱と腎腫大をどう考えるか？
- 2 ▶ 移植腎におけるT細胞性拒絶反応とは？

　移植後の発熱，腎腫大をみたときに拒絶反応と移植腎感染症（腎盂腎炎）の鑑別が必要

表　T細胞性拒絶反応の診断基準

ⅠA	著明な間質の炎症細胞浸潤（皮質の25％以上の炎症細胞浸潤 i1 or i2）中等度の尿細管炎（t2）
ⅠB	著明な間質の炎症細胞浸潤（皮質の25％以上の炎症細胞浸潤 i1 or i2）高度の尿細管炎（t3）
ⅡA	軽度〜中等度の動脈炎（V1）
ⅡB	管腔の25％以上を占める高度の動脈炎（V2）
Ⅲ	動脈壁へのリンパ球浸潤や，フィブリノイド壊死を伴った動脈炎（V3）

〔Solez K, et al：Banff 07 classification of renal allograft pathology：updates and future directions. Am J Transplant, 8(4)：753-760, 2008 より改変して転載〕

となる．両者は治療が全く逆になるため鑑別が重要であるが，実際の臨床の現場では診断に迷う症例が多い．移植腎の圧痛は両者に共通するため，参考にすべきは尿所見で白血球尿，細菌尿，および移植腎周囲の脂肪織濃度上昇である．本症例は尿中白血球所見に乏しく，細菌尿も認めないことから，拒絶反応を第一に考えてステロイドパルス療法を選択した．しかし，移植後は長年の透析による膀胱機能低下や膀胱尿管逆流などで尿路感染症を繰り返している症例もみられ，無症候性細菌尿を有している症例は，そこに拒絶反応が合併すると，尿所見で鑑別をつけるのは困難となる．CTの移植腎周囲の脂肪織濃度の上昇所見に関しても，移植腎周囲は脂肪織濃度が普段から上昇してみえる症例もあり，鑑別に苦慮する症例はステロイド＋抗菌薬で加療されることが多い．両者を明確に鑑別するには腎生検が必要であるが，急性腎盂腎炎の場合，腎生検施行は難しいので，治療である程度炎症が落ち着いた時点で考慮すべきと考えられる．

　本症例ではステロイドパルス療法を行って，1週間経過し，炎症が落ち着いた時点で腎生検を施行した．近位尿細管に高度の尿細管炎を認め，周囲に間質の炎症細胞浸潤を伴っており，遠位系や髄質部には尿細管炎は目立たなかった．T細胞性拒絶反応は2007年に改定されたBanff分類に病理分類が示されており，表に示すとおりである[1]．

　Banffスコアは移植腎組織を客観的に評価するスコアとして提唱され，1997年のBanff会議で骨格ができており，急性期スコア（尿細管炎：t，間質炎：i，糸球体炎：g，傍尿細管血管炎：ptc），慢性期スコア（尿細管萎縮：ct，間質線維化：ci，細動脈硝子化：aah）を各々スコアリングし，日常病理診断に用いられている．中等度の尿細管炎（t2）は尿細管の横断面に5〜10個の炎症細胞浸潤，高度の尿細管炎（t3）では尿細管の横断面に10個を超える炎症細胞浸潤，中等度の間質炎（i2）は皮質の26〜50％の領域の間質炎，高度の間質炎は皮質の50％を超える間質炎と定義される[2]．本症例では，t3，i3の高度尿細管炎・間質炎を認め，acute T cell-mediated rejection Ⅱaと診断した．間質は浮腫状であり，腎腫大の原因となっていると考えられた．拒絶反応には細胞性拒絶反応と，抗体関連型拒絶反応の2種に大別される．前者は主に細胞性免疫が関与するT細胞関連拒絶反応（T-cell mediated rejection）であり，後者は液性免疫が関与しHLA抗体や血液型抗体が原因となる抗体関連型拒絶反応（antibody mediated rejection）である．それぞれ急性

および慢性病変が存在する．T細胞性拒絶反応はドナー抗原を認識したマクロファージや樹状細胞がeffector T細胞を誘導し，尿細管上皮および血管内皮を攻撃する免疫反応と考えられている[3]．

本症例は1か月前の定期生検では拒絶反応を示唆する所見は全く認めず，その後約1か月で重症な拒絶反応を惹起した．機序は何であろうか？　本症例では特に薬剤アドヒアランス不良はみられなかった．T細胞性拒絶反応は細胞性免疫が関与しており，主に細胞性免疫を抑制するカルシニューリン阻害薬であるシクロスポリン(CyA)の血中濃度下面積(AUC)測定を行った．CyAのpeak値が形成されておらず，トラフ値に比してAUCが低く，有効な治療域に入っていない可能性が示唆された．わが国の統計調査による移植腎の廃絶原因で最も多い原因は，慢性拒絶反応である[4]．T細胞性拒絶反応は独立した移植腎喪失のリスクファクターと報告されている[5]．拒絶反応をおこさせないためには，当然免疫抑制強化が必要となり，カルシニューリン阻害薬は細胞性免疫を抑制する薬剤として中心的な役割を果たす．しかし，過度の免疫抑制は，感染症，悪性腫瘍，薬剤による副作用など種々の問題につながる．わが国の移植患者における統計調査においても，死亡原因の第1位は感染症，第2位は心疾患，第3位は悪性腫瘍となっており[4]，極めて重大な問題である．移植後早期に過度の免疫抑制で肺炎を引きおこした場合，当然免疫抑制薬は減量せざるを得ない．ただし，免疫抑制薬投与が不十分となると，今度は拒絶反応を惹起することになる．移植診療において，いかに拒絶反応や感染症などをおこさずに診療を行うかが肝要である．

移植腎では，その他ウイルス感染症が腎機能障害を引きおこすことがある．代表的なものがBKウイルス腎症である．BKウイルス腎症は，髄質や髄放線領域に尿細管炎が強くみられる場合や，尿細管上皮の核肥大や変性，核内封入体を認める場合に疑い，SV40染色が有用である[3]．抗ウイルス療法など有効な治療法は確立されておらず，免疫抑制薬減量で対応する．BK腎症は尿封入体，尿細胞診などでスクリーニングすることができ，早期に疑って免疫抑制薬の調整を行うことが肝要である．

本症例のまとめ

腎移植患者に発熱，腎腫大を呈した細胞性拒絶反応の症例である．鑑別に苦慮する場合も多く，拒絶反応が疑われる場合は，ステロイド療法が行われるが，感染症には十分注意が必要で，症例によっては抗菌薬併用下で行うこともある．確定診断をつけるには腎生検が必要であるが，腎盂腎炎である場合はすぐには施行せず，拒絶反応・感染の区別が困難な場合は，初期治療の反応をみた後に腎生検を行う場合が多い．また，病歴や服薬アドヒアランスの聴取，それまでの免疫抑制療法の過剰/過少の評価，尿検査・培養所見，CT画像所見などを参考にする．

移植後診療は感染症，拒絶反応以外に，原疾患腎炎の再発，単腎に対する保存的慢性

腎臓病(CKD)管理，悪性腫瘍，心血管合併症など，内科総合的管理が求められる分野である．近年，腎移植の増加に伴い，管理しなくてはならない患者数も増加し，腎臓内科医の積極的な関与が求められる．

引用・参考文献

本項の文献は左のQRコードを読み取るか，下記URLよりご覧いただけます
http://www.igaku-shoin.co.jp/prd/03850/Case36.html
コンテンツは予告なしに変更・修正したり，また配信を停止する場合もございます．

〔小口 英世，酒井 謙，宍戸 清一郎〕

Column 8

腎移植後高血圧の治療において留意すべきこと

2000年以降に行われた生体および献腎移植の10年後の患者生存率は93.8%と80.2%，移植腎生着率は84.9%と66.3%であり，1989年以前の成績と比較すると生存率・生着率ともに改善している．これを詳細にみていくと，1990～1999年の移植成績と2000年以降の成績を比較した時，新たな免疫抑制薬が使用されるようになって，移植腎生着率は70.4%から84.9%と格段に改善しているものの，患者生存率は91.3%から93.8%と，生着率に比較し改善しているとはいえない．このことは，免疫抑制療法の進歩によって拒絶反応の発生率が減少し，移植腎生着率は改善した一方で，death with functioning graft，つまり移植腎が機能していながら心血管イベント，悪性腫瘍，感染症などが原因で死に至る患者が増えていることが原因と考えられる．

腎移植後患者の主な死亡原因である心血管イベントの最大の危険因子は移植後高血圧である．腎移植後は，塩分摂取過多，拒絶反応，免疫抑制薬（シクロスポリン，タクロリムス，ステロイド）の副作用，移植腎動脈狭窄などの血管障害，移植腎機能低下などの原因により高血圧がおこりやすくなり，約40～60%に腎移植後高血圧が認められるといわれる[1]．移植後における特殊な高血圧の誘因は，免疫抑制薬使用によるものである．グルココルチコイドの血圧上昇の機序は血管平滑筋における内皮型一酸化窒素合成酵素（endothelial nitricoxide synthase；eNOS）の低下[2]や，レニン基質の産生増加によるアンジオテンシンⅡ増加[3]，エリスロポエチン産生増加による血管収縮などが考えられている．カルシニューリン阻害薬（CNI）であるシクロスポリンA（CyA）やタクロリムスはカルシニューリン基質の脱リン酸化の阻害[4]，AT（angiotensin）1受容体の発現増加による血管収縮[5]，交感神経系の賦活化[6]，内皮機能障害[7]などにより高頻度に高血圧を発症する．また，用量依存性も報告されていることからトラフ値，ピーク値の適切な評価は重要である．CyAに比べタクロリムスのほうが高血圧の発症率は低い[8]．

腎移植後は片腎であり，すなわち慢性腎臓病（CKD）の状態にある．Karthikeyanらの報告では，移植後のCKD stageはStageⅠ 2.2%，StageⅡ 22.4%，StageⅢ 59.7%，StageⅣ 14.4%，StageⅤ 1.3%と分布している[9]．心血管イベント発症・生命予後の観点だけでなく，移植後CKDの腎臓機能保護の点からも移植後高血圧管理は極めて重要である．血圧管理目標はKDIGO，およびACC/AHA（2017）の提言から130/80 mmHg未満となる．120 mmHg未満の厳格コントロールを良しとしたSPRINT試験（Case 27のColumn 6で詳述，p.258）では，厳格コントロール群においてCKDの腎機能悪化が指摘されており，130/80 mmHg未満のコントロールが適正と考える．塩分6 g/日など食事療法，運動療法が血圧コントロールに重要なことはいうまでもない．従来のCKDにおける血圧管理同様，移植後高血圧においてもアンジオテンシン変換酵素（ACE）阻害薬，アンジオテンシンⅡ受容体拮抗薬（ARB），Ca拮抗薬，利尿薬を中心とした降圧療法を行う．移植後高血圧に対し，ARBはCa拮抗薬に比較して有意に尿蛋白を減少させ，高い生

着率を維持したと報告されている[10]．一方，Ca拮抗薬はCyA使用下で降圧効果のみならず，抗酸化作用，抗動脈硬化作用を有し，腎機能保持に有効であったとする報告がある[11]．ただし，移植後高血圧における降圧療法では，免疫抑制薬を使用していることから，薬剤相互作用に注意すべきである．非ジヒドロピリジン系はCYP3A/4の阻害作用を有する．CYP3A/4はCNIの代謝に重要であり，非ジヒドロピリジン系の使用で血中濃度が上昇する．非ジヒドロピリジン系（ジルチアゼム，ベラパミル），ニカルジピンは注意が必要である．ACE阻害薬，ARBに関してはCyAとの併用で腎血管への影響をきたしGFRの低下をおこし，CNI使用と相まって尿中カリウム排泄低下をきたし高カリウム傾向になりやすいことなど留意すべきである．ACE阻害薬，ARBの投与に際し，カリウム血中濃度のモニタリング，投与前の腎血管狭窄の有無の確認が必要である．

　腎臓移植生着率，腎移植後CKDの腎症進行抑止，移植後生命予後のさらなる改善のために血圧のコントロールが極めて重要である．腎臓移植後高血圧の治療において，食事指導，生活指導，およびACE阻害薬，ARB，Ca拮抗薬，利尿薬を中心とした降圧療法を行う．患者ごとの高血圧の成因，病態，使用免疫抑制薬を見極めて，個々に合った降圧薬の選択を行うべきである．

引用・参考文献

本項の文献は上記QRコードを読み取るか，下記URLよりご覧いただけます
http://www.igaku-shoin.co.jp/prd/03850/Column8.html

コンテンツは予告なしに変更・修正したり，また配信を停止する場合もございます．

〔徳山 博文〕

あとがき

　慶應義塾大学腎臓内分泌代謝内科で施行された最近10年間，およそ800症例の中から36症例を選び，全医局員の力を結集し，無事症例集を完成させることができました．本書に掲載されている症例は，医局員が日々のカンファレンスや日本腎臓学会，日本透析医学会で発表する際にまとめた症例検討の結集であります．教科書的記述は数多くの書籍がすでにそれを果たしており，本書は基本的な疾患概念，腎臓病理像を述べるだけでなく，実臨床上，多くの医師が迷い，疑問に思う問題を取り上げております．「感染症関連の腎症に対して，免疫抑制薬を使用してよいのか」「MPGNの病理像を呈したとき，どのように鑑別していくべきか」「糖尿病性腎症に対し，腎臓生検をすべきか」「遺伝性腎疾患を有する患者をドナーとして腎臓移植は可能なのか」「各種薬剤による薬剤性腎障害の腎臓病理学的特徴は何か」など，実臨床で数多く寄せられる疑問に対し，ディスカッションを行い，記述を行いました．また，基礎研究で明らかになった最新の知見についても記述しております．

　重要症例は他にも数多く，その中から36症例を選ぶということは大変難しい作業でありました．あらゆる腎疾患を進行させないための治療法の確立のために，今後も実臨床，基礎研究の両面から，さらに知見を集積し発信しなくてはならないと思っております．そのためにも，本書を手に取られた方々から多くのご意見をいただければと思います．この症例集が少しでも実臨床でお役に立てればと願っております．

　伊藤裕教授の号令のもと，本書が完成しました．完成までには多くの先生方の御指導がありました．これまで施行してきた腎臓病理所見から得られた新知見を書籍・論文にまとめなくてはならないと言われていた本学の猿田享男名誉教授，東京歯科大学の林晃一教授，長年腎臓生検・腎臓病理で御指導をいただきました小西孝之助先生，腎臓病理所見に関し，多数の御教示をいただきました本学病理学教室の橋口明典先生に深く感謝申し上げます．

2019年3月

徳山博文

索引

数字・欧文

数字

Ⅳ型コラーゲン 145
1型糖尿病 98
2型糖尿病 113, 126
5-アミノサリチル酸製剤(5-SAS) 182

A

α-アクチニン 4(ACTN4) 53
α-グルコシダーゼ阻害薬(αGI薬) 122, 125
αガラクトシダーゼ(αGal)A 151
AA(reactive systemic amyloid A) 233
AA/AL アミロイドーシス 233
AA アミロイドーシス 190
ACE(angiotensin converting enzyme)阻害薬 270, 328
ACR(American College of Rheumatology) 163
acute T cell-mediated rejection Ⅱa 324
ADAMTS13 66
 ── 活性 73
adaptive FSGS, 低出生体重による 61
aging nephrology 2
AIN(acute interstitial nephritis) 298
AKI 合併 MCNS 19
AKI 合併ネフローゼ症候群 20
AL(acquired monoclonal immunoglobulin light-chain) 233
AL アミロイドーシス 229, 239, 241
AN(anorexia nervosa) 265
analgestic nephropathy 182
ANBp(AN-Binge-eating/purging type) 266
ANCA-サイトカインシークエンス説 281

ANCA 関連血管炎 196, 222, 227
ANCA 関連腎炎 275, 278, 281
ANR(AN-restricting type) 266
antibody mediated rejection 325
AOBP(automated office blood pressure) 259
APSGN(acute post-streptococcal glomerulonephritis) 225
ARB(angiotensin Ⅱ receptor blocker) 263, 270, 328
ASO(arteriosclerosis obliterans) 212
ATN(acute tubular necrosis) 28, 67

B

β細胞の疲弊 126
Banff 分類 325
BG 薬 122
BK ウイルス腎症 326
blue toe 206, 209
 ── syndrome 212
BN(bulimia nercosa) 265
brush border の消失 295
bubbling 37, 279
 ── の形成 160
B 型慢性肝炎 302

C

C3 腎症 67, 241
Ca 拮抗薬 328
CACs(complement-amplyfing conditions) 67, 75
capillaries の増加 253
capillary の虚脱 64, 143
catch up growth 62
CCE(cholesterol crystal embolization) 209
CCI(corrected count increment) 68
cellular lesion 214

cellular variant 54
cholesterol clefts 214
CMV 抗原血症 18
CN(cast nephropathy) 241
collapsing variant 54
Columbia 分類 53
compound heterozygote 146
Congo red 陽性の沈着物 230
consultation nephrology 2
conventional nephrology 2
cortical rim sign 215
Crow-Fukase 症候群 95
cryoglobulinemia 199
CTCAE グレード 298
CV(cryoglobulinemic vasculitis) 200
C 型肝炎 97, 98, 196, 199
C 型肝炎ウイルス関連腎症 276

D

DAA(direct acting antivirals) 202
DAD(diffuse alveolar damage)パターン 19
death with functioning graft 328
DKD(diabetic kidney disease) 116, 121
DM(diabetes mellitus) 111
DOHaD(Developmental Origin of Health and Disease)仮説 61
DPP-Ⅳ阻害薬 122

E

E. coli 菌血症 19
EBV(Epstein-Barr virus)IgM 陽性 80, 84
EHO(enteric hyperoxaluria) 179
Ehrenreich-Churg の病期分類 37
EIM(extraintestinal manifestation) 178
Endocrinopathy 95

eNOS (endothelial nitricoxide synthase) 328
EULAR/ERA-EDTA (European League Against Rheumatism/European Renal Association-European Dialysis and Transplant Association) 163

FFP (fresh frozen plasma) 73
FGN (fibrillary glomerulopathy) 241
finger print sign 163
foot process effacement 17, 26, 29, 33
FRNS (frequently relapsing) 22
FSGS
　──, 急性尿細管壊死を伴った 28
　──の6つのフォーム 54
　──のcollapsing form 21
　──の疾患概念 53

ganglioneuroma 50
gelsolin 234
GL-3 (Globotriaoyle ceramide) 152
global sclerosis 16, 64, 186, 253, 294, 304, 316
glomerular cyst 129
glomerular hyperfiltration 126, 253
glomerulonephritis of hypocomplementemic urticarial vasculitis syndrome 276
glycosaminoglycan の異常 180
glycosphingolipid 153
gut-kidney axis 193
gut environment 192
GVHD (graft-versus-host disease) 67

H

HCV 関連腎症 100, 103
HCV 陽性クリオグロブリン腎症 103
HELLP 症候群 67, 74
HIV 腎症 54
HLA-DR1/DQw5 191
HMG-CoA 還元酵素阻害薬 216, 217
hOAT1 (human renal organic anion transporter 1) 306
hollen-horst plaque 213
Hollenhorst 斑 215
HSP (Henoch-Schönlein purpura) 109
── 腎炎 109
HUS (hemolytic uremic syndrome) 65, 75, 213
hyaline-arteriosclerosis 114
hyaline thrombi 162
hyperfiltration theory 61

ICI (immune checkpoint inhibitors) 297
IgA-dominant infection-related glomerulonephritis 222
IgA-IRGN 218, 222, 225
── の鑑別 226
── の治療 227
IgA dominant APIGN 224
IgA 型免疫複合体 102
IgA 血管炎 105, 109, 222
IgA 腎症 85, 100, 101, 103, 113, 190, 276
──, 非代償性肝硬変患者の 97
IgG の顆粒状沈着 279
IgG4 関連腎臓病 77, 80, 84, 190
── 診断基準 86
IgMPC-TIN (IgM-positive plasma cell-tubulointerstitial nephritis) 314, 321
IgM 陽性形質細胞浸潤 321

intra-/trans-membranous electron-dense deposit 273
IrAE (immune-related adverse event) 297
ISKDC 分類 105, 109
ISN/RPS 分類 162
IT (immunoatctoid glomerulopathy) 241

Janeway 発疹 219
juxtaglomerular apparatus の過形成 263

karyomegalic interstitial nephritis 310
KDIGO ガイドライン 103, 163, 202
KDOQI (Kidney Disease Outcomes Quality Initiative) 116
Ki-67 陽性細胞 304
Kimmelstiel-Wilson 結節 99
Kupffer cell 102

LCAP (leukocytapheresis) 173
LDL アフェレシス 216
LECT2 (leukocyte chemotactic factor 2) 234
leukocytoclastic vasculitis 106, 200
light chain proximal tubulopathy 241, 248, 249
lipid lowering therapy 217
livedo 206, 209, 212
livedo reticularis の原因疾患 213
LVH (left ventricular hypertrophy) 153
lysozyme 234

M

M 蛋白血症　95
masked CKD　251, 254
MCD(minimal change disease)　25
　──から FSGS への進展　29
MCNS, AKI 合併　19
MCNS に対する一般的治療法　22
medical nephrectomy　23
megakaryocyte の異常活性化　57
Meltzer の三徴　200
membranous deposit　272
mesangial matrix の増加　16, 42
mesangiolysis を伴う強い管内・管外細胞増殖　107
MGRS(monoclonal gammopathy of renal significance)　240, 246
MIDD(monoclonal immunoglobulin deposition disease)　86, 241
minor glomerular abnormalities　26
mixed cryoglobulinemia　199
Monoclonal protein　95
MPD(myeloproliferative disease)　56
MPGN(membranoproliferative glomerulonephritis)　63, 77, 85, 89, 93, 170
　──, 免疫複合体型　77
MPGN 様の病理像　103
MPO-ANCA 関連急速進行性糸球体腎炎症候群　271
MPO-ANCA 関連半月体形成性糸球体腎炎　274
MPO-ANCA 高値　284
mPSL パルス　163
MRP2(multi-drug resistance protein 2)　306
MSSA(methicillin-sensitive *Staphylococcus aureus*)　218

N

n-3 系脂肪酸(魚油)　102
NAPlr(nephritis-associated plasmin receptor)　225
NCDs(non communicable diseases)　61
nephrosarca　21
NETs(neutrophil extracellular traps)　281
NGAL(neutrophil gelatinase-associated lipocalin)　132
NMN(nicotinamide mononucleotide)　119
nodular lesion　116, 130
nonbranching fibril の沈着　231
NOS(not otherwise specified)　52

O

organized deposit　201
Organomegaly　95
Oxabactor formingenes　179
oxalate crystal　81
Oxford 分類　102

P

pauci-immune 型半月体形成性糸球体腎炎　275, 286
PBC(primary biliary cholangitis)　321
PCP/β-D-グルカン高値　19
perihilar variant　54
PGNMID(proliferative glomerulonephritis with monoclonal IgG deposits)　87, 241
PIDD(polyclonal immunoglobulin G deposition disease)　88
PLA$_2$R(M-type phospholipase A$_2$ receptor)　43, 44
PLA$_2$R 陽性腫瘍関連膜性腎症　40, 44
plasma cell dyscrasia　233
podocyte injury　53
podocyto hyperplasia　143
POEMS 症候群　89, 93, 95
Polyneuropathy　95
post-PCI　205
post-TAVI　205
PPI(proton pump inhibitor)　210, 292
PR3-ANCA 陽性　278
　──の膜性腎症　277
preventive nephrology　2
PSAGN(post-streptococcal acute glomerulonephritis)　278

R

RAA 系阻害薬　268
reticulation　272
Rho-kinase 阻害薬　134
RPGN(rapidly progressive glomerulonephritis)　105, 196, 220, 272, 278, 286
　──, MPO-ANCA 陽性の　273

S

SDNS(steroid-dependent)　22
segmental hyalinosis　253
segmental sclerosis/hyalinosis　137
Selectivity Index の低下　30
serum amyloid A 蛋白(SAA)　180
SGLT2 阻害薬　120, 123, 134
SIRN(streptococcal-infection related nephritis)　226
Skin lesion　95
spicula　238, 242
spike 形成　37, 168
SPRINT 試験　258, 328
ST 合剤　210, 215

STEC-HUS (Shiga toxin-pro-
　ducing *Escherichia coli*
　hemolytic uremic
　syndrome)　66
STOP-DKD 宣言　121
subendothelial widening　33
SU 薬　121

T

T 細胞性拒絶反応　322
TA-TMA (transplantation-
　associated TMA)　66
Tamm-Horsfall 蛋白　81, 291
TAVI (transcatheter aortic
　valve implantation)　205
TAVR 経カテーテル的大動脈弁置
　換術　214
thrombospondin type-1
　domain-containing 7A　46
THSD7A　46
TINU 症候群
　　　　314, 315, 317, 318
tip variant　54
TMA の三主徴　66
TNFα 阻害薬　180, 182, 190
total nephrology　2
transthyretin　234
tubulointerstitial nephritis and
　uveitis syndrome　317
type 3 MPGN　275
TZD 薬　122

V

vegetation　210

X

X 連鎖型アルポート症候群　145
Xp11.2 転座腎細胞癌　41, 44

Y

YMDD motif mutation　307

·········· 和文 ··········

アカルボース　122

アザチオプリン (AZA)　163
アテローマ　214
アディポサイトカイン　133
アデホビル ピボキシル (ADV)
　302
アポリポ蛋白質 A I　234
アポリポ蛋白質 A II　234
アポリポ蛋白質 A II アミロイドー
　シス　234
アミロイドーシス
　　　　　　　　86, 190, 229
アミロイド沈着　232, 238
アルコール性肝硬変　102
アルドステロン受容体拮抗薬
　　　　　　　　　　　　57
アルポート症候群　135
アンジオテンシン II 受容体拮抗薬
　(ARB)　263, 270, 328
アンジオテンシン変換酵素
　(ACE) 阻害薬　270, 328

イホスファミド　308, 309
── の長期腎障害　312
イムノタクトイド糸球体症
　　　　　　　　　　87, 241
イムノタクトイド腎症　103
インクレチン関連薬　125
インスリン過分泌，膵島での
　　　　　　　　　　　　126
インスリン抵抗性改善薬　125
インフリキシマブ
　　　　　　　180, 182, 190
移植関連 TMA (TA-TMA)
　　　　　　　　　　66, 68
移植後 CKD　328
移植後再発の危険因子，一次性
　FSGS の　30
移植腎感染症　324
移植腎腫大　322, 323
移植片対宿主病 (GVHD)　67
萎縮腎　252
遺伝子組換えトロンボモジュリン
　(rTM)　69
遺伝子変異，遺伝形式，ファブリ
　病の　151

一次性 FSGS　29
一次性 RPGN　275

右胸鎖関節炎　220

エオジン好性無構造物
　　　　　　　　　186, 190
エクリズマブ　69, 75
エンテカビル (ETV)　305
壊死性半月体形成性糸球体腎炎
　　　　　　　　　　　　279
壊死性病変，フィブリンを伴う
　　　　　　　　　　　　107
壊疽　212
炎症性腸疾患 (IBD)
　　　　　　　178, 184, 189
遠位尿細管アシドーシス
　　　　　　　　　312, 321
遠位尿細管障害　312

オマリグリプチン　122
横紋筋融解　266

か

カテーテル関連血流感染
　(CRBSI)　18
カルシニューリン阻害薬 (CNI)
　　　　　　67, 163, 326, 328
カルニチンの補充　193
カルフィラキシス　213
カルボプラチン　312
下腿浮腫　261
家族性アミロイドーシス
　　　　　　　　　229, 234
過剰ろ過　61
過食症　265
過食/排泄型　266
過体重　60
過粘稠症候群　213
過マンガン酸処理
　　　　　　　186, 190, 234
顆粒状沈着，IgG や C3 の　37
開放腎生検　11

潰瘍性大腸炎（UC）
　　　　　　173, 175, 190
外分泌機能異常　170
核異形　296, 300
核酸アナログ　306
核酸アナログ・アデホビル（ADV）
　　　　　　302
核小体　304
核内封入体　326
核の大小不同
　　　17, 296, 300, 304, 309
核の配列不整　17, 295
核分裂像　295
褐色細胞腫　54
肝性 IgA 腎症　100, 102
肝性脳症　302
肝洞閉塞症候群（SOS）　67
冠動脈 3 枝病変　205
間質炎症細胞浸潤　246
間質性腎炎　103, 170
　――, パラプロテイン血症に伴う
　　　　　　316
間質線維化　33, 60, 64, 81, 99,
　　　114, 143, 163, 263, 304
間質の浮腫状の拡大　65
感染関連糸球体腎炎（IRGN）
　　　　　　218, 222, 224
感染後糸球体腎炎　276
感染症由来の TMA　75
感染性心内膜炎
　　　　　210, 215, 220, 276
管内・管外増殖性糸球体腎炎像
　　　　　　105
管内細胞増多
　　　33, 80, 83, 99, 196, 220
　――, びまん性の　227
管内増殖　196
管内増殖性糸球体腎炎像　225
関節痛　196, 200
関節リウマチ　51, 54
眼瞼結膜軽度蒼白　244

き

気管支喘息　80
基質の蓄積　53

基底膜の二重化
　　　64, 67, 80, 92, 99, 168
基底膜のびまん性肥厚　37
基底膜菲薄病
　　　　　135, 138, 141, 145
偽性バーター症候群　266
急性 T 細胞性拒絶反応　324
急性間質性腎炎　215, 298
急性拒絶反応　323
急性糸球体腎炎　298
急性腎障害（AKI）
　　　　　64, 73, 241, 267
　――, TAVI 後の　214
　――, 造血幹細胞移植後の　67
　――, 薬剤性間質性腎炎による
　　　　　　175
急性腎障害合併微小変化型ネフ
　　ローゼ症候群　14
急性腎前性腎不全　263
急性尿細管壊死（ATN）　28, 67
　―― を伴った FSGS　28
急性尿細管性間質性腎炎　298
急速進行性糸球体腎炎（RPGN）
　　　105, 196, 220, 272, 278, 286
急速進行性の腎機能悪化　106
球状硬化, 糸球体の　113, 163
球状硬化糸球体　246
巨大核　309
拒食症　265
拒食症（anorexia）関連腎症
　　　　　　261
虚血性腎障害　264, 268
虚脱　99, 220, 253, 263, 290,
　　　294, 316
　――, 糸球体の　129, 196
虚脱型亜型　54
凝固第XIII因子低下　196
近位尿細管障害　246, 306, 312
近位尿細管性アシドーシス　316
筋力低下　200

く

クッシング症候群　54
クッパー細胞　102
クリオグロブリン血症
　　　　　171, 196, 199, 213

クリオグロブリン血症性血管炎
　　　　　　200
クリオグロブリン血症性糸球体腎
　　炎　199, 241
クリオグロブリン腎症　86
クリオグロブリン沈着物　103
クローン病（CD）
　　　　　　178, 184, 185
グリニド薬　121, 125
空胞化, 近位尿細管の　132

け

ゲルゾリン　234
下剤の乱用　261
形質細胞増殖症　233
経カテーテル的大動脈弁植え込み
　　術　205
経口血糖降下薬　121
血液型適合生体腎移植　322
血液透析　272, 274
血管炎　213
血管基底膜肥厚　129, 132
血管極型亜型（perihilar variant）
　　　　　　54
　―― の FSGS　61
血管内細胞増殖　92
血管内膜の肥厚　263
血小板活性化因子（PAF）　57
血小板減少症　210
血小板由来成長因子（PDGF）　57
血漿交換療法
　　　　　66, 202, 216, 279
血栓性血小板減少性紫斑病（TTP）
　　　　　　65, 213
血栓性微小血管症（TMA）
　　　　　56, 63, 103, 196, 298
　――, 妊娠分娩後の　73
結晶沈着性組織球症　241
結節　212
結節性硬化病変　114
結節性紅斑　178
結節性病変　99
原発性アルドステロン症
　　　　　　54, 251, 252
原発性胆汁性胆管炎　321
原発性ネフローゼ症候群　33

原発性膜性腎症　31, 157, 161
　──の治療　37
　──の特徴　37
厳格降圧に伴う有害事象　260

コレステロールクレフト　214
コレステロール結晶　213
コレステロール結晶塞栓症（CCE）
　　205, 208, 209
　──, TAVI 後に発症した　210
コレステロールシャワー　214
口蓋扁桃摘出術　102
口渇　170
甲状腺疾患　319
好中球細胞外トラップ　281
好中球の核崩壊像　162
行動症候群　265
抗 CD25 抗体　69
抗 GBM 抗体型糸球体腎炎　281
抗 GBM 抗体急速進行性糸球体腎炎（RPGN）　271
抗核抗体（ANA）持続陽性　169
抗基底膜病, 腎移植後合併症の
　　145
抗血小板薬　57, 102
抗甲状腺薬　285
　──の副作用　286
抗体関連型拒絶反応　325
抗リン脂質抗体症候群　213
降圧療法, 腎移植後高血圧の
　　328
高血圧　21, 51, 54
高血圧性腎障害　263
高血糖性昏睡　125
高電子密度沈着物（EDD）
　　83, 160
　──の沈着部位　94
高度蛋白尿　252
高度尿蛋白　22
高尿酸血症　263
高用量メトトレキサート　308
高齢者のネフローゼ症候群　37
硬化性胆管炎　178
硬化性病変　291
酵素補充療法　150

　──, ファブリ病の　154
膠原病　213
極低出生体重児　61
骨硬化型多発性骨髄腫　95
骨髄腫腎　241
骨髄増殖性疾患　49, 56
混合型クリオグロブリン血症
　　199
混合型クリオグロブリン血症性 MPGN　103

サイトメガロウイルス（CMV）抗原血症　17
サリドマイド　96
サルファ剤　182
サンプリングエラー　29
左室肥大　153
細線維性糸球体腎炎　87, 103
細動脈硬化　114
細動脈の硝子化（hyalinosis）
　　33, 42, 51, 81, 99, 196, 263, 295
細胞性/線維細胞性半月体形成
　　163
細胞性半月体　149, 168
細胞増多　188
細胞脱落, 近位尿細管の　26
細胞肥大, 近位尿細管の　132
酸フクシン好染の沈着物　160

シェーグレン症候群
　　166, 168, 321
シェーグレン症候群関連腎症
　　171
シクロスポリン（CyA）
　　182, 326, 328
シクロフォスファミド（CYC）
　　108, 163, 279, 312
シスプラチン　308, 309
シュウ酸 Ca 結石　179
四肢末梢の疼痛　152
糸球体過剰濾過　126, 253
糸球体虚脱　129
　──, 高度の　158

糸球体硬化　119, 170
　──, 巣状分節性糸球体硬化症（FSGS）様の　266
糸球体障害　312
糸球体腎炎　170
糸球体腎血管極の限局性硬化
　　267
糸球体沈着症　117
糸球体の瘤化　92
糸球体肥大　60, 253
脂肪肝　129
紫斑　106, 196, 200, 212
自家末梢血幹細胞移植後 TMA
　　65
色素沈着　95
瀉血　57
腫大, 細胞の　295
腫瘍関連膜性腎症　46
腫瘍崩壊症候群　67
十二指腸下行脚びらん　209
重症ネフローゼ症候群　22
重度大動脈弁狭窄症　205
重度の浮腫　21
粥腫　214
小児ネフローゼ症候群　53
消化管出血　106
症候性多発性骨髄腫　236
症候性てんかん　36
硝子塞栓　162
硝子様変化（hyalinosis）, 細動脈の　33, 42, 51, 81, 99, 196, 263, 295
上皮下沈着物　33, 37, 42
上皮下の hump　225, 227
上皮細胞の泡沫化　148
常染色体劣性アルポート症候群
　　135, 142, 145
静脈血栓症　38
心血管イベント, 膜性腎症の　38
心臓粘液腫　213
心ファブリ病　152
真性多血症　51, 54
進行性間質性腎炎, 潰瘍性大腸炎関連の　177
進行性の腎障害　215
診断分類, 腎臓疾患の　6

新鮮凍結血漿(FFP) 73
腎アミロイドーシス 190, 241
　——, CDによる 186
　——, アポリポ蛋白質AⅡ 232
腎移植 190
腎移植後高血圧の治療 328
腎盂腎炎 323
腎型ファブリ病 147, 149, 150
腎間質浮腫 21
腎機能障害 80
腎血管性高血圧 256
腎血管閉塞性リモデリング 268
腎梗塞 215, 223
腎硬化症 253
　——, 高血圧による 131
腎症を生じるリウマチ性疾患 170
腎障害, 免疫チェックポイント阻害薬投与後の 297
腎静脈血栓 21
腎生検の手順 10
腎性尿崩症 312
腎石灰化 266
腎前性腎障害 223, 303
腎臓機能障害, CCEの 211
腎代替療法 66, 96, 190, 270
腎膿瘍 223
腎泌尿器合併症, 炎症性腸疾患の 179
腎微小循環障害 56
腎病変, 骨髄増殖性疾患に合併する 56

す
スーパー抗原 224
ステロイド依存性ネフローゼ症候群 22, 158, 160
ステロイド治療, IgA-IRGNの 227
ステロイド抵抗性MCNS 20
ステロイド抵抗性ネフローゼ症候群 17
ステロイド糖尿病の治療 124
ステロイドパルス療法 108
ステロイド薬 102
スニチニブ 46

スパイク 158, 272, 279
　——の形成 37, 168
スライディングスケール 125
スルファサラジン 182
スルホニル尿素薬 121
膵島数(密度) 126
膵島の肥大 126
膵頭部癌 290
髄液蛋白増多 95

せ
生体腎移植 137, 143
摂食障害 261, 263
　——に伴う腎障害 266
　——の診断と分類 265
摂食制限型 266
先端異常感覚 153
穿刺部位 9
線維性腎炎 241
線維性内膜肥厚, 小葉間動脈の 263
線維性半月体 149, 163
全身型多発血管炎性肉芽腫症 147, 150
全身倦怠感 137
全身性エリテマトーデス(SLE) 158
全節性硬化 16, 33, 99, 196, 220, 294, 304, 309, 316
　——, 糸球体の 158, 168, 238, 263
前子癇 67

そ
粗大な沈着物 168
巣状糸球体硬化症 214
　——のperihilar variant 267
巣状分節性糸球体硬化症(FSGS) 20, 28, 49, 52, 59, 60, 103
巣状分節性糸球体硬化症(FSGS)様所見 129, 143
造影剤による腎障害 215
造血幹細胞移植後の急性腎障害(AKI) 67
臓器腫大 95

足細胞障害, ビスホスホネート内服による 29
足突起の消失 17, 26, 129, 132, 295
速効型インスリン分泌促進薬 121

た
タクロリムス 328
タダラフィル 93
ダクリズマブ 69
多飲 170
多尿 170
多尿症 303
多発血管炎性肉芽腫症 148
多発神経障害 95
多発性骨髄腫 87, 237
多発リンパ節腫脹 80
代謝性アルカローシス 266
大動脈弁狭窄症 205
　——, TAVI後 209
脱水症 303
単クローン性IgG沈着を伴う増殖性糸球体腎炎 241
単クローン性γグロブリン血症(MGUS) 240, 246
単クローン性免疫グロブリン沈着症(MIDD) 86, 241
蛋白尿 190

ち
チアゾリジン薬 122
チアノーゼ 212
チアマゾール(MMI) 283
治療抵抗性のMCNSに対する治療法 22
知覚異常 152
遅発性ぶどう膜炎 317
腸管アミロイドーシス 185
腸管外合併症, 炎症性腸疾患の 178
腸腎連関 173, 193
腸内環境 192
腸内細菌と慢性腎臓病 192
腸膀胱瘻 190
直接作用型抗ウイルス薬 202

沈着物様構造　99

て

テネリグリプチン　122
テノホビルアナフェナミド（TAF）　305
テノホビルディソプロキシル（TDF）　307
デフィブロタイド　69
低K血症　263
低アルブミン血症　38
低出生体重児　59
低補体血症　86, 227
電解質異常　266

と

トランスサイレチン　234
トランスフォーミング増殖因子β（TGF-β）　57
ドキソルビシン　308
透析導入　108
糖質コルチコイド　124
糖尿病　111, 266
　──, 膵島数と　126
糖尿病性腎症　100, 111, 116, 119, 121, 128, 322
　── の診断基準　116
糖尿病性網膜症　113
動脈血栓症　38
動脈硬化　291
　──, 高度の　114
　── の危険因子　211
特発性半月体形成性腎炎　276
特発性膜性腎症　44, 85

な

内皮下沈着物　275
内皮型一酸化窒素合成酵素　328
内皮細胞障害　163
内分泌障害　95
内膜肥厚，小葉間動脈レベルの血管の　291, 316

に

ニボルマブ　290, 293, 294

ニューモシスチス肺炎（PCP）　17
二次性 FSGS　29
　──, 真性多血症による　52
二次性 IgA 腎症　100, 101, 191
　──, CD による　188
　──, 肝硬変関連の　99
二次性 MPGN　77
　── の鑑別　94
二次性 RPGN　275
二次性 TMA　65
二次性アミロイドーシス　180
二次性アルドステロン症　256
二次性膜性腎症　44, 48, 166
　──, シェーグレン症候群による　170, 172
二次性膜性増殖性糸球体腎炎, POEMS 症候群による　93
肉芽腫性炎症性病変　178
尿アルカリ化　266
尿細管-糸球体連関　119
尿細管萎縮　33, 60, 64, 81, 99, 129, 143, 163, 304, 309
尿細管壊死　26
尿細管炎　175
尿細管間質異常　190
尿細管間質障害　238
　──, IBD に伴う　179
尿細管間質性腎炎　291, 321
尿細管間質線維化　268
尿細管極型亜型　54
尿細管細胞障害　266
尿細管細胞増殖　175
尿細管細胞の空胞変性　266
尿細管細胞の脱落　175
尿細管細胞の淡明化　249
尿細管糸球体連関　117
尿細管障害マーカー　134
尿細管上皮細胞の障害　300
尿細管上皮の核肥大　326
尿細管上皮の扁平化　65
尿細管性アシドーシス（RTA）　170
尿細管の萎縮　114
尿蛋白　64, 284

尿蛋白選択性　29
　── の低下　30
尿中マルベリー小体　153
尿毒症　192
尿毒症症状　137
尿崩症　303
尿路結石　179, 190
妊娠関連 aHUS　75
妊娠性急性脂肪肝（AFLP）　67, 75
妊娠分娩後血栓性微小血管症　71

ね, の

ネフローゼ症候群　33, 41, 51, 168, 190, 214, 220, 230, 278
　──, 高齢者の　37
　──, 重症の　22
脳梗塞　36, 220

は

ハイドロキシウレア　52, 57
バシリキシマブ　69
バセドウ病　283
パラプロテイン血症　86
　── 関連の腎症　244
パラプロテイン腎症　240
　──, 尿細管間質障害をきたす　249
破砕性血管炎　106
破砕赤血球　66
播種性血管内凝固症候群（DIC）　68, 73
肺高血圧症　89, 93
肺膿瘍　220
配合薬　123
敗血症　215
橋本病　319
白血球除去療法　173
白血球破砕性血管炎　200, 218
発汗減少症　153
発汗低下　152
発熱　323
半月体形成　188, 272
半月体形成性糸球体腎炎　170
半月体形成性腎炎　190, 271

ひ

ヒアリン血栓　196
ヒト型抗ヒト PD-1 モノクローナル抗体　290, 294
ビグアナイド薬　122
ビスホスホネート内服による足細胞障害　29
ピオグリタゾン　125
びまん性に肥厚，糸球体係蹄壁の　272
皮膚症状，CCE の　212
皮膚病変　95
肥厚性硬膜炎　80
肥満関連腎症　119, 128, 130
──の病態生理　133
肥満症　129
非感染性疾患　61
非クリオグロブリン血症性 MPGN　103
非小細胞肺癌　294
非ステロイド性抗炎症薬（NSAIDs）治療者　21
非代償性肝硬変　98
非典型溶血性尿毒症症候群（aHUS）　65, 75
非特異的慢性炎症性腸疾患　178
脾梗塞　220
微小変化　285
微小変化型ネフローゼ症候群（MCNS）　17, 24, 297
微小変化群　25, 113, 296
微量アルブミン尿　111, 119, 128, 134
左腎梗塞　220
左副腎アルドステロン産生腺腫　252
左副腎腫瘍　252
病理分類，腎臓疾患の　6
頻回再発型ネフローゼ症候群　22

ふ

ファブリ病　147, 148
──の診断方法　153

ファンコニ症候群　170, 241, 244, 246, 248, 302, 303, 306, 309, 312, 315, 321
フィブリノイド壊死　149, 163
フィブリノゲン Aα　234
フェム系抗菌薬　224
フロセミド　292
ブシラミン　54
ブドウ球菌感染症　220
ブホルミン　122
プロスタサイクリン　216
プロトンポンプ阻害薬　210, 292
プロバイオティクス　193
プロピルチオウラシル（PTU）　283
副腎腫瘍　51
複合型ヘテロ接合体変異　146
浮腫，重度の　21
分節性硬化　52, 60, 309

へ

ヘノッホ・シェーライン紫斑病　109
ヘパリン　216
閉塞性血管リモデリング　263
閉塞性動脈硬化症　212
閉塞性尿路障害　266
扁平化，細胞の　295

ほ

ボウマン嚢との癒着，毛細血管の　26
ボウマン嚢癒着　253
ボグリボース　122
ボルテゾミブ　96
ポドサイト（podocyte）
──の消失　114
──の泡沫状腫大　42
──の泡沫状変化　153
ポドサイト障害　46
ポドシン（NPHS2）　53
補正血小板増加数　68
補体関連 aHUS　67
補体低下　169
泡状変化，基底膜の　42

泡沫細胞　143, 148, 196
傍濾胞領域形質細胞　80
発作性心房細動　205, 210

ま

マルベリー小体　147
膜性腎炎の半月体形成　21
膜性腎症（MN）　103, 113, 275
──，PR3-ANCA 陽性の　280
──と血栓症　38
膜性増殖性糸球体腎炎（MPGN）　63, 77, 85, 89, 93, 170
──，免疫複合体型　77
膜性増殖性糸球体腎炎（MPGN）パターン　99, 163
膜性増殖性糸球体腎炎（MPGN）様病変　67
膜性増殖性腎炎　194
末期腎不全　266, 322
末梢神経障害　113
末梢神経ポリニューロパチー　95
慢性間質性腎炎，イホスファミドによる　311
慢性心不全　205
慢性炎症症候群　98
慢性腎臓病（CKD）　119, 121, 126, 175, 254, 263
──と腸内細菌　192
慢性腎不全増悪　185
慢性脱水　266

み

ミコフェノール酸モフェチル（MMF）　69, 163
ミネラルコルチコイド受容体阻害薬　269
右鎖骨近位骨髄炎　220

む

無症候性 PBC　321
無症候性細菌尿　325

め

メサラジン　182

メサンギウム基質の増生　80, 83, 92, 99, 113, 119, 130, 168, 196, 253
メサンギウム細胞の増殖　83, 92
メサンギウム増殖　196
メサンギウム増殖性腎炎　85, 170, 188
メサンギウム増多　99
メサンギウム領域の拡大　188
メチシリン感受性黄色ブドウ球菌　218
メトトレキサート　309
メトホルミン　122, 125
免疫関連有害事象　297
免疫グロブリン沈着　276
免疫チェックポイント阻害薬　297
──による腎障害　288
免疫複合体　86, 172, 223
免疫複合体型膜性増殖性糸球体腎炎(MPGN)　77
免疫複合体関連疾患　67
免疫複合体沈着像　129
免疫抑制薬　102, 202
免疫抑制療法　163
──, ループス腎炎の　164

も
毛細血管虚脱　26, 53
毛細血管係蹄壁の壊死　188
網状皮斑　206, 212

や
薬剤性間質性腎炎　190, 222, 290, 291, 316
薬剤性血小板減少症　210, 215
薬剤性腎症　182
薬剤性腎障害　223
──, 抗癌薬による　308
薬剤性尿細管間質性腎炎　297
薬剤性ファンコニ症候群, アデホビルピボキシル(ADV)による　305
薬剤によるアレルギー性間質性腎炎　21
薬剤誘発性のANCA　283

ゆ
疣腫　210
遊離軽鎖(FLC)　249
遊離軽鎖比　239

よ
溶血性尿毒症症候群(HUS)　65, 75, 213
溶血性貧血　66
溶連菌感染関連腎炎　225
溶連菌感染後急性糸球体腎炎　225, 277, 278

ら
ライソゾームの形態不整　246
ライソゾーム病　151
ラミブジン(LAM)　302

り
リゾチーム　234
リツキシマブ　69, 163, 202, 279
リナグリプチン　122
リポソーバーLA-15　217
リンパ球減少　169
リンパ球浸潤　170, 175
リンパ増殖性疾患　87
両側足背の網状皮斑(livedo)　206, 209, 212
良性腎硬化症　268
臨床分類, 腎臓疾患の　6

る
ループス腎炎　196, 276
── V型　157, 160
──の治療　163
ループス腎炎様免疫複合体型糸球体腎炎　298

れ
レナリドミド　96
レニン・アンジオテンシン・アルドステロン系(RAA系)の活性亢進　268
レニン・アンジオテンシン系の活性亢進　263
レニン・アンジオテンシン系(RAS)抑制薬　102

わ
ワイヤーループ病変　163
ワルファリン　216